U0009794

Adam
Kucharski

傳染力　法則

亞當・庫查斯基／著

高子璽 Tzu-hsi KAO／譯

THE RULES OF CONTAGION

Why Things Spread—And Why They Stop

THE RULES OF CONTAGION

Why Things Spread—And Why They Stop

Adam Kucharski

獻給愛蜜莉（Emily）

目　錄

說到「感染」，浮上我們心頭的，固然往往是傳染疾病或電腦病毒，但有傳染力的擴散現象實則百百種，其中造成傷害者有之，但也不乏好的流行，前者如惡意軟體、暴力或金融危機，後者如創新發明和文化傳播。有傳染力的擴散現象不一定都長一個樣，研究這類事物的傳播現象時，我們需要有辦法釐清它們具備哪些獨有特徵，不同於使傳染擴散的基本原則。這種分析方法能跳開過於簡單的解釋邏輯，並針對觀察到的發展曲線，揭開背後的真實本質。本書的討論過程中，讀者能針對乍看風馬牛不相及的問題，觀察到一條條線索浮出，串接這種種問題。

羅納德・羅斯駐派印度時，發現當地蚊子猖獗，瘧疾盛行。返英後他探訪萬巴德醫師請教傳染病問題時，得知萬巴德判斷蚊子是瘧疾的媒介，羅斯先前便已耳聞這項關聯，但萬巴德的論點是第一個說服他的。羅斯持續研究瘧疾後出版了《瘧疾的預防》一書，其分析既顯示可能撲滅瘧疾的方法，也蘊含一項更深奧的洞見，能一舉改寫我們對於「傳播」的看法。羅斯觀察到，處理疾病分析的方法有二：「描述性分析法」和「機械性分析法」。當時多數研究都使用前者，即開始作業時使用真實數據，並往回推出可預測的模式。羅斯採用了後者，他一來沒有收集數據，二來沒有針

對觀察到的趨勢找出能加以描述的模式，他一開始的做法，是概
述過去影響了疾病傳播的主要過程⋯⋯

2 恐慌與大流行 ···063
Panics and pandemics

英格蘭銀行首席經濟學家安迪·霍爾丹指出，SARS疫情可堪比擬
2008年金融危機的不良影響。他指出，大眾通常會以兩種方式面
對疫情：逃或藏。金融界的「逃跑」之舉比如：為了停損而出清
所有資產，導致資產價格崩跌；銀行的「藏身」方式則可能是囤
積資金。霍爾丹早在2004年便指出，我們已經進入「超系統性風
險」的時代。金融網絡在某些情況下可能很健全，而在另一些情
況下卻非常脆弱。這在生態學已經是個成熟的概念，不幸的是，
等到大型崩潰發生時，大家才終於聽進這樣的概念。雷曼兄弟垮
台後，銀行業上上下下都開始思考傳染病學的概念。霍爾丹指出，
「如果不從感染傳播的角度切入，你很難講清楚為何雷曼兄弟會拖
垮金融體系。」

3 社會傳染「友」關係 ·································119
The measure of friendship

社交互動不僅會促進社區傳播，還能將感染傳到其他地方。2009
年流感大流行初期，病毒並未在各國間直線傳播。當3月份在墨
西哥爆發時，迅速到達中國等遠處，但花了更長的時間才在巴貝
多等附近國家現身。究其原因，如果以地圖位置來定義「近」、
「遠」，代表使用了錯誤的距離觀念。感染的傳播者是人，連接墨
西哥和中國的主要航線，數量多於往返巴貝多等地的航線，如果
改為根據航空公司乘客流量來定義距離，則此次流感的蔓延會更
容易解釋。社交連結的重要性很容易遭到低估。20世紀初羅斯和

哈德森撰寫「事件發展論」論文時，認為意外、離婚和慢性疾病等事情是獨立事件，即如果某人發生了這件事，並不會影響其他人面臨同一件事的機率，也就說人際之間沒有傳播因子。在21世紀初，研究人員開始質疑是否真是如此。

4 事情醞釀中 ·········· 161
Something in the air

犯罪演算法的侷限超出人們的想像。蘭德公司研究人員曾歸納了有關預測型警務監察的四大迷思。一是電腦能確切知道未來會發生什麼事。研究人員補充：「演算法預測的是未來事件的風險，而不是事件本身。」二是從收集犯罪數據到提出適當建議，電腦無所不能。實際上，電腦在協助人類執行警政分析和決策時的表現最佳，而無法全面取代人類。三是警力需要一個強大模型來做出優良決策，而問題往往出在是否能掌握正確數據。蘭姆解釋：「有時候你手上的那組數據裡面，並沒有你預測時所需的資訊。」第四個迷思或許最難以消滅，就是預測得準，犯罪也會自動減少。蘭德團隊表示：「預測的本質，就只是預測。要實際減少犯罪，必須根據預測採取行動。」

5 病毒式瘋傳 ·········· 215
Going viral

2001年1月，裴瑞帝向耐吉（Nike）下了戰帖——他訂購幾雙客製化球鞋，要求印上「血汗工廠」。耐吉以「使用不當俗稱」為由，通知他訂單無法成立。雙方以電子郵件交手數回後，耐吉不動如山，於是裴瑞帝將整串電子郵件轉寄給若干朋友。其中許多人再次轉發，沒幾天便送到數千人手上，3月時此事件躍上國際媒體。後來一家多媒體非營利機構聘用裴瑞帝擔任「傳染力媒體實驗室」

主管，針對線上內容展開網路實驗。接下來數年，他著手研究網路人氣的特徵，像是搭上新聞潮流如何驅動網站流量，標題兩極化如何增加露出，內容求新求變則能增加使用者的黏著度。裴瑞帝團隊甚至新創了「轉發」功能，這項概念日後成為社群網路上內容傳播的基本功能。想像一下：如果 Twitter 拿掉「轉推」的選項，Facebook 移除「分享」按鍵，結果會有何不同？

美國哥倫比亞大學與法國國家研究院合作，探討 Twitter 使用者提到的主流新聞報導，發現有將近 60% 的連結，其他使用者從未點選，但其中有些報導持續傳播。說穿了，許多人樂在分享，而不是閱讀文章。曾於 Facebook 擔任數據科學家的迪恩・艾克斯指出，想要讓人與社交媒體簡單互動，不用太傷腦筋。他說：「那是相對容易產生的行為。我們這邊在談的行為，是在說你的朋友會不會對貼文按讚或留言。」一旦做起來不用太費事，實際行動就容易得多。這對行銷人員形成挑戰。行銷活動或許帶來高按讚與點閱次數，但行銷人員希望的終究是消費者掏錢購買產品，或是相信行銷內容，而非只是和活動本身互動。就好比追隨者多，不見得就能大量帶動分享潮，行銷內容的點閱或分享次數再多，也無法自動轉換成獲利或支持度。

施密特醫生某夜造訪外遇對象珍妮絲，為她注射一劑「維生素」。隨後數週珍妮絲出現類流感症狀，數月後確診愛滋病，她懷疑該夜施密特注射的其實是 HIV 病毒，便將他告上法庭。當時雖已普

遍採用DNA檢測來協助辦案，但珍妮絲一案更為棘手。HIV一類的病毒演化進程相對較快，因此珍妮絲血液中的病毒不見得就是當初感染的病毒。施密特面對指控時辯稱，珍妮絲體內的 HIV 病毒與遭懷疑的原患者病毒大不相同，因此說後者是感染源並不合理。演化生物學家大衛・希爾斯團隊拿珍妮絲與施密特病患兩人的病毒，與拉法葉當地 HIV 患者身上的其他病毒相比較。對於施密特病患和珍妮絲身上的病毒，希爾斯在證詞中說：「兩者是分析中序列最相近的，並且是從兩個個體身上所分離出來的病毒序列中，所能找到最密切相關的。」施密特因而獲判有罪，此案為親緣關係分析首次用於美國刑事案件的例子。自此，全球各地其他審案也陸續採用此項技術。

8 第八章　亂中整亂 343
A spot of trouble

分析擴散現象時，重中之重並非做對了什麼，而是發現哪裡搞錯。認知到有東西看起來不對勁，像是注意到發展曲線很特別，或是原以為是法則，卻發生例外。隨著我們日益認識有傳染力的擴散現象，傳染病研究領域中所探討的許多想法，目前也應用於其他類型的擴散現象。2008年金融危機後，各國中央銀行開始採信網絡關係的結構會擴大傳染，這是性病研究人員在 1980 年代和 1990 年代提出的先驅概念。近年來，將暴力視為一種具傳染力的擴散現象，而非單純當作「壞人」導致的結果，這作法則呼應了 1880 年代和 1890 年代時對「壞空氣致病說」的駁斥。目前，針對創新和網路內容的傳播，研究界透過再生數等概念加以量化，而用於研究病原體基因定序的方法，則顯示文化的傳播和演變。

致謝

0 自序

Introduction

　　幾年前的某日，我意外分享了一則錯誤訊息，造成一小波瘋傳。誤傳前上班途中，友人傳來一張網路的庫存圖片，照片中有一群戴著巴拉克拉瓦全臉頭套[1]的人拱著身子圍在桌前。我們先前才一直開玩笑說，電腦駭客相關新聞中，往往會特地找貌似絕非善類的人當圖片主角。然而，友人傳來的相片標題在談論非法線上市場，內容卻是別有洞天：這些人不但戴著巴拉克拉瓦頭套，相片中還有一堆毒品，以及一名很明顯連褲子都沒穿的男子。畫面儼然荒誕不經，讓人一頭霧水。

　　我決定發推，內容寫道[2]：「這張庫存圖片有很多迷人之處。」並指出圖中所有的怪異之處，Twitter網友似乎都有同感，短短幾分鐘便有數十人分享按讚，包括幾名記者。正當我接著開始好奇分享轉傳會到何種程度，幾名網友指出我的錯誤，原來那壓根不是庫存圖片，而是一部紀錄片的截圖，紀錄片內容是社群媒體上的毒品交易。從這個邏輯倒推回去，照片構圖之所以詭異，也就說得通了（除了沒穿褲子的男子之外）。

　　我多少感到尷尬，便發了一篇更正啟事，關注也很快淡

去，但就在這短短一段期間，有幾乎五萬名網友看到我的推文。由於我的工作包括分析流行病疫情，便開始好奇剛剛發生的事情。為什麼我的推文最初能瘋傳？真的是因為我發出更正，轉推熱度才淡掉的嗎？萬一網友晚一點才點醒我搞錯了，會發生什麼事？

　　諸如此類的問題，會出現在各式各樣的領域。當我們想到「感染」（contagion）時，浮上心頭的固然往往是傳染疾病或電腦病毒，但是有傳染力的擴散現象實則形式百百種，其中造成傷害者有之，但也不乏「好」的流行，前者如惡意軟體、暴力或金融危機，後者如創新發明和文化傳播；可以是有形的感染，如生物病原體、電腦病毒，也可以是抽象的想法或信念；有些流傳速度飛快，有些會先醞釀一陣子才成長；有些擴散的成長曲線意想不到，人們會期待後續發展，因此這類趨勢的傳播會引發興奮、刺激或甚至恐懼之情。歸根究柢，傳染擴散的曲線起起伏伏，為什麼會長成我們看到的樣子呢？

　　第一次世界大戰爆發三年半後，人類面臨新的存亡威脅。正值德軍於法國展開春季攻勢（Spring Offensive）[3]之際，在大西洋另一端的美國發生多起死亡事件，地點位於堪薩斯州的方斯登營區（Camp Funston），是一處人流往來頻繁的軍營。死因為新型流感病毒，病源可能來自附近一間牧場，形成動物傳人的跨物種傳播。1918至1919年間，該疫情演變為全球性傳染病，即「大流行」（pandemic），日後造成五千萬多人喪生，最終死亡人數為第一次世界大戰總體死亡人數的兩倍。[4]

　　隨後一百年間，全球面臨四次流感大流行威脅，引出一項顯而易見的問題：下一次大流行會是什麼樣子？答案還真不好說，由於先前幾次流感大流行全都略有不同。病毒株各異，各地受創程度也不一。事實上，在我的專業領域中，有這麼一句話：「每一場大流行都不同，你無法舉『疫』反三。」〔5〕、〔6〕

　　無論是研究疾病、線上趨勢還是其他事物的傳播現象，我們都面臨同樣問題：有傳染力的擴散現象不一定都長一個樣子。面對特定的擴散現象時，我們需有辦法釐清有哪些獨有特徵，不同於使傳染擴散的基本原則。這種分析方法能跳開過於簡單的解釋邏輯，並針對觀察到的發展曲線，揭開背後的真實本質。

　　本書的用意，便是探討這件事。探討不同自然領域的事物傳播議題時，我們會發現使事物傳播的原因，以及為何傳播曲線構成目前的形狀。本書的討論過程中，讀者能針對乍看風馬牛不相及的問題，觀察到一條條線索浮出，串接這些問題：從金融危機、槍枝暴力、假新聞，一路探討到疾病演化、類鴉片藥物成癮和社會不平等。有一些具傳染力的擴散現象很罕見，改變了我們對於傳染模式、信念與行為的認識，本書不但會探討因應之道，也將檢視這類罕見情境。

　　首先，先來看疫情擴散的「形狀」。當疾病研究人員得知新威脅時，其中一項首要之務為繪出「疫情發展曲線」，顯示案例的各時期發展情形。曲線的形狀變化很大，但通常包括四大階段：爆發、成長、高峰、消退。某些情形之下，四大階段

會多次出現：好比2009年4月在英國發生的「豬流感」。疫情在4月現蹤，於初夏快速成長，7月達到顛峰，10月底再次成長，並再次達到顛峰（本書後續將探討原因）。

　　一場疫情固然有不同階段，但重點通常放在「爆發」。人們會納悶為何出現疫情、怎麼起頭，誰又該負責。若是事後諸葛，自然容易想出一套說辭和故事，彷彿疫情避無可避，日後恐怕也照樣受到相同影響。即便如此，若只是羅列成功感染或趨勢的特徵，也不過是見樹不見林，無法窺見實際疫情演進的全貌。多數流行傳播是不會蔓延的：如果有流感病毒成功從動物傳人，最後全球大流行，其實另外有上百萬種病毒，是無法跨物種傳染的；我們看到推文爆紅瘋傳，但有更多推文未受關注。

　　爆發，也只是開始。疾病的流行也好，新想法的傳播也罷，

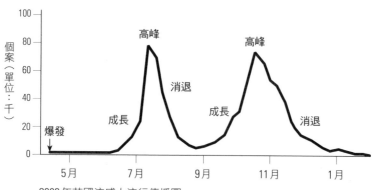

2009年英國流感大流行傳播圖
數據來源：英格蘭公共衛生署（Public Health England）[7]

讀者不妨選定一種具有傳染力的擴散現象，試著畫出發展曲線。想像成長速度會有多快？為何如此之快？何時到達高峰？高峰只有一次嗎？消退期會有多長？

我們不僅要看疫情是否會發展，還需要考慮如何衡量和預測疫情。現在回頭看2014年，以當時的西非伊波拉病毒疫情為例。個案從幾內亞開始，傳播至獅子山和賴比瑞亞，一路飆升。我們的團隊展開早期分析，認為疫情在重災區每兩週就會翻倍[8]，也就是如果目前有100名病例，則兩週後會成長到200名，一個月後再增400名個案。因此，衛生機關必須快速因應：防疫夜長夢多，愈晚處理，日後就需要投入愈多心力。實際上，如果不當機立斷，立刻開設一間新的治療中心來因應，那麼一個月後要開設四間。

有些感染的傳播進程更快。2017年5月，「WannaCry」（直譯：想哭）勒索病毒肆虐全球電腦，包括至關重大的英國國民健保署（NHS）系統。早期病毒的攻擊規模幾乎每一小時就翻倍，受害電腦達20萬台，遍及150國。[9] 1980年代早期，錄影帶開始流行，僅大約每16個月的時間，銷量就翻倍。[10]

速度之外，規模也是問題：傳染速度快，不一定會造成全面大規模爆發。到頭來，是什麼使發展達到高峰？攀頂後會發生什麼事？從金融、政治，一路到科技與健康醫療，這項問題關乎許多產業，然而，每個人對於傳播現象的心態不盡相同。我的妻子任職於廣告行銷界，我的研究是要停止傳播（疾病），她的工作卻是設法傳播（想法和訊息）。儘管心態上儼然天差

地別，我們能利用單一生活領域的概念，去了解其他領域，因此會愈來愈方便衡量與比較跨產業的事物傳播。後續幾章將探討為何金融危機和性病感染會有相似之處，為何疾病研究人員發現預測冰桶挑戰的趨勢如此容易，以及為何透過從前根絕天花病毒的想法，現在能對停止槍枝暴力有幫助。我們也將檢視能減緩傳播的技巧；而對於行銷人員而言，重點反而是如何維持傳播熱度。

近年來，我們對於傳染的認知已有大幅進展，這還不光是在我的疾病研究領域。現今，研究界取得社交互動的詳細數據，探討資訊如何進化，更能說服受眾，並增加分享率；研究人員也檢視為何有些擴散現象能維持高檔（如2009年流感全球大流行），此外，陌生朋友之間形成的「小世界」（small-world），如何幫助特定想法廣泛傳播，並且阻礙其他想法傳遞，這也在關注範圍。同時，我們更認識到謠言的形成和傳播方式，了解為何有一些傳播現象比其他類型的流行更難解釋；我們也認知到線上演算法如何影響生活，並侵害我們的隱私。

針對具傳染力的擴散現象，科學界於是發揮想法，以此協助處理其他領域的威脅。中央銀行運用類似方式來預防未來的金融危機，而科技公司建立新的防禦裝置，對抗有害軟體。過程中，研究者會挑戰傳播現象擴散的固有觀念。當談到感染時，歷史已經告訴我們，事物傳播的想法不一定符合現實。以中古世紀歐洲社區為例，當時的觀念將自然界偶爾爆發的疫情，歸咎於星體的影響；「流感」（influenza）一字於義大利文即

指「影響」（influence）。[11]

　　對於有傳染力的擴散現象，科學界的發現持續推翻目前的普遍見解。本書揭開了傳染力的神祕面紗，告訴我們如何避開簡單化看待事物，以免徒勞無功。然而，即便科學進展如斯，對於傳染擴散的認知，常常仍是霧裡看花。我們知其然：只是聽到某個東西有感染力，或是已經廣為流行；我們卻很少知其所以然：很少去了解到流行速度有快有慢，原因所為何來？流行到達頂點的關鍵是什麼？下一波趨勢為何？無論是要傳播想法和創新思維，還是要遏止病毒和暴力，我們都需要確定流傳的真正緣由。有時候，這代表必須對於一項事物的流傳，重新全面評估原先的認知。

1　譯註：原文「balaclava」。一種只露眼部（或眼與口鼻）的帽子，乍看可能像歹徒。語源為1854年巴拉克拉瓦戰役，為英兵的防寒頭套。

2　原推文的總曝光度（impression）數值為49,090。說來也不意外，若干使用者隨後便「取消轉推」：https://twitter.com/AdamJKucharski/status/885799460206510080（當然，曝光度高，不見得代表使用者讀過推文。這部分將於第五章探討。）

3　譯註：又稱「皇帝會戰」，發生於1918年。

4　1918年大流行的相關背景：Barry J.M., 'The site of origin of the 1918 influenza pandemic and its public health implications' *Journal of Translational Medicine*, 2004; Johnson N.P.A.S. and Mueller J., 'Updating the Accounts: Global Mortality of the 1918–1920 "Spanish" Influenza Pandemic' *Bulletin of the History of Medicine*, 2002; World War One casualty and death tables. PBS, Oct 2016. https://www.uwosh.edu/faculty_staff/henson/188/WWI_Casualties%20and%20Deaths%20%20PBS.html 請注意：關於1918年流感大流行的源頭，目前有其他見解，其中有人認為最初感染時間遠早於先前認知，例如：Branswell H., 'A shot-inthe-dark email leads to a century-old family treasure–and hope of cracking a deadly flu's secret', STAT News, 2018。

5　譯註：原文「if you've seen one pandemic, you've seen ... one pandemic」，改自慣用語「(When/If) you've seen one, you've seen them all」，形容某些事物其實大同小異，見識過一個，等於看過全部。

6　媒體引用例子：Gerstel J., 'Uncertainty over H1N1 warranted, experts say' *Toronto Star*, 9 October 2009; Osterholm M.T., 'Making sense of the H1N1 pandemic: What's going on?' Center for Infectious Disease Research and Policy, 2009.

7　Eames K.T.D. et al., 'Measured Dynamic Social Contact Patterns Explain the Spread of H1N1v Influenza', *PLOS Computational Biology*, 2012; Health Protection Agency, 'Epidemiological report of pandemic (H1N1) 2009 in the UK', 2010.

8　其他團隊有類似結論，例如：WHO Ebola Response Team, 'Ebola Virus Disease in West Africa – The First 9 Months of the Epidemic and Forward Projections', *The New England Journal of Medicine (NEJM)*, 2014.

9　'Ransomware cyber-attack: Who has been hardest hit?', BBC News Online, 15 May 2017; 'What you need to know about the WannaCry Ransomware', Symantec Blogs, 23 October 2017. Exploit attempts increased from 2000 to 80000 in 7 hours, implying doubling time = $7/\log2\,(80000/2000) = 1.32$ hours.

10　Media Metrics #6: The Video Revolution. The Progress & Freedom Foundation Blog, 2 March 2008. http://blog.pff.org/archives/2008/03/print/005037.html. Adoption went from 2.2% of homes in 1981 to 18% homes in 1985, implying doubling time $=365\times4/\log2\,(0.18/0.02) = 481$ days.

11　「influenza」流感語源參考：*Emerging Infectious Diseases* 12(1):179, 2006.

1 事件發展論

A theory of happenings

　　三歲時，我變得不能走路。癱瘓過程是逐漸形成的：我先是難以站立，失去平衡，但問題很快惡化，連短距離移動也變得困難，爬緩坡和樓梯更幾乎是天方夜譚。1990年4月某天週五下午，我的父母帶我（拖著我兩隻廢掉的腳）前往位於英國巴斯（Bath）的皇家聯合醫院（Royal United hospital）。隔天早上開始，我固定前往神經專科看診。醫師最初懷疑是脊椎腫瘤，排定後續幾天做X光、抽血、神經電刺激，以及腰椎穿刺以抽取脊髓液。檢測結果出來後，醫師的診斷偏向吉巴氏綜合症（GBS）這種罕見疾病。吉巴氏綜合症的病名取自兩位法國神經科醫師喬治・格林（Georges Guillain）和尚・亞歷山大・巴利（Jean Alexandre Barré），病因是免疫系統失調。罹病後，免疫系統不但不會保護我的身體，反而開始攻擊神經，使我慢慢癱瘓。

　　有時候，正如法國作家大仲馬（Alexandre Dumas）所言，人類智慧的總和，會在「等待與希望」兩個詞中找到。[1]「等待與希望」也是我的治療方案。院方給了我父母一只派對用、顏色繽紛的紙號角，用來確認我呼吸的強度；畢竟確認呼吸強

度的裝置，並沒有小到可以拿回家給小孩子用的規格。如果吹氣後紙管無法向前攤開，表示癱瘓已經侵蝕了將空氣打入肺部的肌肉部位。

大約在這個時期，我拍了一張照片，照片中我坐在爺爺的大腿上，爺爺則坐在輪椅上。他在25歲的時候，於印度感染小兒麻痺病毒，此後不良於行。爺爺用強壯的手臂轉動輪椅，代替不協調的雙腿移動，在我認識他之後，就是這個樣子了。在某種程度上，癱瘓突如其來，卻也拉近彼此的距離：但串聯我們爺孫倆的關鍵，也讓我們分離。我們有相同症狀，但小兒麻痺病毒是永久的，而吉巴氏綜合症儘管再痛苦，通常是暫時性的疾患。

所以，我們付出等待，我們給予希望。吹氣後，那一只紙號角都能正常攤開，我的身體展開一段長期復原。我爸媽說吉巴氏綜合症縮寫「GBS」代表「慢慢好」（Getting Better Slowly），到我能走路為止，花了一年時間；然後又過了一年，我才勉強能展開類似跑步的動作；之後好幾年，一直都抓不到平衡感。

隨著症狀緩解，我的記憶也褪去了，這一段經歷變得久遠，恍如隔世。我再也記不得爸媽在打針前給我鈕扣巧克力的事。[2] 我也記不得自己之後怎麼抗拒鈕扣巧克力，哪怕當天沒有要看醫生，我也怕吃了就得打針。小學玩的鬼抓人遊戲也不復記憶，由於我的雙腿太弱，抓不到人，午餐時間我都在「打發時間」。罹病後二十五年間，我從不提吉巴氏綜合症。後

來高中畢業,攻讀大學取得博士學位。吉巴氏綜合症乍看是罕見疾病,連提都不值得一提,一聊起來只會是「吉巴氏?巴吉氏?啥?」這段人生經歷,以前我從未宣之於口;那對我來說,是過去式了。

說是過去式,倒也不完全對。2015年,我再次碰到吉巴氏綜合症,那是在工作場合。當時我在斐濟首都蘇瓦(Suva),前往調查近期的登革熱流行病。[3]登革熱的媒介是蚊子,在斐濟等島嶼上爆發零星疫情。登革熱症狀固然往往輕微,但可能伴有嚴重發燒,導致得住院治療。2014年初,斐濟有2萬5千多人因疑似感染登革熱,前往斐濟衛生中心,為衛生系統帶來沉重負擔。

如果想將辦公據點設在陽光明媚的海灘上,那蘇瓦不該在口袋名單。斐濟西部度假村林立,首都蘇瓦是位於本島(Viti Levu)東南部的港都。蘇瓦市的兩大幹道蜿蜒成一座半島,形狀有如馬蹄形磁鐵,中間區域降雨量高。熟悉英國天氣的當地人告訴我,說我會感到「賓至如歸」。

另一件讓我想到英國的事很快就登場了,而且讓我想到兒時回憶。在一場介紹會面中,世界衛生組織(WHO)的一位同事提到,先前於太平洋群島上,有群體罹患吉巴氏綜合症,是不尋常的集體罹病。每一年吉巴氏綜合症罹病率是每10萬人有1至2例,但是某些地方發病個案達到二位數。[4]

天曉得我以前怎麼會得吉巴氏綜合症。有時候吉巴氏綜合症的發症時間在感染之後,醫護人員會將病因連結至流感、肺

炎以及其他疾病〔5〕，但有時候找不到清楚的致病關聯。綜觀我的病史，症狀說來就來，我的情況不過是人類健康史上的一絲雜音，但在2014至2015年間的太平洋群島上，吉巴氏綜合症疫情敲響警鐘，不久之後，南美洲面臨一起起生殖缺陷個案，也象徵疫病警訊。

南美洲疫情警訊的背後，是茲卡病毒（Zika virus）。茲卡病毒以烏干達南部的茲卡森林（Zika Forest）命名，它是登革熱病毒的近親，1947年於茲卡森林的蚊子身上發現。當地語言中，「茲卡」意為「雜草」〔6〕，當年茲卡病毒感染症從烏干達開始，一路燒到塔希提島、里約熱內盧和其他地方。2014至2015年間，太平洋群島和拉丁美洲上的疫情警訊逐漸明朗。研究人員找到愈來愈多的科學證據，支持茲卡病毒感染與神經症狀之間的關聯。如同吉巴氏綜合症，茲卡病毒感染症儼然也會導致懷孕併發症，其中主要症狀為小頭畸形（microcephaly），即嬰兒出現小頭症，使顱骨較正常尺寸更小〔7〕，連帶導致許多嚴重的健康問題，包括癲癇和智能不足。

2016年2月，鑑於茲卡病毒可能會引起小頭症〔8〕，WHO宣布茲卡病毒感染症為國際關注公共衛生緊急事件（Public Health Emergency of International Concern），英文簡寫為「PHEIC」（發音同「fake」）。早期研究指出，每100名染有茲卡病毒的懷孕婦女中，可能會有1至20名寶寶有小頭畸形的症狀。〔9〕茲卡病毒引起的主要疾患中，小頭症是外界關注的重點，但讓衛生單位最先關注茲卡病毒感染的契機，是吉巴氏綜

合症，我也是因此才注意到茲卡病毒感染。2015年，我坐在自己位於蘇瓦的臨時辦公室內，對於童年影響至深的吉巴氏綜合症，我發現自己幾乎一無所知。我的無知幾乎是咎由自取，多虧我父母非常體貼，幾年前告訴我吉巴氏綜合症可能致命，我才不至於當真懵懂無知。

於此同時，衛生界的無知更為嚴重。茲卡病毒引起一籮筐的問題，其中有少數至今無解。2016年年初，流行病學家蘿拉·羅德里奎茲（Laura Rodriguez）撰文寫道：「科學家做研究時，向來很少像現在這樣，情況如此急迫，但所知又少。」[10] 對我來說，首要挑戰是釐清茲卡病毒疫情的傳染病動力學。疫情傳播的難易度如何？茲卡病毒疫情是否與登革熱疫情很像？預期個案數會增加到多少？

為解答前述問題，我們的研究團隊開始針對疫情開發數學模型。公衛界目前已普遍採取類似做法，其他研究領域也起而效尤。然而，這些數學模型來自哪裡？如何運作？故事實際上可以追溯到1883年，主角是一名年輕的英國外科軍醫、一個水桶，還有一名憤怒的軍官。

• • •

羅納德·羅斯（Ronald Ross）先前的人生志願是作家，但基於父親的強烈希望，他就讀醫學院。羅斯在倫敦聖巴索洛繆醫院（St Bartholomew's）的學業成績，比不上他的詩歌、戲劇和音樂表現。1879年，羅斯參加兩次資格考時，僅通過了外

科項目，這代表子從父願的希望落空，他無法參加殖民地的印度醫療服務隊（Indian Medical Service）。[11]

由於無法擔任一般內科的執業醫師，羅斯隔年擔任外科船醫，船隻的航行區域為大西洋。最終，羅斯通過剩下的醫學資格考，於1881年勉強擠進印度醫療服務隊。在馬德拉斯（Madras）[12]待了兩年後，他於1883年9月搬到邦加羅爾（Bangalore）市，擔任駐軍外科軍醫。羅斯來自殖民地的母國，他的地位自然是較舒適自在的，以他的角度來看，邦加羅爾是陽光與花園之都，一座座別墅格局寬大，以宏偉的柱子支撐，他稱邦加羅爾為「世內桃源」[13]。在他的眼裡，唯一的問題是蚊子。相較於部隊房間，羅斯的新洋房似乎更吸引蚊子。他懷疑蚊子來自於窗外的水桶，因為桶子周圍淨是蟲子。

羅斯的解決方案是倒空水桶，摧毀蚊子的繁殖溫床，這招似乎奏效：少了死水，羅斯身邊清淨多了。羅斯一試成功，便請工作人員移除其他水槽。正當工作人員處理時，羅斯心想，何妨也移走其他亂糟糟四散的花瓶和錫罐？如果蚊子沒有地方可繁殖，束手無策之下就會飛走。那名工作人員對這項任務興趣缺缺，羅斯之後寫道：「他態度非常輕蔑，不願請人來處理。他說這會破壞自然秩序，自然界既然因為某種目的創造蚊子，人類就有義務包容蚊子。」

這一項實驗，是人類史上首次分析蚊子終生生態，之後第二次實驗已經是十多年後的事，實驗契機在於倫敦的一次對話。1984年，羅斯返英休假一年。自從他上次造訪以來，

倫敦變化很大：塔橋已經竣工，總理威廉‧格萊斯頓（William Gladstone）才剛辭職，英國即將迎來第一座戲院。〔14〕當羅斯抵達倫敦時，他的思緒已經飄到其他地方。在印度，染上瘧疾是家常便飯，症狀包括發燒、嘔吐，有時會致死。

　　瘧疾是人類已知的極古老疾病。實際上，綜觀整部人類史，大抵都有瘧疾的蹤影。〔15〕然而，瘧疾的英文原名來自中古時期的義大利。義大利人發燒時，常常會說「mala aria」，意思是「壞空氣」〔16〕，這個名字就這樣流傳下來，「空氣」也一直背負莫須有的罪名。儘管最後總算發現瘧疾是由瘧原蟲（Plasmodium）這種寄生蟲所引起的，但在羅斯返抵倫敦以前，瘧疾傳播的原因仍然是謎。

　　在倫敦時，羅斯拜訪聖巴索洛繆醫院的生物學家阿爾弗雷多‧坎塔克（Alfredo Kanthack），盼獲知他旅居印度時的發展成就。坎塔克表示，如果羅斯想學習更多瘧疾等疾病相關寄生蟲的知識，應該拜訪萬巴德（Patrick Manson）〔17〕醫師，與這位醫師談談。萬巴德醫師先前已於中國東南部研究寄生蟲多年，當地有一種令人感到不快的蟲，要用顯微鏡才能看到，稱為血絲蟲（filariae）。萬巴德醫師旅居當地時，發現居民感染血絲蟲的過程。這種寄生蟲夠小，能進入人體血流，感染淋巴結，導致體液積聚體內，嚴重時，四肢可能會膨脹到原來的好幾倍大，這種病症稱為象皮病（elephantiasis）。萬巴德醫師不僅確定血絲蟲的致病機制，也發現當蚊子從感染者身體獲取營養時，也可能吸入血絲蟲。〔18〕

　　萬巴德醫師邀請羅斯進入他的實驗室，教他如何從感染者身上找到瘧疾等疾病的寄生蟲。萬巴德醫師同時指點羅斯，請他去找萬巴德先前駐印時期未能取得的近期學術論文。羅斯後來回憶道：「我經常拜訪他，學習他所教我的一切。」某個冬日午後，他們沿著牛津街（Oxford Street）走，當時萬巴德醫師發表了一番評論，他的見解日後改變了羅斯的職涯。萬巴德醫師說：「你知道嗎？我已經發展好一篇理論，主張由於蚊子會傳播血絲蟲，因此是瘧疾的媒介。」

　　在此之前，其他國家長期以來也在臆測蚊子和瘧疾之間的潛在關係。英國地理學家理查·伯頓（Richard Burton）指出，在東非索馬利亞，當地人常說蚊子叮咬會引起致命發燒，而伯頓本人不置可否。他曾於1856年寫道：「會有這項迷信，大概是因為蚊子和發燒是在大約同一時期變得讓人畏懼的。」[19]儘管還不清楚病因，有一些人還是發展出了瘧疾療法。西元4世紀時，中國學者葛洪記載以青蒿退熱的療法。由青蒿提煉的成分，是現今瘧疾療法的基礎[20]（其他療法則較不成功，「abracadabra」這個字原是古羅馬的咒文，用於擊退瘧疾[21]）。

　　羅斯先前便已耳聞蚊子和瘧疾之間的關聯，但萬巴德醫師的論點，是第一個能真正說服他的。道理如同蚊子吸食人血時會吸入小蟲，萬巴德醫師認為，蚊子也會吸入會引起瘧疾的寄生蟲。這些寄生蟲隨後在蚊子體內繁殖，再以某種方式返回人體。萬巴德醫師認為，飲用水可能是傳染源。羅斯返回印度後，著手實驗以測試這項想法，他的實驗方法可能無法通過現代倫

理委員會的標準〔22〕：他先讓蚊子吸食瘧疾感染者的血，接著讓蚊子在一瓶水中產卵。卵孵化後，羅斯付錢給三名受試者，請他們喝下水。結果令羅斯失望──沒有人感染瘧疾。那瘧疾寄生蟲到底如何進入人體？

羅斯最後提出一項新理論，並致信萬巴德醫師，認為可能是蚊子叮咬將瘧疾傳播開來的。蚊子每叮咬一次，都會注入一些唾液：也許這足以讓寄生蟲侵入？由於自願受試者人數不足，羅斯便以鳥執行實驗。首先，他收集了一些蚊子，並使蚊子吸食受瘧疾感染的鳥身上的血，再讓蚊子回頭叮咬健康的鳥。健康的鳥很快就染上瘧疾。最後，他解剖了受感染蚊子的唾腺，發現了瘧原蟲。真正的傳播途徑明朗後，羅斯了解到他們先前的見解有多荒謬，他對萬巴德醫師說：「人和鳥可不會吃死蚊子。」

1902年，羅斯獲頒第二座諾貝爾醫學獎，表揚他研究瘧疾的成就。儘管這事也有萬巴德醫師的功勞，但他並未共同獲獎。萬巴德醫師是看報紙才得知羅斯獲獎的。〔23〕他倆原本亦師亦友的緊密關係，此後逐漸出現裂痕，化為深刻的敵意。羅斯具備出色的科研能力，但與人共事時會得罪人。羅斯與競爭對手發生了一系列糾紛，通常會到對簿公堂的地步。1912年，他甚至揚言控告萬巴德醫師書面誹謗。〔24〕此番控告為哪樁？原來萬巴德醫師先前寫了一封推薦信，稱讚另一位研究者，這名研究者接受了羅斯不久前離開的教授職缺。萬巴德醫師沒有另起爭端，而是選擇道歉。後來他說：「吵架要吵得起來，還

得要雙方都是傻瓜。」[25]

羅斯繼續研究瘧疾，萬巴德醫師沒有參與。研究過程中，他為自己一意孤行的執拗找到了新出口，也樹立了一批新仇人。發現瘧疾傳播途徑後，他想要證明如何止住傳播。

• • •

瘧疾的流行疫區一度比現在還廣得多。數百年來，從歐洲的奧斯陸到北美的安大略，都有瘧疾的足跡。17至18世紀，地球面臨所謂的小冰期（Little Ice Age），溫度下降，即便如此，冷冽寒冬過後，夏天還是有蚊子侵擾。[26] 瘧疾在許多溫帶國家流行，持續傳播，每一年固定會有一波新確診。莎士比亞有八部劇作用了「ague」這個字眼，在中世紀時指瘧疾高熱。過去數百年來，倫敦東北部埃塞克斯郡（Essex）的鹽沼曾是瘧疾來源地，惡名昭彰。羅斯還在就學時，便治療過在該處感染瘧疾的一名女性。

確立了昆蟲和感染之間的連結後，羅斯認為除蚊是瘧疾的防疫關鍵。由於羅斯在印度已有經驗（好比在邦加羅爾實驗過清掉水桶的效果），他有把握能夠減少蚊子的數量。但這個想法當時不符合常識。一般認為永遠會有蚊蟲成為漏網之魚，不可能根除，因此瘧疾仍有可能傳播。羅斯承認會有若干蚊子留存，但他相信仍能停止瘧疾傳播。從獅子山自由城（Freetown）到印度加爾各答，他提出建議，但好一點的話被忽視，壞一點的話遭到訕笑。羅斯之後回憶道：「我提議要在各城鎮除蚊，

但不管到哪裡，大家只是笑我。」

1901年，羅斯帶領一支團隊前往獅子山，準備落實防蚊措施。羅斯團隊清空一車又一車的錫罐和瓶子，在蚊子喜歡產卵的積水中施藥，並填滿路面的坑洞，如此一來，路面不至於形成羅斯所謂的「奪命水坑」。一連串防蚊措施繳出漂亮的成績單：一年後羅斯再訪時，蚊子數量大幅減少。然而，羅斯警告衛生主管機關，只有繼續採取防蚊措施，成果才能延續。清理資金是蘇格蘭格拉斯哥一位富豪捐贈的，而隨著資金燒完，眾人的熱情也跟著燒完，蚊子再度孳生。

隔年，羅斯成功勸進蘇伊士運河公司（International Suez Canal Company），在這之前，埃及城市伊斯梅利亞（Ismailia）已有大約兩千名瘧疾案例，密切展開滅蚊措施後，數量降至二位數。其他地方的防蚊措施也證實有效。1880年代，法國人意圖在巴拿馬開鑿運河時，數千名工人死於瘧疾，以及同樣以蚊子為傳播媒介的黃熱病。1905年，美國人主導巴拿馬運河計畫，由美軍上校威廉・格加斯（William Gorgas）密切落實防蚊計畫，使巴拿馬運河順利竣工。[27] 與此同時，在地理位置上的更南方，奧斯瓦多・克魯茲（Oswaldo Cruz）和卡洛斯・查加斯（Carlos Chagas）兩位醫師，則率先於巴西展開抗瘧疾計畫，協助減少建築工人受到感染。[28]

相關措施固然風生水起，許多人仍對防蚊計畫抱持懷疑論。羅斯需要更強的論點來說服團隊同僚，為此，他終究回到數學的懷抱。在印度醫療服務隊早期，他自學數學，到了頗有

專精的程度，天「賦」酬勤，日後他曾說：「天分能獲得驗證，就好比一幅極致均衡的畫。無窮級數最終收斂，就好像奏鳴曲的變奏最終歸於平靜。」他發現自己熱愛數學後，後悔學生生涯沒有認真學好數學，而此時轉換跑道為時已晚，對於醫界的人而言，數學能有什麼用處呢？他是這麼打比方的：「就好比一個有婦之夫，好巧不巧地愛上了追不到手的美女。」

　　羅斯暫且放下這個心思，在研究蚊子後重拾對數學的興趣。這一次，他福至心靈，想到能將數學這項嗜好融入醫學工作。羅斯有一項待回答的重大研究問題：是否真的有辦法在不完全根絕蚊子的情況下，控制好瘧疾？為了找出答案，他針對瘧疾傳播，發展出一套簡單的概念模型。最初，他針對一處特定地理區，計算每個月新感染瘧疾的平均人數。如此一來，必須將傳染途徑分解成數個基本單位。據羅斯推論，瘧疾傳播時，該區必須至少有一名確診個案。舉例來說，他選擇的情境是在一座千人村落中，有一名確診者。傳染成立的條件，是瘧蚊必須叮咬該名感染者。羅斯認為設法叮咬人類的蚊子僅¼。如果一處區域中有48,000隻蚊子，那麼可以預設僅有12,000隻會叮咬人類。同時，由於1,000人中僅有1位原本受到感染，平均來說前述12,000隻蚊子中，僅12隻會叮咬到確診者，從而傳播瘧原蟲。

　　瘧原蟲需要若干時間才能在蚊子體內繁殖，因此蚊子存活時間必須夠久，才能夠傳播瘧疾。羅斯假設僅⅓的蚊子最後具備瘧疾傳播能力，也就是說，12隻蚊子中，僅有4隻具傳染

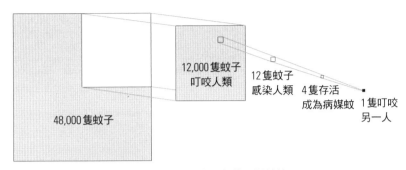

如果一座村莊中有1名瘧疾感染者，根據羅斯計算，
即使村莊內有48,000隻蚊子，也可能只會再引起1例確診個案。

性。最後，這些蚊子必須叮咬另一個人導致感染。若再根據前述設定參數來看（即設法叮咬人類的蚊子僅¼），剩餘的病媒蚊數量會是1隻。根據羅斯的算法，即使該區有48,000隻蚊子，平均也僅會再感染1人。

根據前述模型，如果有更多蚊子或感染者，則每月新感染人數預計會上升。然而，在羅斯的推估中，存在著第二項參數，能緩衝感染曲線，那就是每個月會有20%的感染者能康復。如果要瘧疾不在該區絕跡，過程中「感染」和「康復」兩大條件的影響必須相互抵消。如果康復率快過新感染的速度，瘧疾規模最後會消退清零。

這是羅斯的重大見解。不需要完全根除蚊子才能控制瘧疾：蚊子族群的密度存在一個界線值，這個值很重要，一旦族群低於這個值，瘧疾會慢慢絕跡。羅斯的說法是：「除非瘧蚊多到新感染者人數凌駕復原者人數，否則瘧疾會絕跡。」

羅斯於1910年出版《瘧疾的預防》(*The Prevention of Malaria*)，書中曾進行分析，坦承讀者不一定會全面沿用他的計算模型，但仍相信讀者將能夠理解其中含義。羅斯寫道：「讀者應該仔細研究這些概念，那麼即使是早就將數學還給老師的人，我想也不難理解我的見解。」羅斯依循數學這個脈絡，將他的發現命名為「蚊子定理」(mosquito theorem)。

羅斯的分析既顯示瘧疾的可能撲滅方法，同時也蘊含一項更深奧的洞見，能一舉改寫我們對於「傳播」的看法。一如羅斯的觀察，處理疾病分析的方法有兩種，姑且稱為「描述性分析法」和「機械性分析法」。在羅斯的時代，多數研究都使用描述性推論，即開始作業時會使用真實數據，並往回推出可預測的模式。以英國流行病學家威廉·法爾(William Farr)為例，法爾於1830年代晚期擔任政府統計人員，分析倫敦的天花疫情。法爾先前注意到疫情最初會大幅成長，最終成長速度減緩，直到攀升至頂點，然後感染者人數開始下降。最後的下降幾乎是成長的對照版。法爾分析個案數據，繪出一條曲線，掌握整體的疫情分布形狀。1840年爆發另一場疫情時，他發現走勢大抵相同。[29]法爾的分析並未說明疾病傳播的機制，也未提到感染率或復原率。這點倒不足為奇，當時沒有人知道天花是病毒。因此，法爾的分析法知其然，卻不知其所以然：側重於繪出疫情發展曲線「形狀為何」，而不探討「為何是這個形狀」。[30]

相對而言，羅斯採用了機械性的分析法。羅斯一來沒有收

集數據，二來沒有針對所觀察到的趨勢，找出能加以描述的模式，他一開始的做法反而是概述過去影響了疾病傳播的主要過程。羅斯應用本身對於瘧疾的認識，清楚指出人類最初如何受到感染、如何互相傳播病毒，以及康復的速度。羅斯利用數學等式，歸納出這一個疾病傳播的概念模型，接著展開分析，針對可能的疫情發展模式作出結論。

由於羅斯分析時，納入了傳播過程的特定假設，因此情境產生變化時，能微調假設，再觀察可能的結果。蚊子數量減少後，會發生何種效應？如果感染減少，疫情何時趨緩？羅斯的方法具有前瞻性，能探究不同情境下可能發生什麼事，而非僅針對已存在的數據尋找模式。儘管其他研究人員先前曾試著展開類似分析，但羅斯將相關概念化整為零，釐清後發展出一套完整全面的理論。[31]他以各因子是動態存在的角度切入，以此檢視流行病，並將各流行病視為一系列的互動過程，而非一組靜態的模式。

「描述性分析法」和「機械性分析法」一個瞻前，一個顧後，理論上應該殊途同歸，導引出同樣的答案。以描述性分析法為例，有足夠的真實數據後，應該能針對移除水槽積水或以其他方式滅蚊等防蚊措施，預估相關結果後，再觀察成效。反過來說，羅斯的數學分析應能理想切合前述措施的真正效果。如果防蚊策略確有其效，描述性與機械性分析法應該都能證實本身的成效。不同之處在於：若使用羅斯的機械性分析法，不需要翻倒水桶來預估可能效果。

　　對於羅斯提出的這類數學模型，外界固然往往批評它們「不透明」或「複雜」，但從本質上來說，模型只是真實世界的簡化。數學模型的設計用意，在於幫助了解特定情境的可能結果。對於實驗無法回答的問題，機械式分析的數學模型特別有用。假設衛生單位曾採取某項疾管措施，要回到過去，以零備戰狀態看疫情如何自然發展；同樣道理，如果我們想知道未來的一場疫情，也無法故意釋出一株新病毒，觀察感染情形。數學模型能幫助我們在不干擾現實的條件下，檢視疫情發展；探討個別感染和復原等項目如何影響整體疫情；同時，採用除蚊至疫苗接種等不同的防疫措施，檢視不同情境下的落實成果。

　　20世紀初，前述方法正切合羅斯的需求。當他宣布瘧蚊為瘧疾的散播媒介時，許多同儕不相信防蚊措施能減少瘧疾傳播。這使得描述性分析產生問題，因為防疫措施既然沒有實施，便難以評估成效。然而，拜羅斯的新模型所賜，他自己很有把握，長期來看滅蚊效果能奏效。說服自己後，他接下來的挑戰是——說服其他人。

　　如果以今非古，或許會納悶為何當初如此多人反對羅斯的想法。流行病學當時正在進展，建立新的疾病模式分析法。即便如此，醫界並未認同羅斯的看法。從本質上來看，雙方的分歧，是信念體系的碰撞。許多醫師以描述性分析的角度看待瘧疾；檢視疫情時，他們訴諸分類，而非微積分。然而，羅斯堅信流行病背後的過程必須加以量化。1911年，羅斯為文指出：「流行病學實際上是數學。對於流行病的數學研究，

如果能投入更多關注，將能減少流行病（例如瘧疾）相關判斷的謬誤。」[32]

人類廣泛採用防蚊措施是多年以後的事了。英國一直到1950年代都還有瘧疾的蹤影，歐陸則是1975年才根除。因此羅斯未能躬逢其盛，見證瘧疾防疫成果的最佳收割期[33]。[34] 羅斯的見解最後才獲得廣泛接納，只能慨歎時不我予的他曾如此寫道：「哪怕再重要，哪怕再簡單，要這個世界理解一個新想法，最起碼要十年光陰。」

實際付出獲得遲來的洗白，不是只有羅斯一人。1901年遠赴獅子山的探險隊中，有一位安德森・麥肯德立克（Anderson McKendrick），來自格拉斯哥的他剛獲得醫師資格。在印度醫療服務隊的測驗中，麥肯德立克獲得高分，預計結束獅子山行程後在印度展開新工作。[35] 返回英國的航程途中，麥肯德立克和羅斯詳談疾病的數學分析。往後數年，兩人也在想法上互通有無。最後，麥肯德立克學得足夠的數學知識，試著以羅斯的分析法為基礎，發展自己的見解。1911年8月，他告訴羅斯：「我已經拜讀您的大作，我試圖從微分方程中得出相同的結論，但是很難聚焦方向，現在必須從數學延伸其他方向。我懷疑自己能否達到本身的期望，但是『人必須從自己能掌握的舒適圈跳出來』。」[36]

對於卡爾・皮爾森（Karl Pearson）[37] 一類的統計學家，麥肯德立克日後發出嚴厲的批評。皮爾森大量依賴描述性分析法，不採納羅斯的機械性分析法。麥肯德立克讀過一篇有瑕疵

的瘧疾感染分析後，告訴羅斯：「皮爾森那一派的方法從頭到尾錯得離譜。我不能理解他們的人和方法。」[38] 傳統的描述性方法是醫學的重要一環，這道理從當時到現在都說得通，但一談到要理解疾病傳播的過程，描述性分析有其限制。對於疫情分析的前景，麥肯德立克認為，關鍵在於一套更具機動性的思維模式。羅斯對此心有戚戚，他曾告訴麥肯德立克：「我們最後會建立一套新的科學，但你和我要先把門打開，讓有心進去的人都能進去。」[39]

• • •

1924年某天夏日晚上，蘇格蘭生物化學家威廉‧克馬克（William Kermack）實驗中發生爆炸，腐蝕性鹼性液體噴到眼睛。克馬克有化學專業背景，先前曾調查廣泛用於研究脊髓液的方法。那天晚上，他獨自在愛丁堡的皇家醫學院實驗室（Royal College of Physicians Laboratory）工作，最終因傷住院兩個月。克馬克那年26歲，因這起意外完全失明。[40]

在住院期間，克馬克請朋友和護理師為他讀誦數學內容。克馬克自知視力無法恢復，便想另尋他法，吸收資訊。他的記憶力出色，能直接在腦中計算數學問題。克馬克的一位同事威廉‧麥卡雷（William McCrea）曾如此評論：「看到他不用紙筆，就能算出那些數學，我覺得很不可思議。」

出院後，克馬克繼續從事科學工作，但轉移重心至其他主題。他不再從事化學實驗，著手研擬新計畫。此時麥肯德立克

在印度服務近二十載後，已於1920年離開印度醫療服務隊，同家人移居蘇格蘭，在他升官成為愛丁堡實驗室的所長後不久，克馬克特別與他合作，解答數學問題。

克馬克和麥肯德立克延伸羅斯的想法，對流行病學進行整體檢視，研究重心為傳染病研究的一大問題：是什麼終結疫情？兩人指出，當時流行兩種見解。一是已經沒有染疫風險者，所以疾病無法傳播；二是隨著疫情進展，病原的感染性減弱。就結果來看，在大多數情況下，兩者都說不通。[41]

初期作業時，克馬克和麥肯德立克先針對疾病傳播，發展一套數學模型，這和羅斯當初的做法相同。為使模型單純化，他們假設受測族群在模型中是隨機混合的。就像在罐子中放入彈珠，受測族群中的每個人遇到所有人的機率相同。在模型中，傳染病最初爆發時，先是有特定人數的感染者，之後其餘每個人都有可能感染。一旦每個人從感染中康復，便產生免疫力。因此，根據病況，可以將受測族群分為三類：

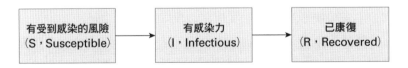

這個模型通常稱為「SIR模型」，命名取自前述三大群體的英文縮寫首字母。舉例來說，現在有一例流感個案進入規模為1萬人的受測族群。如果我們使用SIR模型來模擬類流感疫情，則能求出以下模式：

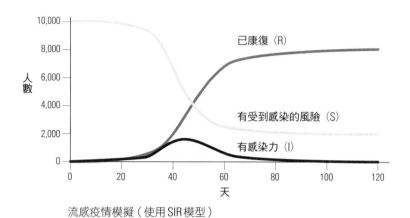

流感疫情模擬（使用 SIR 模型）

　　由於最初僅 1 人具有感染性，因此模擬疫情需要一段時間
曲線才會走揚，但在 50 天內仍會達到高峰。到了第 80 天時，
發展會幾乎告終。注意在疫情結束時，剩下的一些人仍可能受
到感染。如果每個人都曾遭感染，那麼所有 1 萬人最終都會歸
入「康復組」。但根據克馬克和麥肯德立克的模型，這種情況
不會發生：因為疫情可能在全員受感染前結束。兩人表示：「大
致上，在染疫風險者全數受感染以前，疫情就會結束。」

　　為什麼不會全員遭到感染？這是因為疫情中期會有一段過
渡期。一場流行病的疫情早期，會有很多人有受感染的風險，
因此每天新增的感染者人數會多於康復者人數，疫情曲線會爬
升。隨著時間過去，染疫風險者人數下降，當小到一定規模時，
情況會翻轉：每天的復原者人數多於新增感染個案，因此疫情
開始趨緩。仍有人可能受到感染，但人數過少，因此感染者比

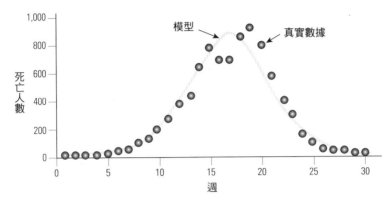

1906年孟買鼠疫疫情（SIR模型配合真實數據）

較可能先康復，而非傳染給其他人。

　　為了說明效果，克馬克和麥肯德立克針對1906年於印度孟買爆發的鼠疫，顯示SIR模型如何重現疫情的傳染病動力學情形。模型中，隨著時間推移，病原的傳染力不變。會影響曲線升降的因素，是染疫風險者與感染者的人數變化。

　　關鍵變化發生在疫情高峰期。此時免疫者多（加上染疫風險者極少），使疫情不致於繼續攀升。因此曲線將轉而下降。

　　當有免疫力的族群累積到一定人數，足以防止傳播，我們稱該族群達到「群體免疫」（herd immunity）。群體免疫一詞是梅傑・格林伍德（Major Greenwood）[42]於20世紀初所創。[43]心理學家先前曾用「群體本能」（herd instinct）來描述集體行動，而非以個人身分行動的群體。[44]同樣地，群體免疫指的是整個群體能阻斷傳播，雖然其中仍有個體可能受到感染。

　　數十年過去，人類了解到群體免疫可能是疾病管控的重大手段後，這項概念獲得迴響。在疫情流行期間，當個體受到感染，自然會從染疫風險族群中移除。然而，對於許多傳染病，衛生機關可以藉由施打疫苗，使得可能受感染的群體人數減少。一如羅斯的見解，他認為蚊子不用根絕，也能控制住瘧疾疫情，而依此邏輯，一旦達到群體免疫，那麼就算並未整個族群接種疫苗，亦能控制住感染疫情。往往會有如新生兒或免疫系統不全等不適用疫苗接種的人，但群體免疫能讓疫苗接種者同時保護無法接種的脆弱族群，以及接種者本身。〔45〕疾病一旦透過疫苗獲得控制，便可能從一個族群中根除。這是為何群體免疫能進入流行病學理論的中心論述。流行病學家保羅・芬（Paul Fine）曾經說過：「這個觀念有獨到的吸引力。」〔46〕

　　克馬克和麥肯德立克除了檢視疫情終結的因子，同時關注一些明顯為隨機爆發的疫情事件。兩人分析自己建立的模型後發現，病原或人類族群特徵上的細微差異，會深刻影響疫情傳播。這項發現說明了為何大規模疫情似乎可以無中生有，突然冒出。根據 SIR 模型，疫情爆發需具足三大條件：病原有足夠傳染力、人類個體之間產生足夠互動，以及染疫風險者的族群規模夠大。三大條件之一的小幅度變化接近群體免疫的關鍵界限值後，疫情便可能從少許個案，拉高至大規模爆發的層級。

• • •

　　首起茲卡病毒個案的通報時間為 2007 年初，地點是密克

羅尼西亞的雅浦島（Yap）。在這之前，僅有14例人類感染個案，分布於烏干達、奈及利亞和塞內加爾。然而，雅浦島的疫情發展是另一個世界，感染人數爆發性攀升，島民多數受到感染，而且完全沒有預兆。茲卡病毒來自野生植物叢生的森林，人類對其知之甚少。茲卡病毒的傳播，進入了一個新的時代。流行病學家馬克・達菲（Mark Duffy）的團隊撰寫一份疫情報告，結論中提到：「公衛官員應該了解茲卡病毒進一步傳播的風險。」[47]

先前在雅浦島，茲卡病毒是很罕見的，並未構成重大威脅。儘管有很多發燒或皮疹的個案，但最終沒人住院。2013年底，當病毒到達法屬波里尼西亞數座大型島嶼時，情況有了變化。在隨後而來的疫情期間，位於大溪地北部海岸的帕比提（Papeete），最大間醫院收治了患有吉巴氏綜合症的42例病患。吉巴氏綜合症個案稍微晚於茲卡病毒重大疫情爆發後；對此，我們先前就預估感染後數週會發症。外界懷疑，吉巴氏綜合症和茲卡病毒感染之間可能有關聯，而當地科學家梵麥・高烏－羅莫（Van-Mai Cao-Lormeau）與其團隊研究後，發現幾乎所有吉巴氏綜合症個案近期內都已先感染茲卡病毒，確定了這個可能性。[48]

如同雅浦島疫情，法屬波里尼西亞的疫情也很嚴重，過半人口確診。同時，也如同雅浦島，疫情相當短暫，大部分病例都在幾週內出現。由於我們的團隊先前已於2014年至2015年期間，設計數學模型來分析太平洋的登革熱疫情，便也將茲卡

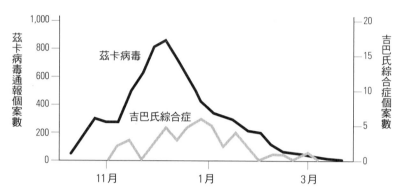

茲卡病毒感染者與吉巴氏綜合症個案（2013年至2014年，法屬波里尼西亞）
數據來源：法屬波里尼西亞衛生部（Ministry of Health）[49]

病毒納入研究中心。瘧蚊全身素色，能飛數英里傳播瘧疾，登革熱和茲卡病毒的病媒蚊則均為黑斑蚊（*Aedes* mosquito），身體有條狀斑紋，生性較懶（原英文「aedes」的拉丁文含意是「家；宅」）。因此，疫情散播大致是跟隨人類足跡的移動。[50]

　　針對法屬波里尼西亞，我們嘗試透過本身的模型模擬資料，再現島上的傳染病動力學情形。此時發現必定曾經有類似登革熱的大規模擴散，才會形成如此的爆炸性傳播。[51]如果一併考慮感染過程中有延遲的情形，那麼疫情之短，會更引人注目。病毒必須從人體進入蚊子，再進入另一個人的體內，才算一次傳播週期。

　　分析法屬波里尼西亞的傳播率時，我們還針對2013年10月通報的首波感染疫情，推估先前已經感染的人數。根據本團隊的模型，在那個時機點，已經有數百名感染個案，代表病毒

若非數個月前就來到當地，也至少潛伏了數週。我們的推論又掀起另一謎團：茲卡病毒如何到達拉丁美洲？2015年5月，巴西通報首波個案後，對於第零號傳染者是誰，何時來到南美洲？相關推論甚囂塵上。有一早期假設指向2014年6至7月期間，於巴西舉行的FIFA世界盃，全球湧入300多萬名足球迷。另一號嫌疑犯則是Va'a世界獨木舟競速冠軍賽（Va'a World Sprint Championship），舉辦的時間地點為2014年8月的里約熱內盧。相較於足球世界盃，獨木舟競速冠軍賽規模較小，且有一支船隊來自法屬波里尼西亞。比起來，哪一項推論最合理？

根據演化生物學家努諾・法里亞（Nuno Faria）團隊的見解，兩項推論均無特出之處。[52] 參考2014年拉丁美洲各地茲卡病毒的基因多樣性數據後，法里亞團隊認為，病毒入侵時間遠比先前的見解還早得多。2013年的年中至年底時，拉丁美洲的土地上可能就已有茲卡病毒的足跡。儘管離獨木舟競速冠軍賽或世界盃為時尚早，但當時適逢足球聯合會盃（Confederations Cup），這項區域性足球錦標賽舉辦時間為2013年6月。無獨有偶，法屬波里尼西亞也是參賽國。

這項推論只有一個缺口：聯合會盃的舉辦時間，比法屬波里尼西亞首波茲卡病毒疫情的通報還要早五個月。然而，若一如本團隊的分析，如果法屬波里尼西亞的疫情實際上早於2013年10月，病毒於該年夏天傳播至拉丁美洲，會是剛好合乎情理的推論。（當然，我們應該小心推導，勿執著於認為茲卡病毒疫情必定起源自運動賽會。來源可能是某人從太平洋的

島上搭乘某班機攜至巴西，時間則落在2013年的某個時間，這樣的傳播可能性永遠存在。）

除了分析過去疫情，我們還可使用數學模型檢視疫情未來的可能走向。衛生單位於疫情期間面臨艱難決定時，數學模型尤其能派上用場。2015年12月，茲卡病毒來到加勒比海的馬丁尼克島時，便面臨這樣的難題。島上最擔憂的是對於吉巴氏綜合症的處理量能，如果病患肺功能衰竭，則必須接上呼吸器。當時，馬丁尼克島只有8台呼吸器，而島民有38萬人，這樣的醫材供需比夠嗎？

為了找出答案，法國巴黎巴斯德研究院（Institut Pasteur）針對馬丁尼克島的茲卡病毒傳播，發展出一套模型。[53]他們好奇的關鍵，是疫情傳播曲線的整體形狀。無法脫離呼吸器的吉巴氏綜合症患者，通常需要依賴呼吸器數週，傳播曲線如果是在短時間內飆高，便可能癱瘓醫療系統，而如果曲線較緩、較長，則較不會醫療崩壞。馬丁尼克島疫情初期確診數並不多，因此團隊以法屬波里尼西亞的數據著手。在2013與2014年由馬丁尼克島通報的吉巴氏綜合症個案中，12名需依賴呼吸器。根據巴斯德研究院的模型，這表示他們可能會有大問題。如果馬丁尼克島的疫情曲線和法屬波里尼西亞的走勢相同，該島會需要9台呼吸器；即現有的數量還少1台。

所幸，馬丁尼克島的疫情不會一樣。隨著新數據入手，研究人員發現，病毒的傳播速度顯然不如法屬波里尼西亞。巴斯德研究院預估，在疫情高峰期，約有3名吉巴氏綜合症患者需

要呼吸器;最壞的情況下,7台呼吸器便已足夠。關於此一呼吸器上限的推斷,事後證明正確:於疫情高峰期,有5名吉巴氏綜合症患者需要呼吸器。整體而言,疫情期間有30例吉巴氏綜合症患者,其中2名死亡。如果醫療設備不足,結果可能更糟。[54]

前述茲卡病毒研究僅提出一些事例,說明羅斯的分析法如何影響我們對於傳染病的認知。從預測疫情曲線,到評估防疫措施,機械性分析法的模型已成為今日傳染研究的重要一環。現今的研究人員正在使用模型,幫助衛生機構全面應對從瘧疾、茲卡病毒、人類免疫缺乏病毒(HIV)到伊波拉病毒在內的各類疫情,涵蓋地點從偏遠島嶼到戰地都有。

看到自己的見解有如此影響力,羅斯若地下有知,勢必會感到欣慰。他固然因為發現瘧疾的傳播媒介是蚊子,獲頒諾貝爾獎,卻並未視其為最大成就。羅斯曾寫道:「如果問我本人的意見,我的代表作向來是建立流行病學的通則。」[55]而他的言下之意,並非只針對流行「病」。

• • •

儘管克、麥二人後來將羅斯的蚊子定理擴展到其他類型的感染,羅斯卻有格局更廣的志向。他於第二版《瘧疾的預防》中寫到:「此類生物可能會經歷各式各樣的事件,由於感染只是其中一種,因此,我們應該通盤應對『事件』(happenings)。」羅斯提出了「事件發展論」(Theory of Happenings),以針對受某

項事物（無論是疾病還是其他事件）影響者，去描述其人數可能隨時間產生什麼變化。

　　羅斯認為事件有兩大類型。第一類是對人產生獨立影響，也就是說如果發生在你身上，那麼日後也不會影響發生在別人身上的機率；這一類事件包括非傳染病、意外或離婚。[56]舉例來說，假設有一種新情境能隨機影響任何人，但一開始族群中無人受到影響，如果任何人每年都有特定機率受到影響，並且從那個時候開始，那麼能預期隨後曲線將會走揚。

　　然而，由於未受影響族群規模隨時間縮小，曲線最後會拉平。每一年，先前未曾影響過的人中，有一部分會受到影響，但是這一類受影響者之後會愈來愈少，群體成長曲線並不會大幅拉高。如果每年受到影響的機率較低，則曲線最初將緩慢增長，但最終仍將保持平穩。實際上，曲線不一定會百分百持平，

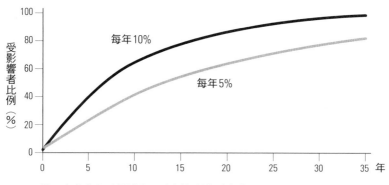

單一事件的各時期進程：本例假設每人每年
都有5%或10%受影響的情況下，曲線會如何發展。

因為受影響者的最終規模大小，將取決於初期誰會受到該事件的「影響」。

　　以英國的房屋所有權為例，1960年出生的國民中，極少數在20歲時持有房產，但同一年齡族群到30歲時，超過半數已有房產。相對來說，1980年或1990年出生的國民中，20歲時便已晉身有殼族的比例少得多。如果繪製各時期開始持房的年紀比例，各年齡層持房比例的發展變化便能一目了然。

　　當然，自宅持有並非完全隨機。是否有可繼承的房產等相關因素固然會影響購買決策，但總體模式符合羅斯對獨立事件提出的概念。一般而言，一個人如果在20歲開始持有房產，並不會大幅影響到他人是否也能晉身有殼一族。只要各事件以頗為一致的速度彼此獨立形成，那麼這種總體模式不會產生太大變化。無論是針對特定年齡，畫出是否持有自宅的比例，或

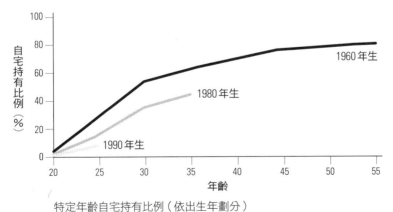

特定年齡自宅持有比例（依出生年劃分）
數據來源：英國抵押貸款協會（Council of Mortgage Lenders）[57]

是針對特定的等車期間，畫出隨後公車到站的機率，我們所繪出的曲線都大同小異。

　　獨立事件是自然的發展起點，但獨立事件若是會傳播，情況會更令人玩味。由於單一個體的感染情況，取決於群體中的感染者人數，羅斯稱這類事件為「依存事件」（dependent happening）。擴散現象是受影響者以同樣的事件影響他人，接著其他受影響者會維持受到影響的狀態。在這種情況下，傳染將逐漸滲透到整個族群。羅斯指出，這類事件進程曲線，會跟著「加長版S字母」的形狀。受影響者人數起初呈指數級增長，新個案數會隨時間愈衝愈多。最終，成長曲線會平緩趨穩。

　　人會無限期受影響的假設，通常不適用於傳染病，因為人可能會康復、接受治療或死於該傳染病。然而，傳染病會有其他傳播類型。美國社會學家艾佛瑞特‧羅傑斯（Everett Rogers）

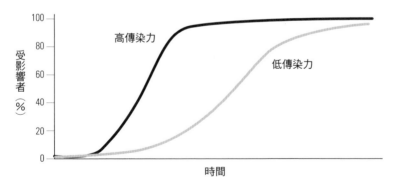

依據羅斯模型所繪的依存事件S型成長曲線。
圖中分別顯示高傳染力與低傳染力事件的成長曲線。

於1962年出版著作《創新擴散理論》(*Diffusion of Innovations Theory*)，書中標榜的項目即為S形曲線。[58] 他表示，外界最初接納新概念與產品時，大致會呈現S形曲線走勢。20世紀中葉，收音機和冰箱等產品使用趨勢均為S形擴散，後續產品如電視、微波爐和手機也不例外。

針對一項產品的成長趨勢，據羅傑斯表示，四大類型的人是決定因子：首先是「創新者」(innovator)，再來是「早期採用者」(early adopter)，接著是多數大眾，最後是「落後者」(laggard)。羅傑斯對創新的研究大多遵循這種描述性分析法，從S曲線開始，並試圖找到可能的解釋。

羅斯先前的研究走在相反的方向。他原先採取機械性推理，從零得出曲線，結果顯示類似事件的傳播終究會形成這樣的曲線。新概念獲得採用時，會慢慢降溫，羅斯的模型也同時

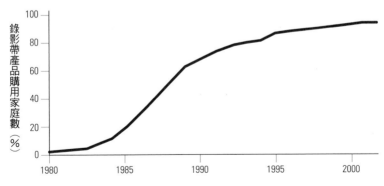

美國各時期錄影帶產品購用情形
數據來源：美國消費電子協會 (Consumer Electronics Association)

說明這一點。對於一項新概念,採用者愈多,從未聽過的人就愈少。儘管採用者的整體人數持續增長,但各時間點的採用人數卻會愈來愈少,因此新採用者會開始減少。

1960年代,行銷研究人員法蘭克·巴斯(Frank Bass)研發了一個模型,在本質上,此模型是羅斯模型的延伸版。[59]不同於羅傑斯的描述性分析法,巴斯使用自己的模型,針對一項新概念的採用,檢視其時間線和整體形狀。巴斯思考人們何以會接納創新概念,藉此成功預測新科技的採用。按照羅傑斯的曲線,概念採用的曲線中,創新者占前2.5%,其他族群則是剩下的97.5%。這樣的數值稍嫌武斷:由於羅傑斯所仰賴的是描述性分析法,所以必須要知道S形曲線的全部走勢;只有全面採用一項概念後,才可能對各族群進行分類。相比之下,巴斯能透過採用曲線的早期形狀,估算出創新者和其他族群的相對角色;這邊所謂「其他族群」,他稱為「模仿者」(imitator)。1966年,市場發售新型彩色電視機,當時銷量仍看俏,而巴斯於當年發表的未完成論文中,預測了銷售數字將於1968年登頂。巴斯後來提到:「業界預測數字比我的預測還樂觀得多,也許不難預料外界普遍不會接受我的估測值。」[60]巴斯的預測數據固然不受歡迎,但倒是證明非常接近真實走向。一如巴斯模型的預料,新銷量確實先走緩,後登頂。

除了探討市場的關注如何趨緩,我們還能針對新事物的採用,檢視其早期發展階段。羅傑斯於1960年代早期發表S形曲線時,提出的見解是:一旦有20%至25%的人採用,新概

念就會「起飛」。羅傑斯認為：「過了起飛的時間點後，即使有人想阻止新概念進一步傳播，恐怕也很難。」根據傳播現象的動態發展，我們可以為這個起飛點提供更精確的定義。具體來說，可以針對新概念的採用，算出何時成長最快。在起飛點之後，若可能受眾的人數不足，那麼傳播速度會開始下降，使原本的爆發成長最終趨緩。羅斯提出一個簡單的模型，指出最快速的成長期落在「有超過21%的潛在受眾採用了該概念」時。值得注意的是，無論一項創新事物再怎麼容易傳播，情況都是如此。[61]

羅斯的機械性分析法，由於能顯示不同類型事件在真實世界的可能發展，因此有其參考價值。以初購錄影帶產品的發展曲線而言，讀者不妨比較其與自宅持有比例，結果指出：兩者最終都會趨緩，但錄影帶產品曲線一開始是爆炸性成長。在成長預測上，簡單的流行趨勢模型通常都是這種走勢，原因在於每一個新採用者都會帶來更多的新採用者，但獨立事件卻不會有如此效應。這意思不是說爆炸性成長都代表某事物有傳染力（畢竟新科技的採用者增加，可能有其他因素），但確實顯示不同的傳染過程如何影響發展曲線。

針對一場疫病的爆發，在思考其傳染動力學時，我們還能探討真實世界不太可能會形成的發展曲線。想像一下：有一場流行病的疫情爆炸成長，感染了一個族群的所有人。那麼會需要什麼條件來產生這樣的傳播曲線？

在大規模疫情中，傳播速度通常會減緩，原因在於染疫風

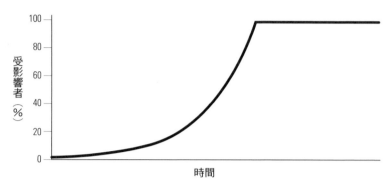

爆炸性成長的發展曲線（直到每個人皆受影響）。

險族群的所剩人數不多。如果疫情要持續保持高速成長，感染者必須在疫情後續階段中，積極找出剩餘有染疫風險的人。這相當於你感冒了，你要找出所有還沒感冒的朋友，故意對他們咳嗽，直到他們被你傳染。因此，要能形成這類爆發曲線，大家最熟悉的場景條件，是純屬虛構的畫面：那就是一群喪屍追趕最後的生還人類。

回頭談現實生活，有一些感染會以增加傳播的方式影響宿主。感染狂犬病的動物往往更具攻擊性，進而透過啃咬協助散播病毒[62]，而患有瘧疾的人會散發出一種氣味，使身體對蚊子更具吸引力。[63] 然而，這種影響大體上還不夠強，無法抵銷疫情後期減少的染疫風險者。更有甚者，許多感染會對行為有相反影響，導致嗜睡或缺乏活力，從而降低傳播的可能性。[64] 從創新觀念到疾病感染，流行趨勢幾乎都終會走緩，原因是愈來愈難找到可能受到影響的人。

• • •

羅斯曾計劃全面探討各類擴散現象，但隨著他的模型變得愈來愈複雜，數學部分也變得更加棘手。他可以概述傳染過程，卻無法分析隨之產生的動態關係。當時，他求助於倫敦的西漢姆技術學院（West Ham Technical Institute）講師希爾姐·哈德森（Hilda Hudson，1881～1965）。[65]哈德森的父親是數學家，她十歲那年就在《自然》（*Nature*）期刊發表第一篇研究。[66]哈德森後來就讀劍橋大學，是該學年唯一取得第一名成績的女性。儘管哈德森的成績與排名第七的男學生成績相符，但她的成績並未列入正式名單，因為要到1948年，女性才獲准取得劍橋大學學位。[67]

哈德森的專業知識進一步拓展事件發展論，並將不同模型可能產生的模式繪製成圖。有一些事件會隨時間流逝而逐漸消散，並逐漸影響所有人；有一些事件曲線則是陡升後下跌。有一些事件引起大規模爆發，然後降到較低的流行值。有的爆發曲線是穩定的波浪，隨季節升降，也有的爆發會零星復發。羅斯和哈德森認為，這些方法將涵蓋真實世界大多數的情況。兩人並表示：「就目前而言，流行病的興衰可以用一般的事件法則來解釋。」[68]

不幸的是，哈德森和羅斯針對事件發展論所做的研究，之後僅能發表為三篇論文。第一個障礙是第一次世界大戰。1916年，英國政府展開抗戰行動，徵召哈德森協助設計飛機，此為

作戰計畫的一環，後來她因此獲頒OBE的榮譽勳章。〔69〕戰爭結束後，他們面臨另一個障礙，即論文被目標讀者所忽略。羅斯後來撰文指出：「『衛生機關』對論文沒什麼興趣，讓我覺得繼續下去也毫無用武之地。」

羅斯剛開始研究事件發展論時，他的期望是最終「針對統計、人口學、公共衛生、演化論甚至商貿、政治與政治家等項目，解決相關問題」。〔70〕格局固然宏大，最終能改變我們對「傳播」的看法，但即使是在傳染病研究領域，相關方法學要到幾十年後才開始流行，而等這些觀念要能攻城掠地，進入生活的其他領域，是更久以後的事了。

....

1　Dumas A., *The Count of Monte Cristo* (1844–46), Chapter 117.

2　譯註：部分西方文化中，接受注射的兒童會拿到糖果。

3　Kucharski A.J. et al., 'Using paired serology and surveillance data to quantify dengue transmission and control during a large outbreak in Fiji', *eLIFE*, 2018.

4　Pastula D.M. et al., 'Investigation of a Guillain-Barré syndrome cluster in the Republic of Fiji', *Journal of the Neurological Sciences*, 2017; Musso D. et al., 'Rapid spread of emerging Zika virus in the Pacific area', *Clinical Microbiology and Infection*, 2014; Sejvar J.J. et al., 'Population incidence of Guillain-Barré syndrome: a systematic review and meta-analysis', *Neuroepidemiology*, 2011.

5　Willison H.J. et al., 'Guillain-Barré syndrome', *The Lancet*, 2016.

6　Kron J., 'In a Remote Ugandan Lab, Encounters With the Zika Virus and Mosquitoes Decades Ago', *New York Times*, 5 April 2016.

7　Amorim M. and Melo A.N., 'Revisiting head circumference of Brazilian newborns in public and private maternity hospitals', *Arquivos de Neuro-Psiquiatria*, 2017.

8　World Health Organization, 'WHO statement on the first meeting of the International Health Regulations (2005) (IHR 2005) Emergency Committee on Zika virus and observed increase in neurological disorders and neonatal malformations', 2016.

9　Rasmussen S.A. et al., 'Zika Virus and Birth Defects – Reviewing the Evidence for Causality', *NEJM*, 2016.

10　Rodrigues L.C., 'Microcephaly and Zika virus infection', *The Lancet*, 2016.

11　除非另有說明，背景資訊出處一律為：Ross R., The Prevention of Malaria (New York, 1910); Ross R., Memoirs, *With a Full Account of the Great Malaria Problem and its Solution* (London, 1923).

12　譯註：現清奈（Chennai）市。

13　譯註：原文「picture of pleasure」強調該地方帶來愉悅感受之外，有音韻效果：押頭韻（alliteration），且韻腳幾乎相同（差別在於picture為塞擦音結尾）；picture和pleasure兩字均為揚抑格（trochee），中間加上of後，整組詞形成強弱格（dactyl）。由於音義難以完全轉譯，故配合語境，稍以「創譯」方式處理。

14　Barnes J., *The Beginnings Of The Cinema In England*, 1894–1901: Volume 1: 1894–1896 (University of Exeter Press, 2015).

15 Joy D.A. et al., 'Early origin and recent expansion of Plasmodium falciparum', Science, 2003.

16 Mason-Bahr P., 'The Jubilee of Sir Patrick Manson: A Tribute to his Work on the Malaria Problem', *Postgraduate Medical Journal*, 1938.

17 譯註：萬巴德與台灣頗有淵源，曾於高雄行醫，世人譽之為「熱帶醫學之父」。孫中山為香港華人西醫書院第一屆畢業生，首任院長即為萬巴德。

18 14. To K.W.K. and Yuen K-Y., 'In memory of Patrick Manson, founding father of tropical medicine and the discovery of vectorborne infections' *Emerging Microbes and Infections*, 2012.

19 15. Burton R., First Footsteps in East Africa (London, 1856).

20 Hsu E., 'Reflections on the "discovery" of the antimalarial *qinghao*', *British Journal of Clinical Pharmacololgy*, 2006.

21 Sallares R., *Malaria and Rome: A History of Malaria in Ancient Italy* (Oxford University Press, 2002).

22 Ross稱已事先告知受試者研究內容，且實驗風險是合理的：「我認為自己做這個實驗有正當理由，原因在於試驗會有正面結果，這有十分重大的意義，而且我手上有特效藥奎寧。」（出處：Ross, 1923）。然而，並不清楚受試者對實際的風險知道多少；奎寧不如現代瘧疾研究中的療法有效（出處：Achan J. et al., 'Quinine, an old anti-malarial drug in a modern world: role in the treatment of malaria' *Malaria Journal*, 2011.）。第七章將更詳細探討人體實驗的倫理學。

23 Bhattacharya S. et al., 'Ronald Ross: Known scientist, unknown man', *Science and Culture*, 2010.

24 Chernin E., 'Sir Ronald Ross vs. Sir Patrick Manson: A Matter of Libel', *Journal of the History of Medicine and Allied Sciences*, 1988.

25 Manson-Bahr P., *History Of The School Of Tropical Medicine In London*, 1899–1949, (London, 1956).

26 Reiter P., 'From Shakespeare to Defoe: Malaria in England in the Little Ice Age', *Emerging Infectious Diseases*, 2000.

27 High R., 'The Panama Canal – the American Canal Construction', *International Construction*, October 2008.

28 Griffing S.M. et al., 'A historical perspective on malaria control in Brazil', *Memórias do Instituto Oswaldo Cruz*, 2015.

29 Jorland G. et al., *Body Counts: Medical Quantification in Historical and*

Sociological Perspectives (McGill-Queen's University Press, 2005).

30 Fine P.E.M., 'John Brownlee and the Measurement of Infectiousness: An Historical Study in Epidemic Theory', *Journal of the Royal Statistical Society*, Series A, 1979.

31 Fine P.E.M., 'Ross's a priori Pathometry — a Perspective', *Proceedings of the Royal Society of Medicine*, 1975.

32 Ross R., 'The Mathematics of Malaria', *The British Medical Journal*, 1911.

33 譯註：羅斯於 1857 年出生，1932 年逝世。

34 Reiter P., 'From Shakespeare to Defoe: Malaria in England in the Little Ice Age', *Emerging Infectious Diseases*, 2000.

35 McKendrick background from: Gani J., 'Anderson Gray McKendrick', StatProb: *The Encyclopedia Sponsored by Statistics and Probability Societies.*

36 Letter GB 0809 Ross/106/28/60. Courtesy, Library & Archives Service, London School of Hygiene & Tropical Medicine. © Ross Family.

37 編註：卡爾‧皮爾森功高望重，後世尊之為「現代統計學之父」。

38 Letter GB 0809 Ross/106/28/112. Courtesy, Library & Archives Service, London School of Hygiene & Tropical Medicine. © Ross Family.

39 Heesterbeek J.A., 'A Brief History of R0 and a Recipe for its Calculation', *Acta Biotheoretica*, 2002.

40 Kermack 背景出處：Davidson J.N., 'William Ogilvy Kermack', *Biographical Memoirs of Fellows of the Royal Society*, 1971; Coutinho S.C., 'A lost chapter in the pre-history of algebraic analysis: Whittaker on contact transformations', Archive for History of Exact Sciences, 2010.

41 Kermack W.O. and McKendrick A.G., 'A Contribution to the Mathematical Theory of Epidemics', *Proceedings of the Royal Society* A, 1927.

42 譯註：原作者特地註解說明「Major」是本名，軍銜為「上尉」，係因「Major」一字多義，可為名，也可為軍階「少校」。中文語意應不致誤解，惟為使原文全譯，特此說明。

43 Fine P.E.M., 'Herd Immunity: History, Theory, Practice', *Epidemiologic Reviews*, 1993; Farewell V. and Johnson T., 'Major Greenwood (1880–1949): a biographical and bibliographical study', Statistics in Medicine, 2015.

44 Dudley S.F., 'Herds and Individuals', *Public Health*, 1928.

45 Hendrix K.S. et al., 'Ethics and Childhood Vaccination Policy in the United

States', *American Journal of Public Health*, 2016.

46 Fine P.E.M., 'Herd Immunity: History, Theory, Practice', *Epidemiologic Reviews*, 1993.

47 Duffy M.R. et al., 'Zika Virus Outbreak on Yap Island, Federated States of Micronesia' *NEJM*, 2009.

48 Cao-Lormeau V.M. et al., 'Guillain-Barré Syndrome outbreak associated with Zika virus infection in French Polynesia: a casecontrol study', *The Lancet*, 2016.

49 Mallet H-P. et al., 'Bilan de l'épidémie à virus Zika survenue en Polynésie française, 2013–14', *Bulletin d'information sanitaires, épidémiologiques et statistiques*, 2015.

50 Stoddard S.T. et al., 'House-to-house human movement drives dengue virus transmission', *PNAS*, 2012.

51 Kucharski A.J. et al., 'Transmission Dynamics of Zika Virus in Island Populations: A Modelling Analysis of the 2013–14 French Polynesia Outbreak', *PLOS Neglected Tropical Diseases*, 2016.

52 Faria N.R. et al., 'Zika virus in the Americas: Early epidemiological and genetic findings', *Science*, 2016.

53 Andronico A. et al., 'Real-Time Assessment of Health-Care Requirements During the Zika Virus Epidemic in Martinique', *American Journal of Epidemiology*, 2017.

54 Rozé B. et al., 'Guillain-Barré Syndrome Associated With Zika Virus Infection in Martinique in 2016: A Prospective Study', *Clinical Infectious Diseases*, 2017.

55 Fine P.E.M., 'Ross's a priori Pathometry – a Perspective', *Proceedings of the Royal Society of Medicine*, 1975.

56 Ross R., 'An Application of the Theory of Probabilities to the Study of a priori Pathometry – Part I', *Proceedings of the Royal Society A*, 1916.

57 Clarke B., 'The challenge facing first-time buyers', *Council of Mortgage Lenders*, 2015.

58 Rogers E.M., *Diffusion of Innovations*, 3rd Edition, (New York, 1983).

59 背景出處：Bass F.M., 'A new product growth for model consumer durables', *Management Science*, 1969.

60 Bass F.M. Comments on 'A New Product Growth for Model Consumer

Durables', Management Science, 2004.

61 Ross針對「受感染風險—受感染」兩者關係所提出的簡單模型，可寫為：dS/dt = -bSI, dI/dt = bSI，其中b為感染率。當dI/dt增加速度達到最快時，新一波感染率會達到顛峰，即dI/dt的二階導數等於0。使用乘積法則，可得：I =（3 - sqrt（3））/ 6 = 0.21。

62 Jackson A.C., 'Diabolical effects of rabies encephalitis', *Journal of NeuroVirology*, 2016.

63 Robinson A. et al., 'Plasmodium-associated changes in human odor attract mosquitoes', *PNAS*, 2018.

64 Van Kerckhove K. et al., 'The Impact of Illness on Social Networks: Implications for Transmission and Control of Influenza', *American Journal of Epidemiology*, 2013.

65 Hudson背景出處：O'Connor J.J. et al., 'Hilda Phoebe Hudson', JOC/EFR, 2002; Warwick A., *Masters of Theory: Cambridge and the Rise of Mathematical Physics* (University of Chicago Press, 2003).

66 Hudson H., 'Simple Proof of Euclid II. 9 and 10', Nature, 1891.

67 Chambers S., 'At last, a degree of honour for 900 Cambridge women', *The Independent*, 30 May 1998.

68 Ross R. and Hudson H., 'An Application of the Theory of Probabilities to the Study of a *priori* Pathometry. Part II and Part III', *Proceedings of the Royal Society A*, 1917.

69 Letter GB 0809 Ross/161/11/01. Courtesy, Library & Archives Service, London School of Hygiene & Tropical Medicine. © Ross Family; Aubin D. et al., 'The War of Guns and Mathematics: Mathematical Practices and Communities in France and Its Western Allies around World War I', *American Mathematical Society*, 2014.

70 Ross R., 'An Application of the Theory of Probabilities to the Study of a priori Pathometry. Part I', *Proceedings of the Royal Society A,*, 1916.

2 恐慌與大流行

Panics and pandemics

「我算得出天體運動，但算不出群眾的瘋狂。」牛頓（Isaac Newton）如是說。據說這是他在對南海公司（South Sea Company）投資失利後的發言。他在1719年年底購買南海公司股票，觀察到進場利多後決定加碼。然而，股價持續攀升，牛頓後悔倉促出售股票，於是再次進場。幾個月後市場泡沫化，他賠了2萬英鎊，換算現值約為2千萬英鎊。[1]

在金融市場這一塊，學術巨擘出手投資，結果大不同。一些學界人士如數學家愛德華・索普（Edward Thorp）和詹姆斯・西蒙斯（James Simons）等人設立投資基金，成績斐然，獲利可觀。另一些學者的投資路線倒是完全相反。以長期資本管理公司（LTCM，Long Term Capital Management）為例，該公司在1997至1998年的亞洲和俄羅斯金融危機後，面臨鉅額虧損。LTCM公司董事會有兩名諾貝爾獎經濟學家，而且初期獲利穩健，向來是華爾街欽羨的對象。各投資銀行操作手腕日益大膽，出資愈來愈多。當這支基金在1998年倒閉時，負債超過1千億美元。[2]

1990年代中期，有個新詞開始在銀行家之間琅琅上口：「金融傳染」(financial contagion)，這個詞描述經濟問題於各國間蔓延的現象，亞洲金融危機便是佳例。[3] 影響 LTCM 等各類基金的，並非金融危機本身，而是危機產生的餘波蕩漾在其他市場傳播。由於多家銀行出借大筆資金給 LTCM，因此銀行自己也置身險境。1998年9月23日，在紐約聯邦儲備銀行 (Federal Bank of New York) 的十樓，華爾街最有影響力的一些銀行家之所以齊聚一堂，正是出於對金融傳染的恐懼。為了避免 LTCM 公司的困境擴及其他機構，他們同意提供36億美元的紓困金。想力挽狂瀾，要付出昂貴代價，可惜他們沒有學到教訓。將近十年後，當初那幾間銀行又聚議金融傳染的問題——這一次，問題更大條了。

• • •

2008年，我整個夏天都在想：要怎麼接受和推銷「相關性」(correlation) 這個統計概念。我當時再讀滿一年就大學畢業，正在倫敦金絲雀碼頭 (Canary Wharf) 的一家投資銀行實習。「相關性」的基本觀念很簡單：相關性衡量的是事物彼此之間的影響程度。如果股市具有高度相關性，股票往往會一同漲，或是一同跌；如果股市沒有相關性，則可能是幾支股價上漲，而另幾支股價下跌。如果你認為多檔股票的未來走勢會類似，那麼理想上，交易操作會是藉由該相關性來獲利，而我的工作是協助制訂這類策略。

　　身為一名對數學心心念念的實習生，我滿腦子都是相關性，但這個有發展潛力的概念不僅止於此。金融危機最終於2008年全面爆發，究其原因，相關性舉足輕重。從社會行為到性傳染病，相關性也能用於說明為何傳染會普遍擴散。相關性的概念最終能自疫情分析延伸，切入現代金融的核心；這部分將於後續探討。

　　那年夏季，我每天早上都搭乘船塢輕軌（DLR）通勤。到達金絲雀碼頭站前，列車都會經過銀行街（Bank Street）25號的摩天大樓，當時是雷曼兄弟（Lehman Brothers）的歐洲總部。一直到我於2007年底申請實習時，雷曼兄弟都是許多人夢寐以求的實習單位。雷曼兄弟是大型跨國投資機構，同類型者還包括高盛（Goldman Sachs）、摩根大通（JP Morgan）以及美林（Merrill Lynch）等公司。貝爾斯登（Bear Stearns）於2008年3月倒閉之前，也是其中一員。

　　由於房貸市場投資失利，貝爾斯登（業界簡稱為「Bear」）瀕臨破產。不久之後，摩根大通以不到先前市價十分之一的價碼，買下奄奄一息的貝爾斯登。那年秋天之前，業界都在猜下一位苦主是誰。而苦主清單上的榜首，雷曼兄弟赫然在列。

　　對於數學本科系學生來說，在金融界實習前途似錦。和其他條路相比，金融界實習生集目光於一身。我在學位課程上認識的每位學生，不論最後捧什麼飯碗，都曾申請金融業實習。在我開始實習後大約一個月，我改變心意，決定不就業，改攻博士學位。其中一大原因是我在該年年初修習的流行病學課

程。修課後，我迷上了一個觀念，那就是傳染病的流行不該是高深莫測的神祕事件。若能採用正確方法，我們可以拆解傳染病事件，揭露實際傳播情形，並盼能有所作為。

不過在這之前，要先了解我在金絲雀碼頭那區，看到了什麼問題。我雖然選了另一條跑道，但還是想了解金融業的危機。為什麼員工一時之間一一打包走人？為什麼原本擁護的金融理念一夕崩潰？後續又會如何惡化？

我當時以股票為業，分析企業股價，但早些年投資者長期持有的優質資金（real money）向來用於信貸型投資。其中一項投資尤其引人注目：愈來愈多銀行將抵押和其他貸款打包成一種商品，稱為「抵押債務證券」（CDO）。這類產品使投資者可以承擔抵押放貸人的若干風險，並回過頭來從中獲利[4]，類似手法有很大的賺頭。據報導，2019年獲任命為英國財政大臣的薩吉德・賈維德（Sajid Javid），在2009年離開銀行業之前便透過交易各類信貸產品，一年可獲利約300萬英鎊。[5]

CDO的概念來自人壽保險業。過去，保險業者注意到，由於一種稱為「心碎症候群」（broken heart syndrome）的社會效應：配偶死亡後，伴侶跟著離世的可能性更高。在1990年代中期，保險業者發展出一種方法，於保費計價時能計算心碎症候群的效應。不用多久，銀行業不但有樣學樣，還依樣畫出一個新葫蘆。銀行家關注的倒不是死亡人數，而是有人拖欠抵押貸款時，會發生什麼事。其他家庭也會嗎？金融界與其他領域都很盛行套用數學模型。金融數學家艾曼紐・德爾曼（Emanuel

Derman)曾說:「人類的遠見有限,而想像力很大,因此模型可以用在原本開發理念遠遠想不到的地方。」[6]

不幸的是,這類抵押模型存在一些重大缺陷。其中最大的問題恐怕在於:模型的基礎,是所參考的過去房價適逢二十年來的最好價格。從這段期間可以看出,相關性概念在房貸市場並不格外適用:例如,如果美國佛州的甲買家未還貸,這不代表加州的乙買家也會不付。哪怕有些人早就猜測房產市場將泡沫化,也會有許多人仍持樂觀態度。2005年7月,CNBC採訪本·柏南克(Ben Bernanke)。柏南克當時為美國小布希總統的經濟顧問,不久後擔任美聯儲(Federal Reserve)主席。當時柏南克認為的最差情況,會惡化到什麼地步?他說:「可能性微乎其微。美國從來沒有發生全國性的房價下跌。」[7]

貝爾斯登倒台前一年的2007年2月,信貸專家珍妮特·塔瓦克立(Janet Tavakoli)撰文,內容提及CDO等投資產品的興起。那些用來估算抵押型產品的模型,並不受到她的青睞。這些模型給出的假設非常背離現實;實際產生的是數學假象,使高風險貸款乍看像低風險投資。[8]塔瓦克立指出:「相關性產品的交易市場(correlation trading)如同有感染力的思想病毒,普遍滲入金融市場人士的心態。到目前為止,死亡人數是很少,但有數名受害者生病,且這個傳染病在迅速蔓延。」[9]其他人也同意塔瓦克立的懷疑,認為廣為使用的相關性分析法過於單純,不適合分析資產抵押產品。據報導,有一支頂尖的對沖基金在一間會議室放了把算盤,旁邊貼了標籤,寫著「相關

性模型」（correlation model）。[10]

　　儘管這類模型存在問題，資產抵押產品有一段時間仍然受到歡迎。接著，房價崩跌，戳破了現實的泡泡。2008那年夏季，我開始認為許多人已經意識到了潛在的影響。投資的價值每天都驟降，但似乎無妨，只要仍有天真的投資者進場，就像揹著麻布袋，你知道底部破了大洞，但你也不在乎，因為袋頂塞了更多東西。

　　以策略性而言，這只麻布袋老實說坑坑洞洞。2008年8月，外界多所揣測，質疑錢袋內到底有空。市內所有銀行都在尋求資助，競相爭取中東的主權財富基金。我還記得股票交易員抓住經過的實習生，指著說明雷曼兄弟股價的最新跌勢。我走路經過空蕩蕩的辦公桌，公司已請走了原先幫公司賺大筆錢的CDO團隊。每當保安人員經過，我的一些同事都會緊張抬頭，深怕下一個捲鋪蓋的是自己。恐懼正在蔓延，接著，是眾所皆知的金融海嘯。

· · ·

　　複雜的金融產品興起，LTCM等資金衰落。因此各國中央銀行認為必須了解金融交易的錯綜複雜。2006年5月，紐約聯邦儲備銀行開會討論「系統風險」（systemic risk），找出危及金融網路穩定的可能因子。[11]

　　與會者所屬科學領域形形色色，其中一位喬治‧杉原（George Sugihara）是生態學家。杉原的實驗室位於聖地亞哥，

以海洋保育為主題，工作上會用模型了解魚類族群的互動。杉原也熟悉金融界，1990年代晚期曾於德意志銀行（Deutsche Bank）服務四年。其間，銀行業迅速擴大量化團隊，尋找具有數學模型經驗的人員。為了招募人才，德意志銀行招待杉原，來一場英國鄉村莊園豪華之旅。故事是這樣的：晚餐時，一位資深銀行家在餐巾紙上寫了一筆天文數字，代表未來的薪資。杉原嚇得啞口無言。這位銀行家誤以為杉原不屑一顧，收回餐巾紙，祭出更大筆的銀彈攻勢。眼見對方還是沒有反應，又端出一個數字。這一次，杉原接受了。[12]

杉原在德意志銀行服務多年，對雙方都是利多。雖然研究方向從海洋生態改為金融生態，他在預測模型上的經驗成功轉到新領域。杉原後來告訴《自然》期刊：「基本上，我的工作是針對從事金融交易的民眾，將他們的恐懼和貪婪化為模型。」[13]

還有一個人也參加前述美聯儲討論會，名為羅伯特·梅（Robert May）。梅曾是杉原博士學位的指導教授。梅是本科系出身的生態學家，先前深入從事傳染病分析工作。梅早先展開金融研究固然是誤打誤撞，日後倒是一頭鑽進金融市場的危機傳染效應，持續發表多篇研究。2013年，梅於醫學期刊《刺胳針》（The Lancet）發表研究，針對疫病流行和金融泡沫，指出兩者之間明顯的相似之處。文章寫道：「對於近來金融資產增加後崩盤的現象，其中的曲線走勢相較於麻疹等傳染病疫情的一般升降走向，兩者的形狀完全相同。」梅指出，疫病個案增加是壞事，減少則是好事；反之，金融價格上漲通常是好消息，

下跌則通常是壞消息。然而，梅認為這樣的區分法是錯誤的：價格上漲不見得都是好兆頭。他如此形容：「如果有個現象上升得無緣無故，沒有理據，說穿了，這只代表民眾愚蠢。」[14]

　　人類史上最知名的經濟泡沫事件之一，是「鬱金香狂熱」（tulip mania），於1630年代席捲荷蘭。在流行文化中，這是金融瘋狂的經典例子。當時不論貧富階級，競相投入大筆資金購買鬱金香，鬱金香球莖甚至堪比房價。甚至發生過有水手誤食球莖，以為是可口的洋蔥，因而吃上牢飯。據傳，1637年鬱金香市場崩潰，經濟遭受重創，有些民眾跳入運河自殺。[15]然而，據倫敦國王學院（Kings College London）教授安妮·戈爾德格（Anne Goldgar）考察，鬱金香市場泡沫化，實際上沒有那麼嚴重。她找不到任何人因為市場崩潰而自殺的紀錄，倒是只看到少數有錢人為了搶購最昂貴的鬱金香豪擲千金。經濟既沒有受挫，也沒有人因此淹死。[16]

　　另一些泡沫事件帶來的影響更為巨大。「泡沫」一詞初次用於形容投資過熱，是在南海泡沫事件（South Sea Bubble）時期。[17]英國南海公司成立於1711年，手上握有美洲的幾筆貿易和奴隸合約。1719年，南海公司與英國政府簽訂一項有利可圖的金融協議。隔年，公司股價飆升，不過數週便翻漲四倍，但沒幾個月就急遽下跌。[18]

　　1720年春天，牛頓出售多數持股，打算於夏季高峰期再次投資。據數學家安德魯·歐德利茲科（Andrew Odlyzko）形容，「牛頓不只是嘗了南海泡沫的瘋狂，還深深一飲。」有些人的

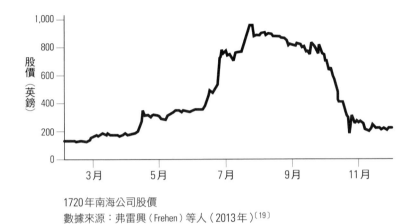

1720年南海公司股價
數據來源：弗雷興（Frehen）等人（2013年）[19]

進場時機更精準。書商托馬斯・蓋伊（Thomas Guy）是早期的投資客，在高峰期前就退場，將獲利拿來在倫敦建設蓋伊醫院（Guy's Hospital）。[20]

從1840年代的英國鐵道熱（Railway Mania），一路到1990年代後期的網路泡沫，人類史上有多次投資泡沫。泡沫發生時，通常是大量投資者前仆後繼而來，導致價格飆漲，然後泡沫破裂，市場崩潰。歐德利茲科稱它們為「美麗的假象」（beautiful illusion），這些假象會引誘投資者遠離現實。在泡沫時期，價格可能會攀升至極為離譜的程度。有時人們投資時，是假設之後會有更多人投入，從而提高投資價值。[21]這現象會導致「比傻理論」（Greater Fool Theory）：即民眾可能知道買貴是愚蠢的行為，但卻相信還有更笨的人會進場，然後用更高的價格買走。[22]

　　比傻理論的一大極端實例是「金字塔式騙局」（pyramid scheme）〔23〕。此類騙局花樣甚多，但原理殊途同歸：招募者鼓勵人投資該計畫，並承諾如果找來夠多下線，就能分一杯羹。由於金字塔式騙局結構嚴謹，所以相對容易分析。假設最初有10名成員加入一項計畫，而這10個人須個別招募10人來獲得分潤。如果他們設法再找到10人，就代表總共有100名新成員。每名新成員必須說服另外10人，將因此另外增額1千人，之後依此類推，成長至1萬人、10萬人，再來是100萬人。很快地，在計畫後期會無法延攬足夠人數：或許經過幾輪招聘後泡泡就破裂了。如果我們知道會有多少人可能受到該投資想法吸引，並且可能參加，就可預測計畫的失敗速度。

　　由於在本質上，金字塔式騙局無法延續，因此往往是非法的。即便如此，由於成長快速，加上高層獲利甚豐，因此如果潛在下線人數龐大，騙徒會對這類手法青眼有加。在中國，一些金字塔式騙局（俗稱「老鼠會」）已有龐大規模。自2010年以來，若干金字塔式騙局已各自成功吸引超過百萬名投資者。〔24〕

　　金字塔式騙局結構嚴謹，金融泡沫則與此不同，可能更難分析。然而，經濟學家吉恩－保羅・羅德里格（Jean-Paul Rodrigue）認為，我們仍可將一次泡沫事件分為四大階段。首先是「潛伏期」，即專業投資者將資金投入一項新想法；接下來是「察覺期」，會有更大範圍的投資者參與，隨著早期投資者套現，這段期間最初可能有拋售潮（牛頓在南海泡沫事件初期也是拋售）。隨著這項概念日益受到青睞，媒體和大眾跟著

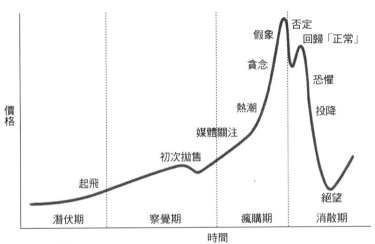

泡沫四大期
本圖改繪自羅德里格原圖。

加入，瘋狂哄抬價格，是為「瘋購期」。最終，泡沫來到「消散期」，達到頂峰後開始下降。期間或許會有投資者樂觀期待另一波高峰，而產生數波較低的高峰。這些泡沫期類似疫情四大階段：爆發、成長、高峰、消退。〔25〕

　　泡沫事件的一項典型指標是快速成長，購買率日益增高。泡沫通常具有「超指數性」（super-exponential）增長〔26〕；不僅購買活動加速，而且速度飆高。隨著每次價格抬升，更多投資者挹注，推動價格上漲。泡沫如同感染，生長愈快，就愈快在有受感染風險的族群中傳播。

　　然而，要得知多少人仍有受感染的風險，可能很困難。疫情分析有個常見問題：就是在最初成長階段，很難釐清後續感

染程度。傳染病疫情爆發情況，很大程度取決於感染的確診個案數。假設多數感染並未通報，這代表每一確診個案背後，有著很多其他新感染者，因此可能受感染的人數會下降。相反地，如果大多數感染獲得通報，仍會有許多人存在受感染的風險。解決方案之一是群體採檢血液。如果多數人已經受感染，並對疾病產生免疫，那麼疫情不太可能持續很久。當然，短時間大量血檢並非輕而易舉，但仍能或多或少推敲出疫情的最大影響程度。當然，感染人數不可能超過族群總數。

金融泡沫的情況可就複雜多了。投資方可以自行展開交易操作，借錢來支付額外的投資，導致更難估計受到金融感染的潛在族群人數，因此難以釐清目前身處哪一段泡沫期。然而，有時仍可能發現成長無法持續的信號。1990年代晚期，網路泡沫處於成長期，市場普遍觀點是網際網路流量每一百天就會翻倍。這說明為什麼基礎建設公司的市價推估值達到數千億美元，而投資者卻向WorldCom等網際網路供應商提供資金。但這種說法卻是鬼扯。1998年，當時歐德利茲科還蹲在AT & T實驗室作研究，他意識到網際網路成長趨緩，且消退幅度很大，大約需要一年時間，規模才會加倍。〔27〕WorldCom先前宣稱，使用者需求每週增長10％。要維持這樣的成長幅度，代表大約一年之內，世界上每個人都必須一天24小時在線上〔28〕，而潛在上網族群的規模根本不夠大，不足以支撐前述論點。

比特幣可以說是近年來最大的泡沫。比特幣使用共享的公共交易紀錄，具有強大加密功能，以此建立去中心化的數位貨

幣。一如美國喜劇演員約翰・奧利弗（John Oliver）形容：「如果你對『錢』和『電腦』都有不懂的地方，那麼比特幣集了兩種不懂之大成。」[29]2017年12月，1枚比特幣的價格攀升至近2萬美元，一年後跌價，剩不到五分之一。[30]這是一連串小型泡沫中的最新事件；比特幣自2009年問世以來，已上演多次價格上漲後崩盤的戲碼（2019年年中，開始再次走揚）。

就好像傳染病疫情逐漸由村落展開，一路蔓延至鄉鎮，最後到達城市，每一次比特幣泡沫，都涉及一大批可能受到金融泡沫波及的族群。最初，一小批早期投資者進場；他們了解比特幣技術，並相信其潛在價值。接著，更大範圍的投資者進場，挹注更多資金，提升價格。最終，比特幣打入大眾市場，攻占報紙頭版和大眾運輸的廣告。每一次比特幣泡沫高峰之間的時間差，代表不同族群之間，投資概念並未有效傳播。如果那些可能受到金融泡沫波及的風險族群彼此緊密連結，那麼每一次金融危機傳播時，大致上會同時達到高峰，而不會是先後出現一次次小型爆發。

羅德里格指出，泡沫的主要成長階段會發生巨大變化。可用金額增加，平均認知判斷能力卻降低。他表示：「固定『投資者』賺取『紙上富貴』，人心變得貪婪，市場交易愈來愈熱絡。」[31]美國經濟學家查爾斯・金德伯格（Charles Kindleberger）於1978年出版指標性著作《瘋狂、恐慌與崩盤》（*Manias, Panics, and Crashes*）[32]，共同執筆者還有羅伯特・艾利柏（Robert Aliber）。兩人強調在這一段泡沫期中「社會傳染」（social contagion）的角色：「要讓一個人對自己的財富與判斷力感到焦慮，最快的辦法就是看到朋友變得有錢。」〔33〕投資者渴望自己有跟上成長趨勢的腳步，外界即使對金融泡沫示警，也可能因為這樣的渴望，警告效果適得其反。在1840年代英國鐵道熱時期，《泰晤士報》（The Times）等報紙認為，鐵路投資成長過快，其他經濟面可能置於險境，但這一番見解反而變相鼓勵投資客。投資客認為投資示警是鐵路公司股價將繼續上漲的證據。〔34〕

在泡沫的後期，恐懼與狂熱的散播方式沒有什麼不同。2008年金融海嘯時，抵押貸款泡沫的第一波漣漪，早在2006年4月就已盪開，這時候美國房價來到高點〔35〕，使人們認為抵押投資的風險高於先前的想像，這種想法之後蔓延整個業界，最終使整個銀行界崩盤。雷曼兄弟於2008年9月15日垮台，在此差不多一週前，我才剛結束金絲雀碼頭那一帶的實習生涯。和LTCM公司不同的是，這次可沒有救世主降臨。雷曼兄弟垮台引爆恐懼心理，憂心世界金融體系行將崩潰。歐美為了撐起業界，各國政府和中央銀行挹注逾14兆美元的財政支援。大手筆干預，反映的是數十年來各家銀行的增資幅度。在1880年代至1960年代間，英國銀行界資產通常約為全英經濟規模的一半。到了2008年，規模成長了5倍以上。〔36〕

我當時還未意識到這一點，但隨著我轉換跑道，離開金融業，到倫敦的另一區從事流行病學工作時，兩項專業領域結合在一起。在倫敦針線街（Threadneedle Street）上，英格蘭銀行（Bank of England）正努力遏抑雷曼兄弟倒閉帶來的不良

影響。〔37〕〔38〕比以往更顯而易見的是，許多人高估金融網絡的穩定性。民眾原本多半認為金融網絡體系穩固，具有復原力，而這樣的認知已不復存在。「金融傳染」的嚴重性，遠遠超出民眾過去的認知。

這一塊正是疾病研究人員能介入的地方。早在2006年美聯儲會議上，梅便著手與其他科學家討論這個問題。其中一位是牛津大學的同僚尼姆·艾爾倫門帕西（Nim Arinaminpathy）。艾爾倫門帕西博士憶及過往，表示在2007年之前，不太有人會全面研究金融體系。他表示：「從前人們有很大的信心，認為龐大、複雜的金融體系會自我糾錯。我們不需要知道體系的運作方式，反而該關注個別機構。」〔39〕不幸的是，2008年的金融危機將這種價值觀的弱點暴露在陽光下，而當初確定有更好的解決方法嗎？

1990年代晚期，梅曾擔任英國政府的首席科學家。這份工作近水樓台，讓他認識了日後當上英格蘭銀行行長的默文·金（Mervyn King）。2008年，金融危機席捲而來，梅建議他們更詳加研究金融傳染。如果銀行遭受衝擊，會如何全面遍及金融體系？梅的團隊在解決這個問題上，處於很好的利基點。過去數十年來，他們從麻疹一路研究到人類免疫缺乏病毒（HIV），想了解各式各樣的傳染病，從而制訂能引導疾管方案的新方法。相關想法最終使各國中央銀行一舉改革金融傳染危機的應對方法。但是，要了解這些方法的機制，首先必須從基本面下手——我們如何釐清一場感染（或危機）是否會傳播？

• • •

1920年代，克馬克和麥肯德立克發表流行病學理論的研究後，流行病學領域開始大轉彎，往數學分析靠攏。儘管持續研究疫情分析，但內容更抽象和技術化。阿福列德・羅卡（Alfred Lotka）等研究人員發表一篇篇論文，篇幅長，內容複雜，其研究成果使流行病學領域的分析，能脫離真實世界的疫情。他們找到方法，能探討假設性的疫情，並納入隨機事件、複雜傳播過程和多族群作為分析項目。電腦問世後，則有助於推動相關技術的發展；從前人工難以執行的分析模型，現在已經能用電腦模擬。[40]

然後研究進度卡住了。阻礙的緣由在於1957年由英國數學家諾曼・貝利（Norman Bailey）編寫的一本教科書。這本著作延續前幾年的主題，幾乎是全理論書，極少引用真實數據。書中對流行病理論有一番精采的探討，這一點固然吸引年輕研究者踏入流行病學的領域，但有個問題是：貝利刪掉一項重要概念，這概念最後成為疫情分析中的一大核心。[41]

概念的最初提倡者是喬治・麥克唐納（George MacDonald）。麥克唐納研究瘧疾，工作地點主要在倫敦衛生與熱帶醫學學院（London School of Hygiene & Tropical Medicine）的羅斯研究所（Ross Institute）。1950年代早期，麥克唐納改進羅斯的蚊子模型，新的模型能納入蚊子生命週期和攝食率等項目的真實數據。麥克唐納依據實際情況修訂模型，藉此找出傳播過程中，最容易受

到防蚊措施影響的環節。羅斯先前的研究重心是生活在水中的蚊子幼蟲，而麥克唐納發現要解決瘧疾問題，宜鎖定成年蚊子——牠們是傳播鏈中連結力最脆弱的一環。[42]

1955年，世界衛生組織首次以根除疾病為目標發表計畫。世衛受到麥克唐納研究的啟發，選擇瘧疾為根除對象。根除，意思就是全球性去除所有傳染，這番宣言最後證明事與願違：一些蚊子開始對農藥形成抗藥性，某些地區的防蚊措施成效就是較其他地區差。到頭來，世衛又改攻天花，並於1980年撲滅天花。[43]

麥克唐納以成年蚊子為目標的想法，先前曾是一篇重大研究，但這不是貝利在教科書中刪除的想法。那個真正有開創性的想法，麥克唐納放在論文附錄[44]，他針對感染，幾乎是事後提出了一種新思維。麥克唐納建議：與其檢視關鍵的蚊子密度，不如思考一個有感染力的人來到群體後的發展情況，接下來會有多少人受到感染？

二十年後，數學家克勞斯‧迪茲（Klaus Dietz）終於有眼識泰山，採用了麥克唐納於附錄提出的概念。迪茲因此得以將流行病理論帶出數學領域，套入更廣泛的公衛界。迪茲歸納了一個量化概念，即後來人們所知的「再生數」（reproduction number），簡稱「R值」。R值代表的是一名一般感染者預計會傳染多少人。

相對於克馬克和麥肯德立克使用的比率和閾值，R值能以更直觀、通盤的方式來評估傳染情形。R值的探討方向很單

純：一名感染者會傳染給多少人？從槍枝暴力到網路迷因梗圖
——R值能用於分析各類有傳染力的現象；這部分將於後續章
節探討。

R值格外實用之處在於：能透露是否引起大規模爆發。如
果R值小於1，則每位感染者所傳染的人數將平均少於1。因
此，我們能預測感染數會隨時間遞減。然而，如果R值大於1，
則平均來說感染程度將上升，因此有可能產生大流行。

一些疾病的R值相對較低。大規模流感的R值通常為1至2
左右；2013至2016年間，西非伊波拉疫情早期R值也處於相近
區間。平均而言，每名伊波拉病毒確診個案，會將病毒傳染給
另外2個人。有的傳染病可能更容易傳播。2003年初於亞洲爆
發的SARS病毒R值為2至3。天花是至今唯一根絕的人類傳染
病，在全員皆有染疫風險的群體中，其R值為4至6。水痘的R
值稍高，在每個人都可能受感染的環境中，約為6至8。然而與
麻疹相比，以上數字還是小巫見大巫。在所有住戶均具感染風
險的社區中，單單一名麻疹患者就能平均傳染給20人。〔45〕這
多半要歸咎於麻疹病毒陰魂不散的感染力：如果你患有麻疹，
又在房間裡打噴嚏，麻疹病毒會在房間內飄散數小時。〔46〕

除了測量來自單一感染者的傳播，R值還能提供流行病傳
播速度的線索。回想一下金字塔式騙局中，人數如何隨各階段
增加。R值能幫我們針對疫情發展以此類推。如果R值為2，
則零號感染者將平均傳染給2個人。這2個人平均又會各傳染
2個人，依此類推，不斷翻倍後，到疫情傳播的第五代，預計

會有32名新個案,第十代則平均將有1,024名確診者。

由於疫情最初往往為指數性增長,因此R值產生微小變化,會對幾代之後的個案產生莫大影響。我們剛剛看到R值為2時,預期疫情感染到第五代會產生32名新個案。如果R值改為3,那麼第五代時產生的新個案為243。

R值廣為採納的原因之一,是可以根據真實數據進行估算。從HIV到伊波拉病毒,R值能夠量化和比較不同疾病的傳播。R值獲得廣泛採用,多數歸功於梅和他的長期合作夥伴羅伊·安德森(Roy Anderson)。1970年代晚期,梅和安德森將流行病學研究拓展至新的受眾。由於兩人都有生態學專業,能比從前的數學家提出更多實務上的觀察。同時兩人也關注數據,探討模型如何適用於真實情況。當時,羅斯研究所的保羅·菲恩(Paul Fine)和賈桂琳·克拉克森(Jacqueline Clarkson)以再生數分析麻疹流行病資料[47],提出論文草稿,梅於1980年檢視後,與安德森兩人了解到該研究的潛力,很快將這概念應用到其他問題,並鼓勵其他人加入。

團隊很快就發現,再生數可能隨族群不同有著很大的差別。例如,如果麻疹等疾病侵襲了免疫力有限的社區,便能感染很多人,但是在疫苗接種率高的國家,很少看到疫情。當族群中每個人都有感染風險時,麻疹的R值可能為20,但在疫苗接種率高的族群中,每一感染者的傳染人數平均不到1例。換句話說,在這些情境中,R值小於1。

因此,我們能使用再生數釐清所需接種數,以控制感染。

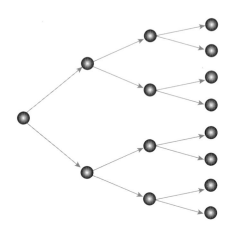

疫情傳播示例：以1名個案感染其他2人為例（圓形為感染者，箭頭為傳染途徑）。

假設一個群體，全員都有受感染的風險，R值為5（如天花），但我們之後為每5人中的4人接種疫苗。在疫苗接種之前，預計一般感染者其中1人會感染另外5個人。如果疫苗100％有效，現在這些人之中，平均有4位會免疫。因此，預計每名感染者只會再另外傳染1人。

　　如果為超過⅘的族群人口接種疫苗，則二次感染的平均人數將降至不到1。因此可預計感染人數會隨時間減少，進而使疾病得到控制。我們能以此類推，為其他感染制訂疫苗接種目標。在全員均有感染風險的族群中，如果R值為10，則每10個人中需要至少9人接種疫苗。如果R值等於20（即麻疹的R值），每20人需要有19人（或整個族群超過95％）接種疫苗，才有防疫效果。該百分比通常稱為「群體免疫閾值」（herd

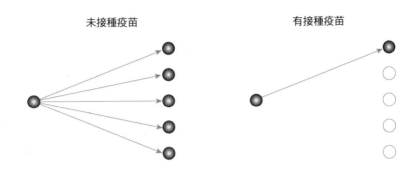

未接種疫苗　　　　　　　　有接種疫苗

在全員均有染疫風險的群體中，有八成接種疫苗的感染結果（以R值5為例）。

immunity threshold），這項概念呼應克馬克和麥肯德立克的研究：一旦有這麼多人免疫，感染就無法有效傳播。

要降低再生數，或許顯而易見的方法是減少群體的染疫風險，但這不是唯一方法。事實證明，有四大因素會影響R值，挖掘這些因素是理解傳染運作機制的關鍵。

● ● ●

1987年4月19日，英國戴安娜王妃在倫敦米杜塞斯醫院（Middlesex Hospital）新開一間治療室。在治療室，隨行媒體（甚至醫院工作人員）都對她做的一件事感到驚訝：她與病人握手。這間治療室是英國首間特別設立用來照護後天免疫缺乏症候群（AIDS）患者的單位。黛妃與病患握手一事意義非凡，因為儘管有科學證據證實AIDS不會以觸摸傳播，但當時普遍認為會接觸傳染。[48]

　　1980年代人類免疫缺乏病毒（HIV）與感染導致的AIDS蔓延開來，人們因此迫切需要了解感染如何流行。HIV／AIDS的何種特徵使傳染蔓延？戴妃到訪米杜塞斯醫院前一個月，梅和安德森發表一篇論文，分析HIV的再生數。[49]兩人注意到，R值受到許多不同因素影響。首先，R值亦取決於維持感染力的時間：有感染力的期間愈短，能傳染別人的機會愈少。一如感染的持續時間，R值亦取決於確診者有感染力時的互動人數。如果確診個案跟許多人接觸，則傳播機率會增加。最後，每次接觸時，必須假設對方可能受到感染，R值會取決於成功感染的機率。

　　因此，R值取決於四大因素：一為具有感染力的**持續時間**；二為具有傳染力的每一天，能傳染他人的平均**機會**（次數）；三為感染機率造成**傳播**的機率；最後，是該族群的平均染疫**風險**。我想簡稱為「DOTS」。以這四大因子檢視，可看出再生數的值：

$$R（再生數）＝感染期間（D）\times感染機會（O）$$
$$\times傳播機率（T）\times染疫風險（S）$$

　　將再生數分解為DOTS四大要素時，可以看到傳播的各面向如何彼此平衡。由於再生數的一些面相比其他面向更容易改變，因此DOTS分析法能協助找出最佳防疫方法。舉例來說，如果民眾能廣泛響應禁慾，可減少HIV傳播的**機會**，但對多

數人來說，這一招沒有吸引力，甚或不切實際。因此，衛生單位側重於推廣使用保險套，以減少性病傳播的機率。近年來，「暴露前預防性投藥」（PrEP）也頗有成效。PrEP是讓HIV陰性者服用抗HIV藥物，以降低受到HIV病毒感染的風險。[50]

傳播機會是受到關注的因子，而傳播機會的類型又取決於傳染病的類型。流感或天花可能在面對面交談時傳染，而HIV和淋病的主要感染途徑是性行為。DOTS各要素維持平衡意指：如果某人維持感染力的時間是2倍長，那麼就傳播而言，這相當於產生2倍的接觸者。從前天花和HIV的R值時常為5左右。[51]然而，天花的短期感染力通常較強，這代表每天一定有更高的傳播機會，或是每次有傳播機會時感染力更高，各要素才會互補。

再生數固然已成為現代疫情研究的關鍵一環，我們也必須考量感染的另一項特徵。由於R值看的是平均傳播程度，因此無法檢視疫情的一些罕見事件。1972年3月，曾發生這樣的事：當時一名塞爾維亞教師身體表現出多種異常症狀，來到貝爾格萊德當地的最大醫院。他在當地醫療中心使用青黴素治療皮疹，但隨後發生了嚴重的出血。數十名學生和工作人員於院內聚議，他們假設患者是發生奇特的抗藥反應。然而，這不是過敏。該名男教師的親兄弟也生病後，工作人員才意識到問題的本質，以及他們先前接觸的疾病來源為何。該名男子感染的是天花，貝爾格萊德疫情消退之前還出現38名個案，感染源全都可追溯到這位教師。[52]

　　儘管天花要到1980年才全球絕跡，但出現此例時歐洲早就沒有天花的蹤影，塞爾維亞自1930年以來都沒有個案。前述教師的傳染源，可能是剛自伊拉克返國的一名當地神職人員。1960年至1970年代時，歐洲有過數起類似突發病例，其中多為旅遊移動相關因素染疫。1961年，有個女孩從巴基斯坦喀拉蚩返回英格蘭的布拉德福（Bradford），身上攜帶天花病毒，不知不覺感染了10個人。1969年，在德國梅舍德（Meschede）的疫情感染源，也是曾前往喀拉蚩的訪客，這名德國電匠隨後感染17人。〔53〕然而，這些事件並不常見：多數返歐的個案並未感染他人。

　　在染疫風險族群中，天花的再生數大約是4至6。這代表預期的二次感染個案為4至6人，但仍只是平均值：實際上，個體與疫情之間會有很大的變數。儘管再生數的歸納結果有參考價值，能透露整體傳播情形，但無法由此得知疫情傳播中，有多少源自流行病學家稱為「超級傳播者」的少數人。

　　傳染病疫情有個普遍迷思，那就是各代疫情成長穩定，每個感染者都會傳給人數相當的感染者。如果單一人傳人事件形成連鎖性感染，這情形稱為「連續傳播」（propagated transmission）。然而，連續傳播的疫情，不見得會呈現再生數所反映的標準傳播模式，也就是每一代均以完全相同的數量增長。1997年，一群流行病學家提出了「20/80法則」描述疾病傳播。他們發現，HIV和瘧疾等疾病有20％的病例，會引起大約80％的個案傳播。〔54〕然而，一如多數生物學法則，「20/80法則」

也有例外。研究人員先前的研究重點為性傳播傳染病（STI）和病媒蚊感染。其他疫情並未循這種模式。2003年的SARS引起幾波大型感染，學界重燃對於超級傳播者概念的興趣。對於SARS來說，這儼然格外重要：因為SARS疫情中，20%病例導致幾乎90%的傳播。相比之下，鼠疫等疾病較無超級傳播事件，前20%的病例僅占整體傳播的50%。[55]

在其他情況下，疫情可能根本不會發生連續傳播的情形。這可能是「共同傳染源」（common source transmission）的結果，即所有個案都來自同一場所。食物中毒是一例：感染往往能追溯到特定的餐點或人。最惡名昭彰的例子是瑪麗·馬龍（Mary Mallon），通稱「傷寒瑪麗」，是無症狀的傷寒帶原者。20世紀初，紐約有幾戶聘請傷寒瑪麗擔任廚師，導致傷寒多次爆發，數人死亡。[56]

在共同傳染源的傳播事件中，個案通常會在短時間內出現。1916年5月，美國加州一間學校在午餐後幾天爆發傷寒疫情。為野餐製作冰淇淋的廚師就好比傷寒瑪麗，不知不覺中一直感染他人。

因此，我們可以將疾病傳播視為連續過程。光譜的一端，是類似傷寒瑪麗的案例：以一人之力傳染給所有個案；另一端則是規律型的傳播方式：每一位感染者的後續傳染人數都完全相同。而多數疫情發展趨勢介於這兩種極端之間。

如果說疫情有可能發生超級傳播事件，代表某些群體可能格外重要。當研究人員發現80%的HIV傳播來自20%的個案

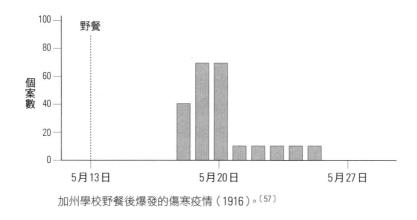

加州學校野餐後爆發的傷寒疫情（1916）。[57]

時，他們建議針對這些「核心感染群」採取管控措施。然而，管控方式要有效，必須考慮個體在人群網絡中的接觸方式，以及為何有些人的受感染機率較高。

•　•　•

史上最多產的數學家是一位學術浪人（academic nomad），名為保羅・艾狄胥（Paul Erdős）。艾狄胥的職業生涯走遍世界，帶著兩只行李箱討生活，行李箱還只裝一半，沒有信用卡或支票簿。艾狄胥如是說：「財產很麻煩。」但艾狄胥也沒有獨善其身，而是利用旅行累積龐大的研究合作人脈網絡。在咖啡和安非他命的刺激下，他會現身研究同仁的家中，宣布「我現在腦力全開」。艾狄胥於1996年去世，生前發表約1,500篇論文，合著者8,000多位。[58]

艾狄胥不只是建立人脈，也對人的關係網絡有研究興趣。

他與匈牙利數學家阿爾弗雷德‧倫伊（Alfréd Rényi）合作，針對個別「節點」隨機相連的網絡，率先找出分析法。兩人的關注焦點在於：透過任兩個節點間的一條可能路徑（而非分成不同區塊），會有多少機率將這類網絡最終全面連結。對於有傳染力的現象，這類連結的程度特別重要。假設一個人際網絡代表性伴侶關係。如果網絡全面連接，那麼理論上單一感染者可以傳染性病給其他所有人。但是如果網絡分為多區塊，則單一區塊內的人無法感染另一區塊內的人。

　　如果整個網絡中只有單一或若干路徑，也可能有所不同。如果網絡中包含由數名接觸者形成的封閉感染群，則可能增加性病傳播。〔59〕如果存在感染群，則感染會以兩種方式在整個網絡中傳播；即使其中一個社交連接中斷，仍有另外一條路徑。因此，如果網絡中有多個感染群，性病傳播爆發的可能性就更大。

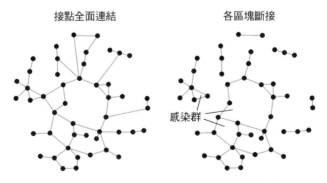

艾狄胥—倫伊感染網絡示意圖：「接點全面連結」相較於「各區塊斷接」。

　　儘管從數學角度來看，艾狄胥—倫伊感染網絡的隨機性很方便，但真實生活可能截然不同：朋友之間會群聚；研究人員會和同一團隊的共同作者合作；人通常一段期間只有一位性伴侶；另外也有這些群聚之外的社交連結。1994年，流行病學家米爾賈姆·克雷奇馬爾（Mirjam Kretzschmar）和馬丁娜·莫里斯（Martina Morris）提出模型，探討多重性伴侶者如何傳播性病。結果可能不出所料，他們發現這類性伴侶關係會在網絡中的不同區塊增加連結，因此會加速性病傳播。

　　艾狄胥—倫伊感染模型能針對真實人際網絡，找到個案如何在遠距、偶發性的條件下產生連結，但無法重現互動的群聚情形。這項盲點在1998年獲得解決，當時數學家鄧肯·華茲（Duncan Watts）與史蒂芬·斯托蓋茨（Steven Strogatz）發展出「小世界」（small-world）網絡的概念，其中多數連結於本地形成，但有若干為遠距形成。兩人發現這樣的人際網絡連結概念，適用於各式各樣的情境：電網、蠕蟲腦部的神經元、電影選角的明星演員搭檔，甚至是艾狄胥的學術合作案。〔60〕兩人的研究成果出色，隨後帶動更多研究發現。

　　小世界的概念回答了群聚與長程連結的問題，但物理學家艾伯特—拉斯洛·巴拉巴西（Albert-László Barabási）和雷卡·艾伯特（Réka Albert）注意到真實世界人際網絡中的不尋常。這兩位物理學家從電影合作案開始，一路觀察到網際網路，注意到網路中的一些節點有著大量連結，數量遠比艾狄胥—倫伊感染模型的或小世界網絡中的還多。1999年，兩人提出簡單的

機制，說明各連結的極端差異性（extreme variability）：新節點
加入網絡後，會偏好依附已很熱門的節點上。[61]這是「富者
愈富」的一種例子。

　　隔年，斯德哥爾摩大學（University of Stockholm）研究團隊
指出，瑞典的性伴侶數量似乎也遵循這一條規則：過去一年
來，絕大多數人只有1位性伴侶，但有一些人通報的性伴侶有
數十位。此後，研究人員發現從布吉納法索到英國，性生活模
式也有異曲同工之妙。[62]

　　伴侶人數的差異如此極端，會對疾病傳播造成什麼影響？
1970年代，數學家詹姆斯・約克（James Yorke）團隊注意到美
國境內淋病流行持續不退，換句話說，這似乎毫無道理。疾病
要能傳播，再生數必須大於1。這代表感染者近期該有平均2
名性伴侶，1名是傳染源，1名是傳染對象。然而，研究顯示
淋病患者的性伴侶人數平均為1.5位。[63]即使性交傳染的可
能性很高，也代表沒有足夠接觸可以產生新的傳染者。所以到
底怎麼回事？

　　如果僅以平均伴侶人數為準，會忽略一個事實，那就是
每個人的性生活都不同。這種差異非常重要：如果某人有很
多性伴侶，我們會設想他們會受到感染，並傳給他人，因此
必須考量他們在疾病傳播的雙向性。約克團隊認為，儘管平
均伴侶人數少，也能以此解釋為何可能出現淋病流行：接觸
者多的人可能對傳播造成不成比例的影響，進而使再生數超
過1。安德森與梅的後續研究中，顯示性伴侶人數的差異愈

大，所預期的再生數就愈高。

　　找出高風險者，並且找出降低風險的方法，可以早期阻斷傳染。1980年代晚期，安德森與梅提出的見解是，儘管如果所有人都隨機混合，總體感染規模將小於預期，但性病最初會在前述高風險族群中迅速傳播。[64]

　　將傳染分解成DOTS四大因子（感染期間D、感染機會O、傳播機率T、染疫風險S），並思考人際連結的結構如何影響傳播，有助我們同時評估新性病引起的風險。2008年，一位美國科學家在工作一個月後，自塞內加爾返美，回到位於科羅拉多州的家。他於返家一週後生病，症狀為頭痛、極端疲倦、軀幹長出皮疹。他的妻子並未一同出國，但不久後也產生相同症狀。之後的醫檢結果顯示，兩人皆接觸過茲卡病毒。於此之前，茲卡病毒研究側重病媒蚊的傳播，但這起個案顯示，茲卡病毒也有其他路徑：可能透過性行為傳染。[65]2015至2016年，茲卡病毒蔓延全球，產生更多起性行為傳播案例，有人甚至因而揣測這是否為新型疫病。2016年，《紐約時報》一篇社論破題問道〈茲卡病毒：千禧世代的性病？〉。[66]

　　分析茲卡病毒的DOTS因子後，我們的研究團隊估計，性行為傳播的再生數小於1，代表茲卡病毒不太可能引起性病流行。在性伴侶眾多的族群中，茲卡病毒可能引起小型爆發，但如果是沒有病媒蚊的地區，不太可能有重大傳染風險。[67]不過，其他性病傳播就不是這麼一回事了。

• • •

加拿大籍空少蓋坦・杜加斯（Gaetan Dugas）一頭棕髮，外型迷人，性生活活躍。1984年3月，他剛滿31歲沒幾週，就因為AIDS去世。杜加斯生前同性性行為對象有兩百多名。三年後，記者蘭迪・席爾茲（Randy Shilts）推出暢銷書《於是樂團繼續演奏》（*And the Band Played On*），以杜加斯為故事主角，稱為「零號病人」（patient zero）。這稱號沿用至今，形容一場疫情的首位個案。席爾茲的著作加大了外界的揣測力度，認為是杜加斯將愛滋病帶到北美洲。《紐約郵報》（*The New York Post*）稱他為「把愛滋帶給我們的男人」，《國家評論》（*National Review*）雜誌則稱他「愛滋病界的哥倫布」。

杜加斯是零號病人一說無疑引起注意，往後數十年也常重複引用，但事實證明子虛烏有。2016年，某研究團隊針對一系列患者發表HIV病毒分析報告，其中包括1970年代確診愛滋病的多位男性，以及杜加斯本人。研究團隊評估這類病毒的基因多樣性，再加上HIV的演化速度，認為HIV早已於1970年或1971年來到北美，然而，他們找不到杜加斯將HIV引入美國的證據──他只是廣大個案的一例。〔68〕

到頭來，「零號病人說」到底從何而來？原始疫調中，杜加斯實際上未列為「零（○）號病人」，而是「病患O」，其中英文字母「O」代表「Outside California」（加州外部）。1984年，美國疾病管制與預防中心（CDC）指派研究人員威廉・達羅（William

Darrow），前往洛杉磯調查同性戀男子群體死亡案。[69] CDC依據死亡通報順序，將每一位病患編號，但這些個案先前在洛杉磯案的分析中已經被重新編號。在杜加斯連結至洛杉磯群體死亡前，他只是「057號病人」。

在對個案之間的連結進行疫調時，結果顯示死因可能源於未知性病。杜加斯在個案網絡中的位置突出，並與紐約和洛杉磯多名個案有關。部分原因是杜加斯主動配合疫調，在過去三年中指認了72名性伴侶。達羅指出，這向來是疫調的目的：疫調用意是了解個案之間的連結，而不是找出最初感染源。達羅後來表示：「我從未說過他是美國的第一例。」

疫調人員並非想知道什麼就能查到什麼，兩者是有落差的。理想上，應該能掌握數據，了解個案彼此接觸的管道，以及感染源如何從中傳播，但實際疫調能獲知的資訊不是這麼一回事。標準疫調要能重新建構出感染者彼此接觸的連結。根據個案和連結的通報內容，疫調所建構的網絡看起來未必會像實際傳播路徑。有一些個案的影響力，會看起來比實際感染網絡還要突出，而有些個案的傳播可能遭忽略。

席爾茲在為自己的書做功課時，偶然瞥到CDC的疫情圖表，杜加斯吸引住他的目光。他後來回想：「研究報告的中間有個圓圈，旁邊有一個O，我一直認為是『病患O』。我到CDC的時候，他們開始談『0號病患』。我才想說『哇，那很容易記』。」[70]

在講故事的時候，如果有個明顯的反派，講起來會更容

易。歷史學家菲爾·提邁爾（Phil Tiemeyer）的考據顯示，是席爾茲的編輯麥可·迪南尼（Michael Denneny）提議讓杜加斯成為書中的反派角色，伴隨宣傳。迪南尼告訴提邁爾：「席爾茲不喜歡這個提議，我花了快一個星期才說服他。」迪南尼事後對這項提議表示後悔，他之所以這樣提議，是因為若非如此，媒體對AIDS沒有太大興趣。「如果書的內容只是指控雷根政府和醫療機構，媒體不會想翻。」〔71〕

　　討論有「超級傳播者」的疫情時，所有焦點總會放在處於疾病傳播熱區的人。這些「超級傳播者」是誰？他們為何如此與眾不同？然而，這種問題卻是失焦的。以先前所述因天花症狀而來到貝爾格萊德醫院的那名教師為例，無論是他本身或行為，本質上沒有什麼異常。他偶然染上天花，試著前往適當的地方（醫院）尋求治療，由於最初沒人懷疑是天花，導致疫情蔓延。許多傳染病疫情都是如此：往往難以預測特定個人將扮演什麼樣的角色。

　　即使能確定造成疾病傳播的情境，也不一定能帶來期望結果。2014年10月21日，正值西非伊波拉疫情高峰，一名兩歲的女孩來到馬利共和國城鎮卡伊（Kayes）的一間醫院。她的父親生前從事醫療保健工作，父親去世後，她與祖母、叔叔和姊姊跋涉1,200多公里，從鄰國幾內亞出發來到馬利。在卡伊的醫院，這名女孩的伊波拉病毒檢測呈陽性，隔天因病死亡，是馬利的第一起伊波拉死亡案例。衛生單位開始尋找疑似接觸者。在旅途中，她至少坐了一輛公車、三台計程車，互動人數

就算不到一百，起碼也數十人。她到院時已有症狀；從伊波拉病毒的傳播性質來看，她當時很有可能已經散播病毒。疫調人員最終設法追蹤了一百多名接觸者，並將其隔離，以防萬一。然而，這些人全都沒有染上伊波拉病毒。儘管前來醫院路程漫長，但女孩並沒有感染任何人。[72]

2014年至2015年，發生伊波拉超級傳播事件，我們的團隊注意到疫情的一項特徵（可惜不特別有參考價值）：最可能成為超級傳播者的個案，通常不會在現有的傳播鏈中。簡單來說，引發疫情流行的人，通常是衛生主管機關並未掌握到的。要到這些人引起新一波感染時，疫調才會掌握到他們，因此預測超級傳播者幾乎是天方夜譚。[73]

疫調工夫做足，往往能釐清一場疫情的傳染路徑，重建感染者與被感染者的接觸路線。疫調者難免會想定調疫情傳播的前因後果，揣測為何某些人的傳染力就是特別強。然而，一個感染個案能造成超級傳播，不代表同樣一群人都會是超級傳播者。兩個人的行為模式可能幾乎一樣，但從機率來看，只有一個會是傳染者，另一個不是。歷史會讓一個人背負罵名，而放過另一個人。哲學家稱這種現象為「道德運氣」（moral luck）：如果有兩起一樣的行動，其中一起沒有任何惡果，另一起導致不幸，我們會認為後者更糟糕。[74]

疫情中有些人的行為模式確實不同，但不見得是我們腦中想到的樣子。麥爾坎‧葛拉威爾（Malcolm Gladwell）所著《引爆趨勢：小改變如何引發大流行》一書[75]，描寫了1981年於

美國科羅拉多州科羅拉多泉市（Colorado Springs）爆發的淋病疫情。流行病學家約翰·帕特瑞特（John Potterat）團隊展開疫調，訪談769名個案，詢問他們最近的性行為對象。其中168人有至少2名檢出陽性的性行為對象，這代表他們比例不高，但疫情中相對重要。葛拉威爾問：「這168個人是誰？他們的生活和你、我都不一樣。他們每天晚上出去，性伴侶人數比正常標準還多得多，他們的性生活和性行為都超乎常規。」

這些人真的如此濫交又不正常嗎？倒也不能這麼說，我的見解是：研究人員發現，平均而言，這些個案所通報的性行為次數，比其他感染者還多上2.3次，這代表他們受一個人感染後，通常會傳染給1至2個人。這些個案通常是黑人、西班牙裔、年輕人，且通常和軍隊有關，幾乎有一半認識性伴侶的時間超過二個月。[76] 1970年代時，帕特瑞特開始發現，在科羅拉多泉市濫交無法充分解釋淋病爆發的原因。他說明：「對於淋病檢測結果，有個格外顯眼的差異是，如果比較當地中上等級大學畢業、性生活活躍的白人女性，以及中度性生活、中等教育背景、年齡相近的黑人女性，前者很少淋病確診。」[77] 若更仔細檢視科羅拉多泉市的數據，會顯示感染原因可能在於某些社會族群較晚接受治療，而非性行為異常活躍。

將有風險的族群貼上「特別」或「不同」的標籤，會催化「他們和我們不同」的心態，導致分化和汙名化，這反而會使防疫工作更困難。從HIV／AIDS到伊波拉病毒，責備病患（或是病患害怕遭到責備）會使許多疫情樣貌無法釐清。[78] 對疾

病的猜忌，導致當地社區對許多患者和家屬避之惟恐不及。如此一來，會降低通報意願，進而難以找到高傳染力者，致使疫情加重。

將疫情怪罪在特定族群身上，不是什麼新鮮事。16世紀時，英格蘭人相信梅毒來自法國，故有「法國天花」一說；法國人認為梅毒來自那不勒斯，因此稱它「那不勒斯病」；俄羅斯人覺得是來自波蘭的疾病；在波蘭則認為來自土耳其；在土耳其人的見解中，梅毒來自基督教。[79]

這種定見可以持續很長一段時間。1918年發生流感大流行，全球數千萬人因而死亡，我們至今稱之為「西班牙流感」。之所以如此稱呼，是因為媒體報導中，西班牙看來是歐洲受創最嚴重的國家。然而，這類報導內情並不單純。當時，西班牙並未如同德英法採取戰時新聞審查制度；德英法害怕打擊士氣，因而禁止報導新聞。因此，德英法的媒體報導受到打壓，使得西班牙案例乍看多於其他國家（西班牙媒體則將疫情歸咎於法國）[80]。

若不想冠上特定國名，可以用替代方式。2003年3月的一天週六早晨，一群專家聚集在日內瓦的WHO總部，討論亞洲新發現的傳染病。[81]在這之前，中國香港與越南已通報個案，當天早晨於法蘭克福則發現新案例。WHO想將這項傳染病的威脅通報全世界，但在這之前需要先取名字。他們希望是好記的名字，但又不會汙名化任何受到影響的國家，最後選擇的名稱是「嚴重急性呼吸道症候群」，縮寫為「SARS」。

‧ ‧ ‧

SARS最後感染八千多人，造成數百人喪生，全球許多大陸都有感染者。疫情固然於2003年6月獲得控制，但全球付出的抗疫成本高達400億美元[82]，不僅含治療費用，還包括職場管制、旅館停業以及貿易中止所造成的經濟損失。

現任英格蘭銀行首席經濟學家安迪‧霍爾丹（Andy Haldane）指出，SARS疫情可堪比擬2008年金融危機的不良影響。霍爾丹於2009年演說中表示：「兩者的相似度很驚人：都是外部事件造成打擊，恐懼瀰漫，最後支配整個體系，附帶傷害又深又廣。」[83]

霍爾丹指出，大眾通常會以下列兩種方式面對疫情：逃或藏。對於傳染病，「逃」表示為了避免傳染而離開疫區。在SARS疫情期間，由於有移動限制與其他防疫措施，這通常不是選項。[84]若衛生機關沒有找出並隔離感染者，感染者移動後可能散播病毒至更多地區。金融界也可能以逃跑作為應對方式，例如投資崩潰後，投資者可能為了停損，出清所有資產，導致跌價。

又或者，人們可能會「藏」在有傳染力的現象中，避開可能接觸感染的情境。如果這類現象是傳染病，人們可能會增加洗手頻率，或是減少社交互動。以金融界而言，銀行的藏身方式可能會是囤積資金，而非冒著風險融資予其他機構。然而，身處於疫情和身處於金融危機中不同，霍爾丹指出兩者的藏身

有重大差異。即使過程中會衍生成本，但疫情之中不接觸感染源，基本上有助於減少疾病傳播；相對而言，銀行囤積資金會加劇問題，2008年金融危機危機前發生「信貸緊縮」（credit crunch），衝擊各經濟體，就已經上演過了。

2007至2008年，信貸緊縮議題搶攻各大新聞頭條，其實早在1966年時，經濟學家就創了這個詞——那年夏天，美國銀行突然停止放貸。此前幾年有著高放款需求，各家銀行爭相融資，到頭來，銀行無法吸收足夠的存款來繼續放款，因此中止貸款。這不僅僅是銀行要求借款人提高利率的問題，而是借款人根本不借錢。銀行以前曾減少核貸，因為1950年代美國曾數次發生「信貸收緊」（credit squeeze），但有些人認為「收緊」這個詞太溫和了，無法描述1966年當時突如其來的衝擊。當時經濟學家西德尼・霍默（Sidney Homer）曾寫道：「『緊縮』就不同了，定義上感覺就很痛苦，縮到你骨頭斷掉。」[85]

2008年的金融危機，並非是霍爾丹初次思考「金融系統中的傳播」議題。[86]「我記得2004至2005年的時候，就曾經寫過這樣的想法，指出因為這類傳播事件，我們已經進入『超系統性風險』的時代。」霍爾丹的見解是，金融網絡在某些情況下可能很健全，而在另一些情況下卻非常脆弱。這在生態學已經是個成熟的概念：一個網絡的結構可能使該網絡具備足夠韌性抵抗小型衝擊，但倘若該網絡承受的壓力過大，也可能導致它承受不住，完全崩潰。以團隊合作為例：如果大多數人表現良好，較弱的成員和實力強的人有合作接觸，則可以避免犯

錯；但若多數成員表現不佳，合作時反而會拖垮實力較強的成員。霍爾丹說：「基本重點在於，所有這類整合的確降低小型崩盤的可能性，但卻會使得大型崩盤更可能發生。」

這番見解或許頗有先見之明，但並未廣為流傳。霍爾丹說：「不幸的是，等到大型崩潰發生時，才有其他人聽進去這樣的概念。」為什麼他的見解沒有開枝散葉？「當時很難找到類似這種評估全面風險的例子。」到了2008年時，情況有了轉機。雷曼兄弟垮台後，銀行業上上下下都開始思考傳染病學的概念。霍爾丹指出，這是唯一能解釋金融海嘯原委的說法。「如果不從感染傳播的角度切入，你很難講清楚為何雷曼兄弟會拖垮金融體系。」

• • •

如果要羅列什麼樣的網絡結構會加速傳播，你會發現2008年以前的銀行體系，符合清單多數特徵。先來談銀行間的連結分布。銀行間的關聯不是均質分散的，而是少數公司主導了關係網絡，埋下超級傳播的種子。2006年，研究人員與紐約聯邦儲備銀行合作，一一分析聯邦資金轉帳系統（Fedwire）。他們針對一般交易日，檢視數千間美國銀行1.3兆美元的轉帳內容，發現七成五付款集中在僅66間銀行機構。[87]

問題不僅在於個體間關係的差異性，還包括這些大型銀行如何配合網絡的其他部分。1989年，流行病學家蘇尼特拉·古璞塔（Sunetra Gupta）帶領團隊，研究感染者之間的傳染動

力學關係，研究結果說明關鍵因素是數學家所稱的「同配」（assortative）和「異配」（disassortative）。在同配網絡中，密切連結的個體主要會和其他密切連結的族群產生聯繫。因此，高風險個體間群聚後，容易快速傳播疫情，但較難以影響網絡中聯結性較小的其他族群。相對而言，異配網絡則是高風險族群多數會連結到低風險族，使感染傳播一開始較慢，之後會爬升為廣泛流行。〔88〕

當然，銀行網絡會是異配。雷曼兄弟一類的大型銀行可能因此快速造成金融傳染；當雷曼兄弟倒台時，有超過100萬個交易關係。〔89〕霍爾丹說：「衍生性金融商品與現金交易盤枝錯節，根本沒有人知道誰是誰的債主。」更糟的是，大型網絡體系中，有為數不少的小圈圈，這些小圈子又往往密而不宣，產生多條交易路線，以雷曼為頭，帶向其他公司和市場。再者，這些路線可能非常短。1990年代至2000年代間，國際金融網

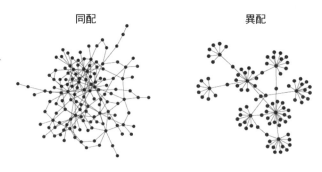

同配與異配網絡示意圖
改編自郝（Hao）等人（2011年）。

絡變成小圈圈，到了2008年時，他國若發生金融危機，每個
國家都無法獨善其身。[90]

2009年2月，華倫・巴菲特（Warren Buffett）利用他每年
會寄給股東的信件，警告說各大型銀行間「彼此依存，這樣的
網絡關係讓人感到害怕」。[91]他寫道：「想避免捲入金融危機
麻煩，和避免染上性病有異曲同工之妙。重點不只是你的性伴
侶是誰，還在於你的性行為對象還跟誰睡。」對於這樣的機構
間網絡關係，巴菲特認為，操作小心謹慎的機構也會有風險，
而且這樣的網絡關係會鼓勵不良的互動行為。面臨金融危機
時，如果政府必須出手救市，則首波待援清單，會是可能使金
融危機廣泛擴散至其他機構的單位。「我沿用剛剛的比喻：對
於大型衍生性商品自營商來說，到處和人上床有實際效用，因
為在受到衝擊的時候，能確保獲得政府補助。」

由於當時金融網絡顯然很脆弱，中央銀行和監管機構不得
不去了解2008年金融海嘯的本質。先前還有什麼因素催動危
機？在此之前，英格蘭銀行已研究過金融海嘯前的金融傳染模
型，但2008年的危機為他們的研究帶來新危機，而且是真實
上演的戲碼。霍爾丹說：「金融危機一爆發，我們就開始使用
這些模型，不只是要了解到底發生什麼事，更重要的是，要知
道我們能做什麼，防止再次發生。」

· · ·

當一家銀行將錢借給另一家銀行時，兩者之間便建立起有

形的連結：如果借方破產，貸方就會虧錢。理論上，我們能套用追蹤性病等傳染病風險的模式，來了解銀行借貸網絡，但實際上可沒這麼單純。艾爾倫門帕西博士指出，借貸網絡只是2008年金融海嘯的一道波浪。他說：「這就像是HIV病毒。性行為、共用針頭或輸血都是傳染方式，傳播途徑很多種。」而在金融領域，可能有許多不同的傳播源。「不只是借貸，還涉及共享資產和其他暴露風險。」

金融界有個概念根深蒂固，即銀行能以分散（diversification）手法來降低整體風險。透過投資各式各樣的標的，個別風險會互相緩衝，進而提高銀行的穩定性。2008年以前，多數銀行都採用這種投資法，同時也以相同手法追求同類型的資產和投資想法。銀行固然各自分散投資，但集體的投資方式幾乎大同小異。

為何投資行為異中有同？1929年華爾街股災後，迎來大蕭條時期，於此期間，經濟學家約翰·梅納德·凱因斯（John Maynard Keynes）觀察到強烈的從眾動機。凱因斯曾經寫道：「唉，一位銀行家之所以穩健，並不是因為他能預見危機、避免危機，而是當他遭到毀滅時，能以傳統的方式遭到毀滅，如此一來才沒人能真正責備他。」[92] 2008年以前，許多公司開始投資CDO等當時流行的金融商品，而這些產品遠遠超出了投資者的專業領域。信貸專家塔瓦克立指出：「銀行很樂於讓他們吃到投資的甜頭，把餅畫大。就好像玩撲克牌的時候，有個說法是如果你看不出來誰容易被唬住，那別人就能唬住你。」[93]

當多家銀行投資同一項資產時，銀行之間會產生可能的金融傳染途徑。面臨危機時，如果有銀行開始出清資產，其他持有前述投資標的的企業也會受到影響。大型銀行愈是分散投資，共同面對金融傳染的機會就愈高。多項研究發現，在金融危機期間，分散投資可能會破壞大型金融網絡的穩定性。[94]

梅和霍爾丹指出，從歷史上看，大型銀行的持有資本數量少於小型銀行。過去常有的見解是，由於大型銀行持有更多種類的投資標的，因此風險較小，不需要為意外損失提供大型緩衝方案。2008年金融危機暴露出這種觀念的盲點。大型銀行倒閉的可能性不小於小型銀行。再說，並非銀行規模愈大，就愈能支撐金融網絡的穩定性。2011年，梅和霍爾丹為文指出：「銀行倒下，重點不在還有多遠才會跌下懸崖，而在跌得多深。」[95]

• • •

雷曼兄弟倒台後兩天，英國《金融時報》（*Financial Times*）記者約翰·奧特斯（John Authers）午休時前往花旗銀行的曼哈頓分行。奧特斯想從帳戶取出一些現金。他手上的一些錢由政府存款保險支付，但有最高限額。如果花旗銀行也倒閉，他會拿不到剩下的錢；當時不是只有他在擔心這個。奧特斯寫道：「在花旗銀行，隊伍排得很長，排隊的都是穿著體面的華爾街人士，我們為相同的目的而來。」[96]行員幫奧特斯以妻子和孩子的名義開立新帳戶，以降低風險。奧特斯發現，銀行居然整個上午都在執行同樣業務。「我發現呼吸有點困難。紐約金

105

融區發生銀行擠兌。驚慌失措的是華爾街的人，他們最知道發生什麼事情。」奧特斯該不該報導這件事？考慮到危機的嚴重性，他認為這麼做只會使情況變得更糟：「《金融時報》頭版要是刊出這個，恐怕會將金融體系推向崩潰邊緣。」奧特斯的新聞同業心有戚戚焉，所以新聞沒有爆出。

　　將金融傳染比作疾病傳染，很容易幫助不懂的人理解。要在疫情期間受感染，需要接觸病原體，而金融傳染還能通過有形的暴露風險傳播，例如銀行間的貸款，或與他人投資相同的資產。流行病與金融界的區別在於，投資企業不一定要有直接的暴露風險才會「生病」。艾爾倫門帕西博士說：「有一種方法與我們處理過的任何其他網絡都不一樣，顯然健康的機構也可能倒閉。如果民眾認為銀行會倒閉，可能會試圖立即撤出全部資金，這樣一來，哪怕是財務穩健的銀行，都可能陷入困境。」同樣，當銀行對金融體系失去信心（如2007至2008年期間），通常會囤錢，而不是借出去。因此，交易員之間有謠言和臆測流通時，可能會使本來能挺過危機的公司倒閉。

　　2011年間，艾爾倫門帕西和梅兩人與英格蘭銀行的蘇吉特‧卡帕迪亞（Sujit Kapadia）合作，不僅調查透過不良貸款或共同投資形成的直接傳播，還研究了恐懼和恐慌的間接影響。他們發現，如果銀行家對金融體系失去信心時開始囤錢，可能會加劇危機：原本有足夠資本來擺脫困境的銀行，可能反而因而倒閉。當涉及大型銀行時，損失會更嚴重，原因是它們往往處於金融網絡的中間。[97]這表示監管機構不僅應注意銀行的

規模，還應考慮誰處於系統核心。著眼重點不只在於銀行「大到不能倒」，還要看銀行是否「處於中心，所以不能倒」。

流行病理論的這類見解正在落實，霍爾丹將其描述為人類思考金融傳染的「哲學變遷」（philosophical shift）。其中一大改變是：如果銀行對金融網絡很重要，那麼該讓銀行擁有更多資本，進而降低受到感染的風險。接著是最初感染的網絡連結問題。監管機構也有可能針對這些對象嗎？霍爾丹說：「這方面最難的是要面對『我們是否應該採取行動，改變網絡的結構？』這個問題。由於會以更具侵入性的方式介入商業模式，所以人們會有更多騷動。」

2011年，英格蘭銀行首席經濟學家約翰・韋克斯（John Vickers）主持的委員會提出建議，認為英國的大型銀行應針對較具風險的交易活動，展開銀行業務圈護（ring-fence）。[98]銀行的零售部門處理一般民眾的存儲業務等商業活動，而銀行業務圈護機制則防止零售部門受池魚之殃，避免不良投資的後果蔓延到零售部門。委員會建議：「銀行業務圈護機制能幫助英國零售金融（retail banking）業務不受到外部衝擊。金融體系相互聯繫的管道，以及金融傳染的傳播管道，安全性都能因此提高。」英國政府最終落實該建議，強迫銀行分散其業務。由於這項政策很難通過，因此其他地方並沒有採用。歐洲其他地區曾提出銀行業務圈護機制，但未實施。[99]

銀行業務圈護機制並非減少傳播的唯一策略。銀行在交易金融衍生性商品時，往往是銀行間「臨櫃」完成，而非透過中央

交易系統。2018年，此類交易活動的金額達近600兆美元。[100]
然而，自2009年以來，大型銀行之間已不再直接交易最大型
的衍生性商品合約。目前的做法是，大型銀行必須透過獨立運
行的中央集管單位，此舉能簡化網絡結構。

這其中當然有風險：如果中央集管單位垮掉，便可能成為
金融傳染的超級傳播者。經濟學家芭芭拉・卡蘇（Barbara Casu）
任職於倫敦卡斯商學院（Cass Business School），她表示：「由於
風險集中，如果發生重大衝擊，情況會更糟糕。中央集管單位
應該是緩衝風險，但極端情況下，反而是加劇風險。」[101]為
了避免產生這類問題，中央集管單位對於來自使用會員的緊
急資本有決定權。偏好個別與銀行交易的金融家批評中央集管
措施。[102]然而，針對金融網絡中形成的隱蔽圈子，透過消除
其中的盤根錯節，中央集管單位照理來說能減少金融傳染的機
會，且更能掌握承受風險的對象。

儘管我們現在已更加了解金融傳染，但仍有未竟之業。
艾爾倫門帕西博士指出：「這很像1970與1980年代的傳染病
模型。當時提出很多偉大的理論，有一些數據需要跟上。」大
型障礙之一是交易訊息的獲取。銀行對業務活動採保護主義，
研究人員因此難以釐清各機構連結的輪廓，特別是遇到關乎
全球規模的關係網絡。這使得評估金融傳染益發困難。科學
家研究關係網絡時，會檢視危機發生的概率，其中發現對於
借貸網絡的認知如果發生小錯，在評估整體系統風險時可能
鑄成大錯。[103]

然而，這不僅僅是交易數據的問題。如同研究關係網絡的結構，我們必須更加思考牛頓所謂「群眾的瘋狂」。我們必須思考人為何會產生信念和行為，以及這些信念和行為如何散播。這代表要將人類視為病原體。從創新想法的傳播到疾病的感染，有傳染力的擴散現象往往是一種社會過程。

1 數學家 Andrew Odlyzko 指出，最終損失可能甚至超過2萬英鎊。此外，他建議將1720年的貨幣價值乘以千倍，合理換算為當代現值。當年，牛頓在劍橋擔任教授的薪水約為每年100英鎊。出處：Odlyzko A., 'Newton's financial misadventures in the South Sea Bubble', Notes and Records, *The Royal Society*, 2018.

2 Thorp和Simons背景出處：Patterson S., The Quants (Crown Business New York, 2010). Background on LTCM from: Lowenstein R., *When Genius Failed: The Rise and Fall of Long Term Capital Management* (Random House, 2000).

3 Allen F. et al., 'The Asian Crisis and the Process of Financial Contagion', *Journal of Financial Regulation and Compliance*, 1999. Data on rise in popularity of the term 'financial contagion' from Google Ngram.

4 CDO背景出處：MacKenzie D. et al., '"The Formula That Killed Wall Street"? The Gaussian Copula and the Cultures of Modelling', 2012.

5 'Deutsche Bank appoints Sajid Javid Head of Global Credit Trading, Asia', *Deutsche Bank Media Release*, 11 October 2006; Roy S., 'Credit derivatives: Squeeze is over for EM CDOs', Euromoney, 27 July 2006; Herrmann J., 'What Thatcherite union buster Sajid Javid learned on Wall Street', *The Guardian*, 15 July 2015.

6 Derman E., 'Model Risk' *Goldman Sachs Quantitative Strategies Research Notes*, April 1996.

7 CNBC訪談（2005年7月1日）。

8 根據MacKenzie等研究者（2012）的說法：「危機並非源自一群『模型白癡』，而是一群有創造力、機靈、消息多、反應快的人，他們能言善道，會將模型充分運用於組織治理。」研究者列舉數例，說明這些人運用模型計算，確保CDO既貌似有利可圖，風險又低。

9 Tavakoli J., 'Comments on SEC Proposed Rules and Oversight of NRSROs', Letter to Securities and Exchange Commission, 13 February 2007.

10 MacKenzie D. et al., '"The Formula That Killed Wall Street"? The Gaussian Copula and the Cultures of Modelling', 2012.

11 *New Directions for Understanding Systemic Risk* (National Academies Press, Washington DC, 2007).

12 Chapple S., 'Math expert finds order in disorder, including stock market', *San Diego Union-Tribune*, 28 August 2011.

13 May R., 'Epidemiology of financial networks. Presentation at LSHTM John Snow bicentenary event, April 2013. YouTube 上有影片。

14 關於 May 對此涉獵的背景，請參考前一註解。

15 'Was tulipmania irrational?' *The Economist*, 4 October 2013.

16 Goldgar A., 'Tulip mania: the classic story of a Dutch financial bubble is mostly wrong', *The Conversation*, 12 February 2018.

17 線上語源辭典（Online Etymology Dictionary）。「bubble」的意思與出處。https://www.etymonline.com/word/bubble.

18 Frehen R.G.P. et al., 'New Evidence on the First Financial Bubble', *Journal of Financial Economics*, 2013.

19 獲得作者許可後翻印。出處：Frehen R.G.P. et al., 'New Evidence on the First Financial Bubble', *Journal of Financial Economics*, 2013.

20 Odlyzko A., 'Newton's financial misadventures in the South Sea Bubble', *Notes and Records, The Royal Society*, 2018.

21 Odlyzko A., 'Collective hallucinations and inefficient markets: The British Railway Mania of the 1840s', 2010.

22 Kindleberger C.P. et al., *Manias, Panics and Crashes: A History of Financial Crises* (Palgrave Macmillan, New York, 1978).

23 譯註：台灣別稱「老鼠會」。

24 Chow E.K., 'Why China Keeps Falling for Pyramid Schemes', The Diplomat, 5 March 2018; 'Pyramid schemes cause huge social harm in China', *The Economist*, 3 February 2018.

25 Rodrigue J-P., 'Stages of a bubble', extract from *The Geography of Transport Systems* (Routledge, New York, 2017). https://transportgeography.org/?pageid=9035.

26 Sornette D. et al., 'Financial bubbles: mechanisms and diagnostics', *Review of Behavioral Economics*, 2015.

27 Coffman K.G. et al., 'The size and growth rate of the internet', *First Monday*, October 1998.

28 Odlyzko A., 'Internet traffic growth: Sources and implications', 2000.

29 John Oliver 談加密貨幣：「你根本不是在投資，你是在賭博。」出處：*The Guardian*, 12 March 2018.

30 數據出處：https://www.coindesk.com/price/bitcoin. Price was $19,395 on 18

December 2017 and $3,220 on 16 December 2018.

31 Rodrigue J-P., 'Stages of a bubble', extract from *The Geography of Transport Systems* (Routledge, New York, 2017). https://transportgeography.org/?pageid=9035.

32 編註：《瘋狂、恐慌與崩盤》繁體中文版由樂金文化翻譯出版。

33 Kindleberger C.P. et al., *Manias, Panics and Crashes: A History of Financial Crises* (Palgrave Macmillan, New York, 1978).

34 Odlyzko A., 'Collective hallucinations and inefficient markets: The British Railway Mania of the 1840s', 2010.

35 Sandbu M., 'Ten years on: Anatomy of the global financial meltdown', *Financial Times*, 9 August 2017.

36 Alessandri P. et al., 'Banking on the State', *Bank of England Paper*, November 2009.

37 Elliott L. and Treanor J., 'The minutes that reveal how the Bank of England handled the financial crisis', *The Guardian*, 7 January 2015.

38 編註：英格蘭銀行是英國的中央銀行。

39 作者與Nim Arinaminpathy的2017年8月訪談。

40 Brauer F., 'Mathematical epidemiology: Past, present, and future', *Infectious Disease Modelling*, 2017; Bartlett M.S., 'Measles Periodicity and Community Size', *Journal of the Royal Statistical Society. Series A*, 1957.

41 Heesterbeek J.A., 'A Brief History of R0 and a Recipe for its Calculation', *Acta Biotheoretica*, 2002.

42 Smith D.L. et al., 'Ross, Macdonald, and a Theory for the Dynamics and Control of Mosquito-Transmitted Pathogens', *PLOS Pathogens*, 2012.

43 Nájera J.A. et al., 'Some Lessons for the Future from the Global Malaria Eradication Programme (1955–1969)', *PLOS Medicine*, 2011. 在1953年，曾有天花根除的防疫提案，但外界正面回應有限。

44 再生數的背景出處：Heesterbeek J.A., 'A Brief History of R0 and a Recipe for its Calculation', *Acta Biotheoretica*, 2002.

45 再生數推估值：Fraser C. et al., 'Pandemic potential of a strain of influenza A (H1N1): early findings', Science, 2009; WHO Ebola Response Team, 'Ebola Virus Disease in West Africa – The First 9 Months of the Epidemic and Forward Projections', *NEJM*, 2014; Riley S. et al., 'Transmission dynamics of

the etiological agent of SARS in Hong Kong', *Science*, 2003; Gani R. and Leach S., 'Transmission potential of smallpox in contemporary populations', *Nature*, 2001; Anderson R.M. and May R.M., *Infectious Diseases of Humans: Dynamics and Control* (Oxford University Press, Oxford, 1992); Guerra F.M. et al., 'The basic reproduction number (R0) of measles: a systematic review', *The Lancet*, 2017.

46 Centers for Disease Control and Prevention, 'Transmission of Measles', 2017. https://www.cdc.gov/measles/transmission/html.

47 Fine P.E.M. and Clarkson J.A., 'Measles in England and Wales --I: An Analysis of Factors Underlying Seasonal Patterns', *International Journal of Epidemiology*, 1982.

48 'How Princess Diana changed attitudes to AIDS', BBC News Online, 5 April 2017.

49 May R.M. and Anderson R.M., 'Transmission dynamics of HIV infection', *Nature*, 1987.

50 Eakle R. et al., 'Pre-exposure prophylaxis (PrEP) in an era of stalled HIV prevention: Can it change the game?', *Retrovirology*, 2018.

51 Anderson R.M. and May R.M., *Infectious Diseases of Humans: Dynamics and Control* (Oxford University Press, Oxford, 1992).

52 Fenner F. et al., 'Smallpox and its Eradication', World Health Organization, 1988.

53 Wehrle P.F. et al., 'An Airborne Outbreak of Smallpox in a German Hospital and its Significance with Respect to Other Recent Outbreaks in Europe', *Bulletin of the World Health Organization*, 1970.

54 Woolhouse M.E.J. et al., 'Heterogeneities in the transmission of infectious agents: Implications for the design of control programs', *PNAS*, 1997.
觀念來自早期19世紀時，經濟學家Vilfredo Pareto的觀察；Pareto發現20%的義大利人擁有全國土地的80%。

55 Lloyd-Smith J.O. et al., 'Superspreading and the effect of individual variation on disease emergence', *Nature*, 2005.

56 Worobey M. et al., '1970s and "Patient 0" HIV-1 genomes illuminate early HIV/ aids history in North America', *Nature*, 2016.

57 Bollobas B., 'To Prove and Conjecture: Paul Erd　s and His Mathematics',

American Mathematical Monthly, 1998.

58 Cumming J.G., 'An epidemic resulting from the contamination of ice cream by a typhoid carrier', *Journal of the American Medical Association*, 1917.

59 Potterat J.J., et al., 'Sexual network structure as an indicator of epidemic phase', *Sexually Transmitted Infections*, 2002.

60 Watts D.J. and Strogatz S.H., 'Collective dynamics of "small-world" networks', *Nature*, 1998.

61 Barabási A.L. and Albert R., 'Emergence of Scaling in Random Networks', *Science*, 1999.

   1970年代，物理學家Derek de Solla Price分析學術出版品時，有過類似想法。他認為「偏好依附原則」（preferential attachment）可以解釋引用次數的極端差異性：如果有篇論文已經廣獲引用，則後續引用次數將可能更多。出處：Price D.D.S., 'A General Theory of Bibliometric and Other Cumulative Advantage Processes', *Journal of the American Society for Information Science*, 1976.

62 Liljeros F. et al., 'The web of human sexual contacts', Nature, 2001; de Blasio B. et al., 'Preferential attachment in sexual networks', *PNAS*, 2007.

63 Yorke J.A. et al., 'Dynamics and control of the transmission of gonorrhea', *Sexually Transmitted Diseases*, 1978.

64 May R.M. and Anderson R.M., 'The Transmission Dynamics of Human Immunodeficiency Virus (hiv)', *Philosophical Transactions of the Royal Society B*, 1988.

65 Foy B.D. et al., 'Probable Non–Vector-borne Transmission of Zika Virus, Colorado, USA', *Emerging Infectious Diseases*, 2011.

66 Counotte M.J. et al., 'Sexual transmission of Zika virus and other flaviviruses: A living systematic review', *PLOS Medicine*, 2018; Folkers K.M., 'Zika: The Millennials' S.T.D.?', *New York Times*, 20 August 2016.

67 其他研究各自取得相同結論。出處：Yakob L. et al., 'Low risk of a sexually-transmitted Zika virus outbreak', *The Lancet Infectious Diseases*, 2016; Althaus C.L. and Low N., 'How Relevant Is Sexual Transmission of Zika Virus?' *PLOS Medicine*, 2016.

68 HIV／AIDS早期傳播的背景出處：Worobey et al. '1970s and "Patient 0" HIV-1 genomes illuminate early HIV/aids history in North America', *Nature*, 2016.; McKay R.A., '"Patient Zero": The Absence of a Patient's View of the Early

North American AIDS Epidemic', *Bulletin of the History of Medicine*, 2014.

69 這是在CDC於1992年更名為「Centers for Disease Control and Prevention」（疾病管制與預防中心）之前。

70 McKay R.A. "Patient Zero": The Absence of a Patient's View of the Early North American AIDS Epidemic. Bull Hist Med, 2014.

71 Sapatkin D., 'aids: The truth about Patient Zero', *The Philadelphia Inquirer*, 6 May 2013.

72 WHO. Mali case, 'Ebola imported from Guinea: Ebola situation assessment', 10 November 2014.

73 Robert A. et al., 'Determinants of transmission risk during the late stage of the West African Ebola epidemic', *American Journal of Epidemiology*, 2019.

74 Nagel T., 'Moral Luck', 1979.

75 編註：《引爆趨勢》繁體中文版由時報文化翻譯發行。

76 Potterat J.J. et al., 'Gonorrhoea as a Social Disease', *Sexually Transmitted Diseases*, 1985.

77 Potterat J.J., *Seeking The Positives: A Life Spent on the Cutting Edge of Public Health* (Createspace, 2015).

78 Kilikpo Jarwolo J.L., 'The Hurt – and Danger – of Ebola Stigma', ActionAid, 2015.

79 Frith J., 'Syphilis – Its Early History and Treatment until Penicillin and the Debate on its Origins', *Journal of Military and Veterans' Health,* 2012.

80 Badcock J., 'Pepe's story: How I survived Spanish flu', BBC News Online, 21 May 2018.

81 Enserink M., 'War Stories', *Science*, 15 March 2013.

82 Lee J-W. and McKibbin W.J., 'Estimating the global economic costs of SARS', from *Learning from SARS: Preparing for the Next Disease Outbreak: Workshop Summary* (National Academies Press, 2004).

83 Haldane A., 'Rethinking the Financial Network', Bank of England, 28 April 2009.

84 Crampton T., 'Battling the spread of SARS, Asian nations escalate travel restrictions', New York Times, 12 April 2003.
雖然疫情期間會制訂移動限令，但其防疫效果可能不如找出個案，並匡列接觸者。實際上WHO不建議於此期間採取移動限令：'World Health Organization. Summary of WHO measures related to international travel', WHO, 24 June 2003.

85 Owens R.E. and Schreft S.L., 'Identifying Credit Crunches', *Contemporary Economic Policy*, 1995.

86 背景和引言來自作者與 Andy Haldane 的 2018 年 7 月訪談。

87 Soramäki K. et al., 'The topology of interbank payment flows', *Federal Reserve Bank of New York Staff Report*, 2006.

88 Gupta S. et al., 'Networks of sexual contacts: implications for the pattern of spread of HIV', AIDS, 1989.

89 Haldane A. and May R.M., 'The birds and the bees, and the big banks', *Financial Times*, 20 February 2011.

90 Haldane A., 'Rethinking the Financial Network', Bank of England, 28 April 2009.

91 Buffett W., Letter to the Shareholders of Berkshire Hathaway Inc., 27 February 2009.

92 Keynes J.M., 'The Consequences to the Banks of the Collapse of Money Values', 1931 (from *Essays in Persuasion*).

93 Tavakoli J., Comments on SEC Proposed Rules and Oversight of NRSROs. Letter to Securities and Exchange Commission, 13 February 2007.

94 Arinaminpathy N. et al., 'Size and complexity in model financial systems', PNAS, 2012; Caccioli F. et al., 'Stability analysis of financial contagion due to overlapping portfolios', *Journal of Banking & Finance*, 2014; Bardoscia M. et al., 'Pathways towards instability in financial networks', *Nature Communications*, 2017.

95 Haldane A. and May R.M., 'The birds and the bees, and the big banks', *Financial Times*, 20 February 2011.

96 Authers J., 'In a crisis, sometimes you don't tell the whole story' *Financial Times*, 8 September 2018.

97 Arinaminpathy N. et al., 'Size and complexity in model financial systems', *PNAS*, 2012.

98 Independent Commission on Banking. Final Report Recommendations, September 2011.

99 Withers I., 'EU banks spared ringfencing rules imposed on British lenders', *The Telegraph*, 24 October 2017.

100 Bank for International Settlements. Statistical release: 'OTC derivatives

statistics at end-June 2018', 31 October 2018.

101 作者與 Barbara Casu 的 2018 年 9 月訪談。

102 Jenkins P., 'How much of a systemic risk is clearing?' *Financial Times*, 8 January 2018.

103 Battiston S. et al., 'The price of complexity in financial networks', PNAS, 2016.

3 | 社會傳染「友」關係

The measure of friendship

　　賭注很簡單：假使物理學家約翰‧艾利斯（John Ellis）射飛鏢輸了，他的下一篇科學論文，就必須有「企鵝」（penguin）這個字眼。當時是 1977 年，艾利斯和同事在酒吧打賭。酒吧位置靠近歐洲核子研究組織（CERN）量子物理研究室，就在日內瓦外圍不遠處。打賭對象是物理學家梅麗莎‧富蘭克林（Melissa Franklin），當時身分為訪問學生。飛鏢還沒比完，富蘭克林有事要先離開，但有另一位研究員接續賭局，最後抱走勝利。艾利斯說[1]：「不過，我覺得有義務兌現賭注。」

　　如此一來，就得傷腦筋如何讓一篇物理論文塞入「企鵝」這個字眼。當時，艾利斯正在撰寫手稿，研究「底夸克」（bottom quark）這種新型的次原子粒子如何作用。他繪出一張由箭頭和圈圈組成的圖，顯示粒子如何從一種狀態變成另一種狀態。這種研究工具叫「費曼圖」（Feynman diagram），是 1948 年由物理學家理查‧費曼（Richard Feynman）提出，後來廣獲其他物理學家青睞。費曼圖為艾利斯提供他所需要的靈感，他回憶道：「一天晚上，我結束 CERN 的工作，回到公寓的途中，先去找

住在梅蘭（Meyrin）的朋友。在那裡，我抽了一些非法的成癮物質[2]。之後我回到公寓，繼續和論文奮戰，我突然覺得那些費曼圖看起來像企鵝。」

艾利斯的想法隨後受到歡迎。論文發表後，他的「企鵝圖」獲其他物理學家引用達數千次。哪怕如此，企鵝的流傳程度遠比不上構成圖形基礎的數據。1948年費曼圖問世，流行速度之快，改變了物理界。費曼圖引爆流行的原因之一，是美國紐澤西州的普林斯頓高等研究院（IAS），所長J·羅伯特·歐本海默（J. Robert Oppenheimer）先前曾領導美國研發原子彈。歐本海默稱這間研究所為「知識份子的旅館」（intellectual hotel），他帶來一群初級研究人員，在職期間為兩年。[3]歐本海默希望引進來自全球的想法，年輕人才匯聚。歐本海默說：「傳遞訊息的最佳方式，就是將訊息『打包』在一個人的身上，由這個人去傳遞。」

科學觀念的傳播，啟迪了研究概念如何傳播的最早期研究者。1960年代早期，美國數學家威廉·柯夫曼（William Goffman）認為，科學家之間的訊息傳遞非常像流行病的傳播。[4]瘧疾透過病媒蚊在人與人之間傳播，與科學研究透過學術論文在科學家之間傳播，有著異曲同工之妙。從達爾文演化論、牛頓運動定律，一路到佛洛伊德的心理分析學派運動，新概念流行前，已經傳到先接觸該概念，且「可能受到傳染」的科學家。

不過，並非所有人都容易受到費曼圖吸引。抱持懷疑論的其中一人，是任職於莫斯科物理問題研究所（Moscow Institute for Physical Problems）的列夫・蘭道（Lev Landau）。這名備受推崇的物理學家，很清楚知道自己對他人的好惡；外界知道他有一張清單，打好了對同儕研究者的分數：蘭道使用分數隨號次遞減的量表，分數由0分至5分，0分代表最偉大的物理學家，由牛頓獨領風騷，5分代表「庸俗」。蘭道為自己打的分數是2.5分；1962年他獲頒諾貝爾獎後，將分數提高至2分。[5]

　　蘭道雖然將費曼列為1分俱樂部的成員，但本身並不欣賞費曼圖，認為費曼圖會和更重要的研究問題脫鉤。蘭道在莫斯科物理問題研究所舉辦一週一場的熱門研討會，講者曾有兩次想要秀出費曼圖，而兩次都在演講結束前被趕下台。一名博士生說，自己想站在費曼這位巨人的肩膀上，蘭道批他是「跟風」。蘭道雖然自己總算也在1954年的一篇論文中採用費曼圖，但將棘手的分析交給手下兩名學生。他對同事坦言：「這是我頭一個無法親自計算的研究內容。」[6]

　　對於費曼圖的流傳，蘭道一類的人發揮什麼影響？2005年，物理學家路易・貝登古特（Luís Bettencourt）、大衛・凱瑟（David Kaiser）以及兩人的團隊決定一探究竟。[7]在費曼圖發表後數年，凱瑟收集了世界各國的學術期刊，逐頁檢視有引用費曼圖的研究，並計算各時期採用費曼圖的作者人數。當團隊繪出數據時，套用費曼圖的作者人數呈現了S形狀的採用曲線：先是爆炸性成長，而後趨於平緩。

　　下一步是量化概念的傳播程度。儘管費曼圖來自美國，傳到日本後快速流傳；在蘇聯的成長曲線較為呆滯，接受速度低

於美日。這一點符合歷史發展：因為戰後日本大學拓展快速，粒子物理學界頗有規模。相對來說，隨著冷戰興起，加上藍道等研究者抱持懷疑心態，遏制了費曼圖概念於蘇聯的發展。

貝登古特團隊利用手上可得的數據，同時估算費曼圖的再生數（R）：也就是採納費曼圖的物理學家中，有幾位最後繼續將概念傳遞下去？團隊研究結果顯示多項意義：概念是具有高度流傳性的。在美國，初期R值約為15，在日本可能高達75。貝登古特團隊此番估算，是探究一項「概念」的再生數的研究先驅，將先前模糊不清的傳染度概念數據化。

這使人納悶：為什麼費曼圖大受青睞？難道是因為這段期間內，眾物理學家互動頻率高？話不能這麼說：R值之所以高，儼然是因為人們接納概念後，已長時間持續傳播。研究人員指出：「費曼圖的傳播，與慢速傳播的疾病可堪比擬。」人們接納，「主要是因為該概念已流傳了很長一段時間，而非由於接觸率異常高。」

追蹤引用文獻不僅透露新概念的流傳情形，也能了解源頭。若是高名氣科學家主宰某一領域，那麼與其觀點相競爭的概念，其成長會受到抑制。到頭來，只有占主導地位的科學家不再是矚目焦點後，新理論才可能萌芽。據稱，德國物理學家馬克斯・普朗克（Max Planck）說過：「每辦一場葬禮，科學就往前邁進一步。」為了驗證普朗克這句名言，美國麻省理工學院（MIT）研究人員針對英年早逝的頂尖科學家，分析他們過世後的研究界樣貌。[8] 結果是：與之競爭的研究團隊日後論

文更多產，引用率也增加了，而前述「明星級」研究者的合作對象則有光芒褪去的傾向。

科學論文倒不是只和科學家有關。艾德‧凱特穆（Ed Catmull）為皮克斯（Pixar）動畫工作室共同創辦人，他認為發表作品能有效聯繫企業外部專家。[9] 凱特穆曾撰文指出：「發表作品可能會揭露一些想法，但能與學界產生交集，這種交集遠比任何我們可能曾揭露的想法更有價值。」皮克斯的企業文化中，有項特色是針對同一網絡的不同部分，打造「小世界」（small-world）聯繫管道。這項概念啟迪了皮克斯的建築設計──以大型中庭為主，其中包含能展開隨機交流的樞紐，提供人事物匯聚的可能性，如郵箱和自助餐廳。」正如凱特穆所說：「在設計上，多數建築都有若干功能，而我們的建築設計用意是要盡量促成不期而遇。」社交性建築的概念也在其他地方蔚為流行。2016年，弗朗西斯‧克里克研究所（Francis Crick Institute）於倫敦開幕，為歐洲最大間的生醫研究機構，造價6.5億英鎊，有1,200多名科學家駐點。根據其所長保羅‧納斯（Paul Nurse）的說法，建築格局的設計用意是建立「一種溫和的小型無政府狀態」，促使人際交流互動。[10]

不期而遇，有助於誘發創新，但如果企業移除過多辦公空間的邊界，則可能產生反效果。哈佛大學研究人員使用數位追蹤器監視兩大企業的員工時，發現導入開放式辦公室的格局後，面對面的互動會減少約70%。人們轉而選擇線上交流，電子郵件用量成長50%以上。辦公室開放後，減少了有意義

的互動次數，因而降低整體生產力。[11]

　　潛在接受者族群必須和傳播者有所接觸，直接也好，間接也罷，有接觸才能助長事物傳播。無論傳播的是創新概念還是傳染病，傳播機會的次數都取決於接觸的頻率。想了解有傳染力的擴散現象，就要先釐清彼此互動方式。然而，這項任務談何容易。

· · ·

　　《星期日泰晤士報》（*The Sunday Times*）發布頭條新聞：「柴契爾喊停性態度調查」。時間是 1989 年 9 月，英國政府剛阻擋了一項於國內研究性行為的提案。面對與日俱增的 HIV 感染人數，研究人員意識到性行為的重要性，而問題是沒有人真正清楚性行為的普遍程度。安妮·強生（Anne Johnson）為提議執行英國研究的研究人員之一，她隨後表示：「對於引起 HIV 流行的參數估計值，我們一無所知。我們不知道族群中有多少比例有同性性伴侶；我們不知道性伴侶的人數。」[12]

　　1980 年代中期，一群健康研究者提出以全國規模衡量性行為的想法。先導研究雖然成功，但主要調查難以開花結果。據報導，柴契爾夫人否決由政府出資，認為該研究會侵犯隱私，從而引發「不得體的臆測」。所幸，不是沒有其他路可以走。《星期日泰晤士報》刊出文章後不久，團隊獲得惠康基金會（Wellcome Trust）的獨立支持。

　　「全英性態度與生活方式調查」（NATSAL，National Survey

of Sexual Attitudes and Lifestyle）最後於1990年執行，再於2000年與2010年各調查一次。協擬研究的凱伊·威林思（Kaye Wellings）說明，數據能應用於性傳染病以外的領域：「我認為我們在撰寫提案時，就認知到這項研究會解決形形色色的問題，這些問題和公衛政策有關，先前無法獲得數據來解決。」從節育到婚姻破裂，近年來，NATSAL調查為各式各樣的社會議題提供了洞見。

話雖如此，要讓人談性生活並不容易。訪問者通常必須強調對大環境帶來的好處，來說服受訪者參與，並建立足夠的信任，使參與者誠實地回答。此外還有性用語的問題。威林思指出：「公衛語言和日常用語不盡相同，日常用語都是一堆委婉語。」威林思的回憶中，有些受訪者認不出「異性戀」（heterosexual）或「陰道的」（vaginal）等術語。「對於所有聽起來像拉丁文的名稱，或三音節以上的任何字，他們認為一整個很怪，或覺得是邪魔歪道。」

然而，NATSAL調查團隊確實有一些優勢，例如受訪者性接觸的頻率相對較低。根據NATSAL最新報告，一般廿多歲的英國人，平均每個月約發生五次性行為，每年新增性伴侶少於一位。[13]即使是性生活最活躍者，也不太可能在某年有十多位性伴侶。這代表多數受訪者會知道自己曾有幾名性伴侶，以及性關係的影響層面。將這項結論與可能傳播流感的互動（例如對話或握手）對比，我們每天面對面交流可能達數十次。

過去約莫十年間，對於評測流感等呼吸道感染的相關社交

接觸，研究界愈來愈感到興趣。其中最著名的是POLYMOD研究，有超過7千名曾有互動經驗的參加者，來自八個歐洲國家。互動形式包括握手等身體接觸，以及口頭交談。此後，研究人員於肯亞至香港等地執行類似研究，目標也愈來愈大：近來，我與劍橋大學的協同研究人員合作，展開一項公共科學計畫，以英國5萬多名志願者為對象，收集其社交行為的數據。[14]

拜這些研究所賜，我們已經知道行為的某些面向在全世界都大同小異。人會偏好和年齡相仿的人來往，而兒童的接觸者到目前是最多的。[15]在學校和家庭的互動通常涉及身體接觸，每天見面往往持續1小時以上。即便如此，各地區互動次數也可能天差地別。香港居民通常每天與大約5個人有身體接觸；英國也差不多，但在義大利，平均值是10。[16]

評測前述行為是一回事，但這類新訊息能預測流行病的形式嗎？本書一開頭談論2009年流感大流行，期間英國出現兩次疫情高峰：一次在春季，一次在秋季。要了解曲線的原因，焦點轉向學校就好。學校將孩童聚在密集的社交環境，形成了潛在的混合感染源。學校放假時，學童的日常社交接觸平均值減少約40%。從右圖可以看出，2009年兩次大流行高峰間的時間差適逢學校放假。社交次數大幅下降，足以說明夏天時為何疫情減緩；然而，學校假期這個原因無法完全解釋第二波感染。儘管第一次高峰可能起因於社交次數的變化，但第二次高峰的原因主要是群體免疫。[17]學期和假期期間感染的增減，也可能影響其他健康狀況。在許多國家，氣喘個案人數會在開

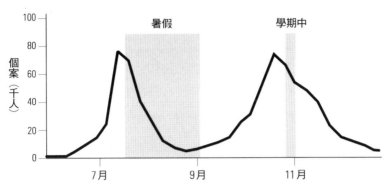

2009年英國流感大流行：傳染病動力學數據。

學時達到高峰。疫情暴發也可能在大型社區產生連鎖反應，使成人的氣喘個案劇增。[18]

　　若想要預測一個人的感染風險，光評測其接觸人數是不夠的。我們還必須考慮接觸者的接觸者，以及這群接觸者的新一批接觸者。一個乍看與他人互動不多的人，距離學校等高度傳播環境可能只有數步之遙。幾年前，我和同事針對2009年的香港流感大流行，研究疫情期間的社交接觸者與感染情況。[19]我們發現，導致大流行的原因，是兒童之間大量的社交接觸，童年後的社交接觸與感染數量則均下降。然而，到了為人父母的年紀時，風險會隨之增加。老師或家長也都很清楚，他們和孩子互動，會拉高受感染的風險。在美國，住處沒有小孩的人，通常一年中感染病毒的時間為期數週；有一個小孩的父母，其接觸感染期大約占了一年的1/3；育有兩子者，攜帶病毒的平均機會則多半更高。[20]

社交互動不僅會促進社區傳播，還能將感染傳到其他地方。2009年流感大流行初期，病毒並未在各國間直線傳播。當3月份在墨西哥爆發時，迅速到達中國等遠處，但花了更長的時間才在巴貝多（Barbados）等附近國家現身。究其原因，如果以地圖位置來定義「近」、「遠」，代表使用了錯誤的距離觀念。感染的傳播者是人，連接墨西哥和中國的主要航線（如經過倫敦的航線），數量多於往返巴貝多等地的航線。中國對烏鴉來說可能很遙遠，但對人類而言卻相對較近。事實證明，如果我們改為根據航空公司乘客流量來定義距離，則2009年流感的蔓延會更容易解釋。不僅是流感：2003年SARS於中國出現時，也遵循相同航線，在先到達泰、韓前，先是到了愛爾蘭共和國和加拿大等國。[21]

然而，2009年的流感大流行每攻陷新國家後，長距離對於疫情傳播的影響力儼然降低。在美國，這種病毒像漣漪一樣傳播，從東南方往外擴散。流感穿越美國東部大約2,000公里，耗時約三個月，時速不到1公里。平均而言，你走路可能還比流感快。[22]

要將病毒攜至新國家，雖然長途航班是重大因子，但以美國而言，境內移動主要受當地活動影響；在其他許多國家也是如此。[23]為了模擬這些當地活動，研究人員經常使用「重力模型」（gravity model）。此種模型的概念是，我們受到吸引、前往某處的關鍵，是該地的距離和人口密度，這道理很像行星。若行星尺寸與密度較大，引力也會更強。如果你住在鄉村，可

能比較常前往附近的城鎮，而不是距離較遠的都市；如果你住在城市，花在鄰鎮的時間會較少。

　　針對人際互動與活動時，這似乎是較明顯的思考方式，但歷史上人類的思維卻不是這麼一回事。1840年代中期，英國鐵路泡沫達到頂峰時，工程師假設多數運量來自大城市之間的長途旅行，可惜幾乎沒有人願意質疑這項假設。不過，在歐陸有若干研究。為了釐清人們可能的實際移動方式，比利時工程師亨利・吉雍・迪薩特（Henri-Guillaume Desart）於1846年，設計出全球第一個重力模型。迪薩特的分析顯示當地移動需求很大，英國當地的鐵道營運業者卻忽視這個見解。若非此一疏失，英國鐵路網絡可能更加高效。[24]

　　社交連結的重要性很容易遭到低估。20世紀初，羅斯和哈德森撰寫「事件發展論」的論文時，假定此理論可適用於意外、離婚和慢性疾病等項目。在他們看來，這些事情是獨立事件：這意指如果某人發生了某件事，那件事並不會影響到其他人也面臨同一件事的機率，也就說人際之間沒有傳播因子。在21世紀初，研究人員開始質疑是否真是如此。2007年，醫師尼古拉斯・克里斯塔基斯（Nicholas Christakis）和社會科學家詹姆斯・福勒（James Fowler）發表了〈32年間大型社交網絡的肥胖傳播研究〉（The Spread of Obesity in a Large Social Network over 32 Years）這篇論文，針對已長期執行，參加者主要位於美國麻州弗雷明翰（Framingham）的弗雷明漢心臟研究（Framingham Heart Study），探討參加者的健康數據。研究結果指出，肥胖不

只可能在朋友間傳播，還可能進一步產生連鎖反應，從而影響「朋友的朋友」，以及「朋友的朋友的朋友」。

針對同一網絡，克里斯塔基斯和福勒隨後檢視社會傳染的另外幾個形式，包括抽菸、幸福感、離婚與寂寞感。[25]寂寞可能透過社交接觸傳染，這論點乍聽詭異，但研究人員指的是朋友網絡的邊緣會發生的情形。「邊緣人的朋友比較少，會感到孤獨，但也使他們因此切斷剩餘的少量連結。可是在他們切斷前，會將孤獨感傳給剩下的朋友，重新展開迴圈。」

相關論文的影響力甚鉅。發表後十年，光肥胖研究就被引用超過4,000次，許多引用者將該研究視為類似特徵能傳播的證據。然而，這篇論文也遭到抨擊。在肥胖與吸菸研究發表後不久，《英國醫學期刊》（British Medical Journal）論文顯示克里斯塔基斯和福勒的分析恐怕膨脹了子虛烏有的效應。[26]數學家羅素‧里昂（Russell Lyons）寫了一篇論文，認為克、福二人犯了「基本錯誤」，他們倆人「主要的研究主張沒有根據」。[27]所以我們因此學到什麼？肥胖之類的現象真會傳給別人嗎？如果行為具有傳染性，我們如何解決？

社會傳染最有名的例子之一是打呵欠，也能說是最好研究的傳播形式。由於常見、容易發現，且甲打呵欠後，輪到乙打呵欠時，間隔得短，所以研究人員可詳細檢視哈欠的傳染現象。

已有數項研究安排好實驗室人員展開測試，分析「跟著打呵欠」的原因。對於呵欠的傳播，社交關係的本質似乎格外重要：我們愈熟識某人，不只愈可能跟著對方一起打呵欠[28]，

呵欠的傳染過程也更快，家人間彼此呵欠傳染的間隔，短於熟人間的感染間隔。如果在陌生人面前打呵欠，他人跟著打呵欠的機率小於10%；在家人附近打呵欠，對方跟進打呵欠的時間少了一半。猴子和狼等動物身上也觀察到類似現象。〔29〕然而，人不是一出生就會受到別人打呵欠的影響。儘管有時嬰幼兒會打哈欠，但似乎不是學自父母。實驗指出，直到孩子四歲左右，別人打呵欠才具有感染力。〔30〕

除了打呵欠，研究人員另外研究了其他短期行為的傳播現象，例如瘙癢、笑聲和情緒反應。這些社交反應能於極短時間內展現出來：數項實驗檢視團隊合作情形，發現團隊領袖能於數分鐘內向隊員傳達正負面的情緒。〔31〕

如果研究人員想研究打哈欠或情緒，可以利用實驗室環境，安排參加者能看到的東西，並避免可能使結果產生偏差的干擾。研究迅速傳播的事物可以這麼做，但如果要研究在一個族群中長期傳播的行為或想法，又該如何？在實驗室外的環境中，更難以研究社會傳染。這也不僅是對人類族群的挑戰。在鳥類中，大山雀長期以來以創新能力而著名。1940年代，英國生態學家指出，大山雀已經發現如何啄穿牛奶瓶的金屬鋁箔，以取食牛奶。牠們這一招傳承數十年，但尚不清楚這類創新取食方式是如何在鳥群中傳播的。〔32〕

固然已有若干研究檢視籠養動物的行為傳播模式，但研究野外族群時，卻向來難以依樣畫葫蘆。動物學家露西・阿普林（Lucy Aplin）團隊看到以創意聞名的大山雀後，便著手觀察這

些想法是如何傳播的。首先,團隊需要找個創新手法來研究大
山雀。一行人前往牛津附近的威生森林(Wytham Woods)設置
了解謎箱,裡頭放麵包蟲。如果鳥類取食,需沿特定方向移動
滑門。為了解鳥類間的互動,研究人員使用自動追蹤設備,標
記該區幾乎所有的大山雀。阿普林說:「我們可以即時知道,
鳥類個體取得資訊的時機和方式。自動化數據收集也表示我們
可以跑實驗流程,又不受干擾。」〔33〕

研究中的鳥類群聚為數個不同的次族群;針對其中5個次
族群,研究人員教導各一對鳥解謎的方法。解謎法開始快速傳
開:20天內,每4隻鳥中有3隻學會了技巧。研究團隊也安排
幾隻未經訓練的鳥作為對照組,結果發現,有一些鳥最後終於
搞清楚如何進入箱內,但是取食方法的發現與傳播則花費更久
時間。

在受訓的族群中,取食方法也順利流傳。雖然許多鳥活不
過幾年,但取食方法依舊傳承了下來。阿普林說:「即使只有
少少幾隻鳥活到新的一年,又知道怎麼取食,但其他鳥都很快
就學會牠們的技巧。」阿普林並注意到鳥類間的訊息傳遞具有
一些熟悉的特徵。〔34〕「某些通則類似疾病在人群中的傳播方
式,例如,社交能力更強的人更可能與人接觸,並採納新行為,
而對於資訊的散布,處於社群中心的人則能當『關鍵人物』或
『超級傳播者』。」

該研究也顯示,野生動物中也可能出現社會規範。實際
上,進入解謎箱的方法有兩種,但鳥兒只採用研究人員教給牠

們的解法。檢視人類時會發現，這種遵從性甚至更加普遍。阿普林說：「我們是社交學習領域的專家。相較於其他動物界，我們在人類社會中觀察到的社交學習和文化，規模都更大。」

• • •

從健康、生活風格選擇，一路到政治觀點與財富，我們往往和熟人之間有共同特徵。整體來說，其共同處有三種可能原因。一是社會傳染：你會做某項行為，或許來自於朋友對你長期的耳濡目染；又或者正好相反：因為有某種相同特徵，你才選擇和對方交朋友，即所謂同質性（homophily），也就是「物以類聚」。當然，你的行為也可能和人際連結八竿子打不著關係：你可能只是因緣際會，與他人共有相同環境，因此行為受到環境影響。社會學家馬斯‧韋伯（Max Weber）以開始下雨時，群眾開傘為例。開傘並非是因為旁邊的人，而是頭上的天氣。[35]

社會傳染也好，同質性或共有環境也罷，三大因子哪一項才是主因，恐怕很難釐清。你是因為朋友才從事某項活動，或因為你們倆都是愛好者，才開始從事？看到朋友取消跑步活動，你才取消的嗎？還是因為下雨，你們倆才同時停跑？社會學家稱這種現象為「社會折射」（reflection problem），因為一項因子可以反射另一項因子。[36]我們的友誼和行為常常息息相關，但難以證明出自行為彼此傳染。

我們需要找出一種研究方法，來確立社會傳染與其他可能因素。最紮實的方式，或許是引起擴散現象，再觀察後續發展。

要這樣做，表示要導入特定行為，並評測如何傳播，如同阿普林團隊的鳥類研究。理想情況下，我們隨機選擇不會接觸傳染病的對象作為「對照組」，將結果與之比較，以觀察疫情的影響程度。在醫學實驗中此為常見之舉，稱為「隨機對照試驗」（randomized controlled trial，簡寫為RCT）。

前述研究方法如何適用於人類？假設我們展開實驗，研究朋友間吸菸行為的傳播情況。有個方法是針對群體導入所關注的新行為：也就是隨機選擇一些人，請他們吸菸，然後觀察朋友群跟著吸菸的現象。儘管實驗透露的是社會傳染發生與否，但不用太久就能發現，這種研究方法存在重大的道德問題。我們不能指望為了更了解社會行為，就要人從事會造成傷害的活動。

與其隨機選人當受試者，要他們嘗試吸菸，我們還能透過建立的人際社交連結，觀察目前已有的吸菸行為。然而，這可能要隨機重整吸菸者的朋友圈網絡和所在地點，並記錄受試者是否會跟著他們的新朋友吞雲吐霧。這也不太行得通：畢竟誰會想要為了一項研究，整個洗牌自己的朋友圈？

相較於以人類為受試者，在設計社會實驗時，阿普林的鳥類研究工作有一些更大的優勢。人在維持類似的社交網絡時，互動關係可能為期數年或數十年，而鳥類的平均生命週期相對較短，可能每年都會形成新的互動網絡。阿普林的研究團隊還能標記當地多數鳥類，從而時時追蹤網絡。這代表研究人員能引進新的概念（即解謎研究法〔puzzle solution〕），來觀察該概

念在新網絡如何傳播。

　　若干情境中，友誼是因緣際會形成的，例如分配到中隊的新兵，或是在大學穿堂集會的學生。[37]可是在研究人員看來，這些是罕例。在多數現實生活的情境下，科學家無法為了觀察可能發展，而干預行為或友情的互動關係。反之，科學家必須嘗試從自然觀察中獲得見解。MIT社會科學家狄恩・艾克斯（Dean Eckles）表示：「很多最佳的研究方法都會用隨機分配，或是某種合理的隨機來源，但對於我們身為社會科學家和公民會相當關注的許多事情，我們無法採用隨機分配的研究方法。因此，我們會單純做觀察性研究，盡力而為。」[38]

　　流行病學的領域經常仰賴觀察分析：大體來說，研究人員無法為了了解運作方式，而故意引爆疫情，或故意使人嚴重致病。因此有些人認為，流行病學只會報告發生的事情，而非執行實驗，所以更接近新聞學，而非科學。[39]然而，這類主張卻忽略了觀察性研究在衛生領域的重大進展。

　　以吸菸為例。1950年代，研究人員開始針對過去數十年，調查為何肺癌死亡人數大量增加。[40]似乎與香菸流行有明顯關係。相較於非吸菸者，吸菸者死於肺癌的可能性是九倍。而問題在於：如何證明吸菸實際上會致癌。羅納德・費雪（Ronald Fisher）為著名的英國統計學家，也是重度菸癮的癮君子。他認為兩件事有相關性，不代表有因果關係。或許，死因不是吸菸，會不會是吸菸者與不吸菸者生活方式截然不同，才是前者致死原因之一？又或者，會不會存在著某種未確認的遺傳特質，使

人既更容易罹患肺癌，也更容易成為癮君子？對於這個問題，科學界看法分歧。費雪那一派人認為，吸菸與癌症的連結純屬巧合；另一派如英國流行病學家奧斯汀・布萊德佛德・希爾（Austin Bradford Hill）則認為吸菸正是死亡人數增加的罪魁禍首。

不用說，實驗一作下去，可能會有一翻兩瞪眼的答案，但一如先前討論，這麼做是不道德的。現代社會科學家無法為了了解吸菸習慣是否會傳播，就讓人嘗試吸菸。同理，1950年代的研究人員也無法要求人吸菸來釐清是否致癌。為了探究這個問題，流行病學家必須想個辦法，不作實驗，就能找出其中的因果關係。

・・・

1898年，羅斯整個8月都在等著發表「蚊子會傳播瘧疾」這項發現。他一方面爭取政府許可，才能在科學期刊上發表論文，一方面也害怕其他人會猛烈抨擊他的研究，並搶走功勞。羅斯如此形容：「海盜正準備上我的船。」[41]

他最害怕的海盜，是德國生物學家羅伯特・柯霍（Robert Koch）。有風聲說柯霍之前去義大利研究瘧疾，如果他設法讓人感染瘧疾，羅斯的研究可能相形見絀，畢竟羅斯研究的受試對象只有鳥類。數週後，羅斯收到萬巴德的來信，放下了心中大石。萬巴德信中說：「我聽說柯霍在義大利的蚊子研究失敗了，所以你還有機會幫英國發表。」

最後，柯霍的確也發表一系列瘧疾研究，並全面引用羅斯

的研究。柯霍特別提出成人往往早就對瘧原蟲產生免疫力，所以小孩是瘧疾疫區的感染源。對柯霍而言，瘧疾是一系列新病原體的最後一個。1870年代與1880年代，針對牛隻的炭疽病和人類的結核病，柯霍證明了幕後黑手是細菌。在此過程中，他想到一套規則（或「假設」），可用以確定特定細菌是否會致病。首先，他認為普遍有可能在染病者體內發現細菌。再來，如果健康的宿主（如實驗動物）接觸了這種細菌，也應會患上這種疾病。最後，一旦新宿主生病，應該有可能從新宿主身上取得細菌檢體，而該細菌應與最初接觸的細菌相同。〔42〕

柯霍的假設對於新興的「菌原論」（germ theory）有幫助，但很快發現有研究限制。最大的問題在於：並非所有病原體都會致病。有時感染者沒有明顯症狀。因此，研究人員需要一套更為通用的原則，釐清可能的致病原因。

希爾關注的疾病是肺癌。為了證明吸菸是致病主因，希爾團隊最後歸納數項類型的證據。後來希爾將這些證據總結為一組「觀點」，希望這些觀點可以幫助研究人員確立因果關係。希爾在清單上先是針對所提出的因與果，列出關聯強度。例如，吸菸者罹患肺癌的機率比不吸菸者高出3倍。希爾說這種模式應該是一致的，在多項研究的不同地方會有相同趨勢。接著問題就在於時序了，也就是原因是否早於結果？另一指標為肺癌是否導因於特定類型的行為（儘管這可能沒有參考價值，因為不抽菸者也可能患肺癌）。理想情況下，也有來自實驗的證據：如果人們戒菸，罹癌機率也會跟著降低。

在一些案例中，希爾表示接觸程度可能和染病風險有關。例如抽愈多菸，就愈可能因此致命。再者，也可能以相似的因果關係類比。最後，希爾認為值得去檢查吸菸這個原因在生物學上是否合理，並且符合科學界已有的認知。

希爾強調，這些洋洋灑灑的觀點並非要「證明」某件事毫無疑義。相反地，目的是協助回答一個關鍵問題：除了簡單的因果關係之外，對於我們觀察到的現象，還有更好的解釋嗎？除了提供吸菸致癌的證據外，這些方法還幫助研究人員發現了其他疾病的來源。1950年代與1960年代間，流行病學家愛麗絲·史都華（Alice Stewart）為了證明低劑量輻射可能導致白血病而收集證據。[43] 當時，孕婦固定會使用新的X射線技術，連鞋店都有X光機，購鞋者可以看到雙腳在鞋內的影像。經史都華長期奮戰後，廢止這樣的危險做法。近年來，CDC研究人員引用希爾的觀點，認為感染茲卡病毒後，會導致先天缺陷。[44]

建立前述因果關係在本質上有其難處。關於原因和解決方案，往往會引起激烈爭論。儘管如此，面對令人擔憂的證據，不確定性在所難免，史都華相信人們仍應採取行動。史都華曾說：「要穿過一座結冰的湖，重點是要善加猜出冰的厚度。技巧是正確判斷證據的可信程度，知道自己會隨新觀察而產生的壓力，去調整判斷。」[45]

• • •

克里斯塔基斯和福勒最初研究社會傳染時，原先計劃從零

開始。他們的想法是招募1,000名受試者,請他們每人各指定
5位聯絡人,再分別請每位聯絡人再指定5位聯絡人。總共必
須詳細追蹤31,000名受試者,為期多年。如此大規模的研究
會花費約3,000萬美元。[46]

　　克、福二人因此另尋他法時,為了從現有研究中更快找
到最初的1,000名受試者,聯絡了弗雷明漢心臟研究的執行團
隊。當克里斯塔基斯拜訪研究專員瑪麗安‧貝爾伍德(Marian
Bellwood)時,貝爾伍德提到他們將表單放在地下室,其中含
每位參加者的細節。為了避免與參加者失聯,研究人員先前就
請參加者在表單上列出親友同事的資料。結果,許多聯絡人也
參與研究,這代表他們的健康資訊也已記錄下來。

　　克里斯塔基斯感到驚喜。與其重新招兵買馬,不如利用弗
雷明漢心臟研究的現有受試者資源。他回想:「我在停車場打
電話給福勒,跟他說:『你一定以為我在騙你!』」但有個條件:
他們必須消化12,000個名字、50,000個地址,找出現有連結。
「我們還得辨識每個人的手寫字跡,電腦化作業需要兩年。」

　　克、福兩人原先要分析吸菸行為,後來轉變心意,認為肥
胖是研究擴散現象更好的入門項目。吸菸習慣必須靠本人揭
露,肥胖倒是能直接看出。克里斯塔基斯說:「由於我們的研
究內容很創新,所以希望從能客觀衡量的事情開始。」

　　下一步是評估肥胖是否透過人際網絡傳播,也就是探討社
會折射現象,將可能的社會傳染與同質性/共有環境等因素分
開。為了排除同質性的物以類聚效應,克、福兩人在分析中納

入時間差；如果肥胖真的會從一個人傳給朋友，那這個朋友不可能先變胖。環境因子較難排除，但檢視友情的互動方向，可處理這項問題。假設我在調查中將你列為朋友，但你沒有列我為朋友，這表示你對我的影響，大於我對你的影響。然而，如果我們倆實際上都受到某些共同環境因素的影響（例如都愛去新開的一間速食店），那麼友情的互動方向就不會影響誰變胖。克、福兩人發現證據確實如此，代表肥胖可能具有傳染性。

分析發表後，若干研究者提出尖銳的批評。異議者的論點多為兩類：一類指出應該要有更強的統計學證據：研究結果顯示肥胖有傳染性，這項結論的確定性還不如要證明新藥療效的臨床試驗；另一類批評是說，從克、福兩人使用的方法和數據來看，無法排除還有其他影響因素。理論上，是有可能想像出具有同質性的情境，以及能產生相同模式的環境。

我的見解是，這些都是合理批評，但不代表該研究沒有實用價值。針對克、福兩人早期論文的爭議，統計學家湯姆・史奈德（Tom Snijders）表示，該研究固然有侷限之處，仍有重要價值，因為他們兩人開啟先河，讓後來的科學家開始研究社會傳染現象。史奈德說：「我為克里斯塔基斯和福勒喝采，因為他們的研究既有想像力又大膽。」[47]

針對弗雷明漢心臟研究的受試族群，克、福二人發表最初的研究數據分析後，十年過去了，科學界累積了足夠的社會傳染相關證據。其他數個研究團體也已證明肥胖、抽菸和幸福感等事物都具有感染力。先前段落已討論過研究社會傳染之所以

困難，在於道德面引人詬病，但時至今日，我們更加了解哪些事物具有感染力。

知道的確有社會傳染這檔事，下一步便是擴大思考格局。證明行為會傳染，等於知道再生數大於零：平均而言，的確有傳播現象，但我們不知其程度。這項資訊當然仍有參考價值，因為它證明我們必須思考「感染」這個因子，透露出行為是會散播的，即使我們無法預測可能的影響範圍。然而，如果政府與其他單位希望處理有傳播現象的公衛議題，就必須更了解社會傳染的實際範圍，以及不同政策可能有何影響。如果朋友圈中的某人體重過重，對他人會產生多少影響？你變得更幸福，生活圈的其他人的幸福程度會增加多少呢？克里斯塔基斯和福勒承認，社會傳染的實際影響難以估算。再者，以往探討此類議題，所用數據與研究方法往往不完整，但隨著愈來愈多組新資料發表，後人能站在前人的肩膀上，從其分析發展出新方法，得以更加精確分析有感染力的現象。

研究人員也可藉由探討可能具有感染力的行為，找出「生物性」傳播與「社會性」傳播兩者的不同之處。1970年代，社會學家馬克・格蘭諾維特（Mark Granovetter）認為資訊可能透過摯友，進一步傳遍熟人。這是因為朋友間往往會有幾條共同的朋友圈，使得多數資訊重複傳播。「如果有人把一個謠言告訴所有摯友，這些朋友也把謠言傳給好友，最後很多人會同一個謠言聽到兩、三次，這是因為關係親近的人往往朋友也是同一群人。」格蘭諾維特提到點頭之交的重要性，「關係較不親

的人，傳播上反而更有力」——如果你想要獲得新資訊，最好是透過非同溫層的人，而不是你的至交。〔48〕

這類長距離的聯繫關係，已成為社交關係研究的重中之重。如同先前的探討內容，「小世界」人際網絡連結，能讓生物疫病傳染與金融傳染從一個網絡的一環，跳到另一個網絡。在某些案例中，這些聯繫關係也可能挽救生命。醫學上有個由來有已久的悖論：心臟病發作或中風時，旁邊如果圍繞著親人，往往得等更久才能接受醫治。這很可能取決於社交網絡的結構。證據顯示，關係較親的親戚看到親人輕微中風時，往往會觀望情況，此時沒有人甘冒大不韙挑戰主流意見。相反地，同事或非親戚等生活圈中「關係較不親密」的人，能提供更多元的觀點，可更快發現症狀，更迅速尋求協助。〔49〕

就算如此，如果有個人際網絡結構能增廣生物性的疾病傳播，也不代表社會性想法的傳播能有相同效果。社會學家戴蒙・森托拉（Damon Centola）以HIV為例：假使生物性傳播與社會性傳播有相同效果，則疾病防治的概念理應也會在相同朋友圈中傳得一樣廣才對，但事實不然。一定是有特定因素拖慢了資訊傳遞的腳步。

傳染病的疫情期間，疫情蔓延通常是透過一系列單一接觸。如果你受到感染，常常是來自特定個體。〔50〕一談到社交行為，情況往往沒有這麼簡單。我們之所以開始做某件事，契機可能只是看到一些人做了那件事；在這種情境下，沒有清楚的傳播路徑。由於傳播需要多接觸，這類行為稱為「複雜

傳播現象」（complex contagion）。舉例來說，克、福兩人的吸菸分析中提到，如果看到身邊的聯絡人戒菸，則受試者本身也會更有意願戒菸。研究者也發現各類行為中的複雜傳播現象不一，從運動、衛生習慣，一路到創新與政治行動主義（political activism）的採納。一方面，HIV等病原可透過單次、長距離的接觸感染，另一方面，複雜傳播現象需要多人才能傳播，因此無法突破單一連結。「小世界」人際網絡既可能散播疾病，也可能限制複雜傳播現象的擴散。

為何會有複雜傳播現象？森托拉與同事麥可·梅西（Michael Macy）提出的四大過程或能解釋。首先，加入已有現成參與者的組織，會帶來幫助。從社交網絡到抗議活動，新想法隨著愈來愈多人採用的同時，也會更具吸引力；其次，多次接觸可以產生信任感：從多來源獲得確認後，便可能更相信某項事物；第三，概念可能取決於社會合理性（social legitimacy）：了解某件事，不同於看到其他人行動（或不行動）。以火災警報為例。警報信號不僅能提醒人發生火災，大家也能因此接受逃生的決定。1968年，研究人員執行一項經典實驗。過程中，多位學生在房間寫功課，此時房間慢慢瀰漫假煙。[51] 如果學生身邊沒有人，他們通常會有反應；如果身旁是一群認真寫功課的演員，學生會繼續工作，並等其他人反應。最後，則是情感擴大（emotional amplification）的過程。在社交聚會的張力催化之下，人可能更會採納某些概念或行為：不妨想想婚禮或音樂會就知，這類場合會催化共同情感。

存在複雜的擴散現象，代表我們必須重新評估創新概念傳播的起因。森托拉認為，如果人需要多種提點（prompt）才能接納一個想法，那麼採直覺式的方法來提升流行程度，可能會效果不佳。例如，要在企業內散播創新概念，光是鼓勵組織內展開更多互動是不夠的。複雜傳播現象要能成立，互動必須以群聚的形式展開，且群聚時能允許概念獲得社會增強（social reinforcement）。人如果重複看到團隊中每位成員都在採取新行為，自己會更可能跟著採納。然而，組織的風氣不能過於排外，否則新概念只會停在小圈圈。各種互動網絡中必須要有平衡點，除了本地團隊必須充當創意的孵化器，在各團隊之間採用皮克斯的樞鈕式空間設計方式亦有好處，能將創新推向更廣大的受眾。〔52〕

過去十年來，社會傳染的科學研究已有長足發展，但仍有許多發掘空間，特別是往往很難確立某事物是否具有感染力。許多情況下，我們無法刻意改變人的行為，所以必須仰賴觀察性數據（如同克、福二人針對弗雷明漢所採取的研究方法）；話雖如此，還興起另一種研究方法。研究社會傳染時，愈來愈多人投向「自然實驗法」（natural experiment）的懷抱〔53〕；研究人員不妄加改變參與者的行為，而是等待自然發生的事件。舉例來說，假設在美國奧勒岡有個跑者因為天氣不好而停跑，他們位於加州的跑友也因此停跑，則代表社會傳染有所影響。MIT 研究人員則研究數位體適能追蹤器的數據。這種裝置包含社交網絡，能串聯使用者。MIT 研究人員發現，天氣確實

可能顯示社會傳染趨勢。然而,有些人就是比較容易突然熱衷於跑步。在為期五年的觀察中,練跑較少的人在行為上較能影響較活躍的跑者,而非後者影響前者。這背後的涵義是:在運動表現上,練跑多的人不想被練跑少的友人超車。

天氣變化等行為推力(behavioural nudge)是能實際用於研究感染,但也有其限制。雨天可能改變跑步習慣,但不太可能影響其他更基本的行為,像是婚姻大事或政治觀點。艾克斯指出,容易改變的行為和理想的行為研究項目之間,存在很大的落差:「我們最關注的行為中,很多都難以說服人去做。」

• • •

2008年11月,加州投票禁止同性婚姻,對婚姻平權支持者而言是晴天霹靂,特別是投票前民調顯示有利於平權方。各界解釋和說法開始浮現。洛杉磯LGBT中心(Los Angeles LGBT Center)所長戴夫・佛萊雪(Dave Fleischer)注意到幾項迷思甚囂塵上。其一為反同婚者仇視LGBT社群。佛萊雪反對此說法,於票選後撰文指出:「字典將『仇視』(hate)定義為抱持極端仇恨或敵意,這無法說明對我們投下反對票的多數人。」[54]

為了解為何如此多人反對同婚,隨後數年,LGBT中心展開數千場面對面訪談。拉票者善加趁此機會,傾聽投票者的心聲,這方法稱為「深入拉票」(deep canvassing)。[55]他們鼓勵投票者談論自己的人生,反思本身對於偏見的經驗。展開訪談的同時,LGBT中心發現深入拉票不只是提供資訊,似乎也逐

漸改變投票者的態度。若是如此，拉票帶來的能量自然更加強大，但是否真如此有效？

如果民眾是理性的，我們可能期望在對他們介紹新資訊時，他們能更新自己的信念。在科學研究中，這種方式稱為「貝氏推理」（Bayesian reasoning），命名由來為18世紀英國統計學家托馬斯·貝葉斯（Thomas Bayes）。推理目的為將知識視為有一定程度信心的信念。舉例來說，假設你認真考慮與某人完成終身大事，並仔細考慮婚姻關係。在這種情況下，你有非常充分的理由改變主意。然而，如果你不確定雙方感情是否穩定，經別人說服後，你更可能對走上紅毯打退堂鼓。對愛得暈頭轉向的人而言，一些看來微不足道的小事，就足以讓糾結的心產生動搖，最終破局。其他情境也是同樣道理：如果你一開始信念堅定，通常需要有力證據才能顛覆；如果一開始就搖擺不定，那麼要改變心意便不會太費事。因此，在接觸新訊息後，你的信念取決於兩件事：最初信念的強度，以及新證據的強度。〔56〕這個概念是貝氏推理的核心，也是現代統計的一大重點。

然而有人認為，人不會透過這種方式吸收資訊，特別是有違目前觀點時。2008年，政治學家布倫丹·奈罕（Brendan Nyhan）與傑森·萊佛勒（Jason Reifler）提出「逆火效應」（backfire effect）的見解，認為說服人改變想法，反而會帶來反效果。兩人為受試者提供與自己政治意識形態相左的資訊，例如「伊拉克在2003年戰爭前缺少毀滅性武器」一說，但為數不少的人儼然並未改變想法。甚至其中一些人獲知新資訊後，更堅持原

本的見解。〔57〕近幾年來,也有其他心理學研究探討了類似效應。研究人員以實驗說服受試者,為的就是要他們放下原本的某個信念。〔58〕

如果逆火效應很普遍,那麼對於為同婚等議題請命的人來說,倒不是個好兆頭。洛杉磯LGBT中心認為他們的方法可行,但需要適當評估。2013年初,佛萊雪與與哥倫比亞大學(Columbia University)政治學家唐納・格林(Donald Green)共進午餐。格林將佛萊雪介紹給加州大學洛杉磯分校(UCLA)的研究生麥可・拉庫爾(Michael LaCour)。拉庫爾同意執行科學研究,驗證深入拉票的效力。拉庫爾的實驗設計為隨機分配,並設有對照組。招募投票者參加一系列調查後,拉庫爾隨機分組;一組組員會有拉票者來訪,另一組為對照組,談論資源回收問題。

研究發展透露出人們信念的改變,但方向有一點不如所料。剛開始,拉庫爾回報的研究發現相當出色,研究顯示訪問人進行深入拉票後,受訪者對於同婚的平均支持度上升。更使人振奮的是,新想法的支持度往往沒有消退,而是維持數月。這樣的想法也具有感染力,影響到受訪者的室友。2014年12月,拉、格二人於《科學》(*Science*)期刊上發表研究結果,引起媒體廣泛關注。這儼然是一篇轟動各界的研究,證明小動作也會有大影響。〔59〕

之後,加州大學柏克萊分校(University of Berkeley)兩位研究生大衛・布羅克曼(David Broockman)和約書亞・卡拉(Joshua

Kalla）以拉庫爾的驚人分析為基礎，自己執行研究。在拉庫爾那篇《科學》論文發表後，布羅克曼原本告訴記者：「毫無疑問，這是今年最重要的一篇論文。」可是他與卡拉檢視拉庫爾的數據後，發現似乎太過乾淨，幾乎像是模擬出來的，而非收集而來。[60] 2015年5月，布、卡二人聯絡格林，表達疑慮。拉庫爾受質疑時，否定捏造數據，但卻無法提供原始檔案，格林則說自己現在才知道問題所在。幾天後，格林請《科學》撤回論文。先前問題尚不清楚細節，但很顯然拉庫爾聲稱有執行研究，屬於違心之論。這項學術醜聞令洛杉磯LGBT中心大失所望。問題爆出後，中心創辦人之一蘿拉·加德納（Laura Gardiner）說：「我們好像被飽以老拳，被往死裡打。」[61]

媒體則迅速更正先前報導，但也許記者和《科學》期刊早就應更抱持懷疑。論文撤回後，統計學家安德魯·蓋爾曼（Andrew Gelman）寫道：「令我感興趣的是，論文一再宣稱研究結果多麼出乎意料和前所未有。」蓋爾曼指出，這在心理學領域似乎是家常便飯，「人們會對一個結果一方面徹底感到意外，一方面又覺得完全合乎道理。」[62] 儘管普遍認為逆火效應是想要說服人的一大障礙，倒是有個研究宣稱逆火效應在短對話中是說得通的。

媒體極度偏好報導簡潔有力卻不符合直觀的觀點，這會鼓勵研究者發表一體適用的簡單概念，「一項簡單想法」就能解釋所有現象。在某些情況下，自以為是的專家會追求令人驚艷卻又單純的研究結論，會漸漸違背專業領域的研究方向。安東

尼奧‧葛西亞‧馬汀尼茲（Antonio García Martínez）在臉書廣告團隊服務兩年後，於著作《矽谷潑猴》（*Chaos Monkeys*）回想起這樣的現象。他提到一名資深經理人的故事，這位經理人以簡潔有力、有記憶點的見解談論社會影響，以此建立聲譽。但是他自己公司的數據科學團隊所做的研究，卻以嚴謹分析呈現不同的結果，削減了經理人見解的說服力。

實際上，很難找到有簡單的法則能一體適用所有情境。對於具有發展潛力的理論，反而必須找出反例來驗證；我們必須釐清研究限制，以及可能的例外狀況，因為即使是廣為引用的理論，也不代表如表面般牢不可摧。例如，芝加哥大學的兩名研究生湯瑪斯‧伍德（Thomas Wood）和伊森‧波特（Ethan Porter）閱讀逆火效應的概念後，著手探討它在現實生活中的普遍性。兩人撰文指出：「如果一個族群中可以觀察到逆火效應，那麼對於民主的影響是很可怕的。」〔63〕布倫丹‧奈罕與傑森‧萊佛勒的研究側重三大迷思，而伍德與波特則針對8,100名受試者測試36項觀念。他們發現，雖然很難說服人們接受自己不對，但試著糾錯，並不一定會反向加強對方的現有信念。實際上，只有一項受測的觀念驗證逆火效應，那就是關於「伊拉克境內大規模毀滅性武器」的錯誤說法。伍、波兩人的結論是：「大體上，就算本身的黨派和意識形態受到挑戰，民眾還是會注意訊息是否屬實。」

即使是奈罕與萊佛勒的原始研究，都發現逆火效應並非百發百中。2004年美國總統大選期間，民主黨員聲稱共和黨候

選人小布希（George Bush）禁止幹細胞研究，而實際上，他只是針對幹細胞研究的某些環節，限制其資金。[64]當奈、萊二人針對民主黨支持者糾正這項說法時，訊息往往遭到忽略，但並未形成逆火效應。奈罕後來指出：「逆火效應的發現之所受到大量關注，是因為太跌破大家的眼鏡了。」[65]之後，奈罕、萊佛勒、伍德與波特四人合作，深入探討這項議題，發現：「令人鼓舞的是，逆火效應似乎很少見。」舉例來說，2019年時，研究小組針對唐納・川普（Donald Trump）的競選演說提供事實查核，發現能改變民眾對於川普特定觀點的看法，但無法改變民眾對於川普本人的整體見解。[66]有些人政治理念的某些層面，就是比其他層面更難改變。奈罕說：「我們還有很多東西要學。」

檢視信念時，我們必須小心翼翼看待逆火效應。奈罕表示，逆火效應可能會與一種相關的奇特心理效應混淆，稱為「不證實偏誤」（disconfirmation bias）。[67]不證實偏誤是指相較於我們同意的見解，我們會更嚴格審查和現有信念相矛盾的論據。逆火效應指的是人們忽略了相反論點，並增強了現有的信念，而不證實偏誤意指傾向於忽略我們認為立論較弱的論點。

乍看下差別細微，但是至關重要。逆火效應如果普遍，代表我們無法說服意見相左的人改變立場。哪怕我們的論據多麼令人信服，他們只會往後退，固守原本的想法。雙方無法辯證，證據也無價值可言。相反地，如果人們符合不證實偏誤的情形，這代表理由充分的情況下，便可能改變他們的觀點。前

景因此更加樂觀；說服人可能仍具挑戰性，但值得嘗試。

其中許多重點在於我們如何構建和提出論點。2013年，英國將同性婚姻合法化。當時保守黨議員約翰‧蘭德爾（John Randall）對該法案投了反對票，而他後來後悔自己的決定。他希望還沒投票之前能和一位國會議員友人交談——這位友人投票贊成婚姻平權，令眾人跌破眼鏡。蘭德爾在2017年回憶說：「他對我說，這根本不會影響他，卻會給很多人帶來極大幸福。我很難挑出這個論點何錯之有。」[68]

即便如此，要找到有說服力的論點，存在很大的障礙。如果我們抱持某種強烈意見，依據貝氏推理，對於支持自己目前意見的論點，我們會很難分別各論點的影響。假設你對某件事物有很強的信念：任何事皆可，也許是政治立場，又或許是對某部電影的看法。如果有人提出符合你心中信念的證據，說服力弱也好，強也罷，你的意見不會有太大差異。現在，想像有人對你的信念提出反論。如果論點很弱，你不會改變觀點；但如果論點無懈可擊，那就很難說了。若從貝氏觀點切入，對於我們不同意的論點，我們通常比較能判別論點的影響。[69]

如果前段的條件要成立，那麼我們至少要願意去思考不同論點。數年前，社會心理學家馬修‧費恩伯格（Matthew Feinberg）和羅布‧威勒（Robb Willer）請人提出各種論點，論點要能說服持相反政治觀點的人。他們發現，許多人使用符合本身道德立場的論點，而不會站在欲說服對象的立場。自由主義者會試圖為平等和社會正義等價值觀請命，保守派則奉行忠

誠和尊重權威一類觀點。對此，試著找出較熟悉的項目來說服對方，或許是常見的策略，但沒有效果；當人根據對手的道德價值觀調整自己的論點時，會更加有說服力。這表示：如果您想說服保守派人士，宜側重愛國主義和群體（community）等想法，而對於自由派人士，則透過促進公平的訊息加以說服。〔70〕

要想設法找到有效論點來支持自己的立場，有的是辦法能增加成功說服的機率。首先，表達方式很重要。證據顯示，如果親自詢問，而非透過電子郵件，受訪率會高得多。〔71〕其他試驗也得出了類似的結論，試驗結果發現：面對面交談會比電話、郵件或線上訪問更具說服力。〔72〕

訊息發送的時機也可能有所不同。美國東北大學（Northeastern University）心理學家布里奧妮・施懷雅・湯普森（Briony Swire-Thompson）指出，研究界愈來愈有興趣探討「人是如何慢慢改觀的」。「就算你一度改變某人的想法，他們也不會就此深信不疑。」2017年，湯普森執行研究，詢問受試者是否相信特定迷思，如「胡蘿蔔能改善視力」或「說謊的時候，眼神會飄向特定方向」。〔73〕研究發現，他們通常可以糾正錯誤觀念，但不一定為期很久。湯普森說：「別人糾正你後，你原先的想法會減弱，但隨著時間過去，你會重新相信原本的誤解。」重複提醒似乎很重要：如果能重複提醒真相數次，而不是只糾正一次，改觀期間能維持較久。〔74〕

思考他人的道德立場、面對面互動、找出促進長期變化的方法──這些手法在在能提高說服力。巧的是，洛杉磯LGBT

中心也是以此作為深入拉票策略的一環。這又讓我們想到拉庫爾和格林那篇啟人疑竇的論文。雖然兩人的論文已於2015年撤回，但故事並沒有就此結束。最先懷疑拉、格二人研究的布羅克曼和卡拉，於隔年發表新研究〔75〕，聚焦跨性別權利，這一次他們確實收集數據。

比較了深入拉票和對照組的結果後，布、卡兩人發現，針對跨性別權利談話十分鐘，可以顯著減少偏見。拉票者是否跨性別並不要緊，投票者的意見都會產生變化。信念改變似乎也可以抵抗攻擊。數週後，研究人員對受試者展示近期政治運動中的反跨性別廣告。這些廣告最初帶起的意見是反對跨性別者，但是這種扭轉效果很快就消失了。

為了確保研究完全透明，布、卡二人公開分析背後的所有數據和代碼，為過去幾年飽受不堪目光的研究界，提供能樂觀以待的結果。方法一正確，便可能改變許多人認為是根深蒂固的態度。其中的意義在於，觀點既不一定照我們所認定的方式傳播，人也不像我們認定的那樣無法改觀。面對明顯的敵意時，嘗試新方法，儼然能有很大幫助。

1　背景出處：Shifman M., ITEP Lectures in Particle Physics, arXiv, 1995.

2　譯註：一般人所熟悉的成癮物質包括菸、酒，以及「毒品」。毒與藥有時為一線之隔，英文常以「substance」（物質）或「drug」（藥）指台灣中文使用者語境中的「毒品」。本書翻譯依原文語境，主要翻為「成癮物質」，非必要不用「毒品」一詞。

3　Pais A. J., *Robert Oppenheimer: A Life* (Oxford University Press, 2007).

4　Goffman W. and Newill V.A., 'Generalization of epidemic theory: An application to the transmission of ideas', *Nature*, 1964.

　　然而，Goffman的類比有若干限制。他特別指出，SIR模型適用於謠言傳播，但其他人則認為，該模型經過簡單微調後，結果可能截然不同。例如，在簡單的傳染病流行模型中，通常假設民眾在一段時間後即不具傳染性，這對許多疾病而言是合理推測。

　　Daryl Daley *and David Kendall, two Cambridge mathematicians, have proposed that in a rumour model, spreaders won't necessarily recover naturally; they may only stop spreading the rumour when they meet someone else who's heard the rumour. Source:* Daley D.J. and Kendall D.G., 'Epidemics and rumours', *Nature*, 1964.

5　Landau的物理學家排行榜：http://www.eoht.info/page/Landau+genius+scale.

6　Khalatnikov I.M and Sykes J.B. (eds.), *Landau*: The Physicist and the Man: Recollections of L.D. Landau (Pergamon, 2013).

7　Bettencourt L.M.A. et al., 'The power of a good idea: Quantitative modeling of the spread of ideas from epidemiological models', Physica A, 2006.

8　Azouly P. et al., 'Does Science Advance One Funeral at a Time?', *National Bureau of Economic Research working paper*, 2015.

9　Catmull E., 'How Pixar Fosters Collective Creativity', *Harvard Business Review*, September 2008.

10　Grove J., 'Francis Crick Institute: "gentle anarchy" will fire research', *THE*, 2 September 2016.

11　Bernstein E.S. and Turban S., 'The impact of the "open"workspace on human collaboration.' *Philosophical Transactions of the Royal Society B*, 2018.

12　背景和引言出處：'History of the National Survey of Sexual Attitudes and Lifestyles'. Witness Seminar held by the Wellcome Trust Centre for the History of

Medicine at UCL, London, on 14 December 2009.

13 Mercer C.H. et al., 'Changes in sexual attitudes and lifestyles in Britain through the life course and over time: findings from the National Surveys of Sexual Attitudes and Lifestyles (Natsal)', *The Lancet*, 2013.

14 http://www.bbc.co.uk/pandemic.

15 Van Hoang T. et al., 'A systematic review of social contact surveys to inform transmission models of close contact infections', *BioRxiv*, 2018.

16 Mossong J. et al., 'Social Contacts and Mixing Patterns Relevant to the Spread of Infectious Diseases', *PLOS Medicine*, 2008; Kucharski A.J. et al., 'The Contribution of Social Behaviour to the Transmission of Influenza A in a Human Population', *PLOS Pathogens*, 2014.

17 Eames K.T.D. et al., 'Measured Dynamic Social Contact Patterns Explain the Spread of H1N1v Influenza', *PLOS Computational Biology*, 2012; Eames K.T.D., 'The influence of school holiday timing on epidemic impact', *Epidemiology and Infection*, 2013; Baguelin M. et al., 'Vaccination against pandemic influenza A/ H1N1v in England: a real-time economic evaluation', Vaccine, 2010.

18 Eggo R.M. et al., 'Respiratory virus transmission dynamics determine timing of asthma exacerbation peaks: Evidence from a population-level model', *PNAS*, 2016.

19 Kucharski A.J. et al., 'The Contribution of Social Behaviour to the Transmission of Influenza A in a Human Population', *PLOS Pathogens*, 2014.

20 Byington C.L. et al., 'Community Surveillance of Respiratory Viruses Among Families in the Utah Better Identification of Germs-Longitudinal Viral Epidemiology (BIG-LoVE) Study', *Clinical Infectious Diseases*, 2015.

21 Brockmann D. and Helbing D., 'The Hidden Geometry of Complex, Network-Driven Contagion Phenomena', *Science*, 2013.

22 Gog J.R. et al., 'Spatial Transmission of 2009 Pandemic Influenza in the US', PLOS *Computational Biology*, 2014.

23 Keeling M.J. et al., 'Individual identity and movement networks for disease metapopulations', *PNAS*, 2010.

24 Odlyzko A., 'The forgotten discovery of gravity models and the inefficiency of early railway networks', 2015.

25 Christakis N.A. and Fowler J.H., 'Social contagion theory: examining dynamic social networks and human behavior', *Statistics in Medicine*, 2012.

26 Cohen-Cole E. and Fletcher J.M., 'Detecting implausible social network effects in acne, height, and headaches: longitudinal analysis', *British Medical Journal*, 2008.

27 Lyons R., 'The Spread of Evidence-Poor Medicine via Flawed Social-Network Analysis', *Statistics, Politics, and Policy*, 2011.

28 Norscia I. and Palagi E., 'Yawn Contagion and Empathy in Homo sapiens', *PLOS ONE*, 2011. Note that although it's fairly easy to set up yawn experiments, there can still be challenges with interpreting the results. See: Kapitány R. and Nielsen M., 'Are Yawns really Contagious? A Critique and Quantification of Yawn Contagion', Adaptive Human Behavior and Physiology, 2017.

29 Norscia I. et al., 'She more than he: gender bias supports the empathic nature of yawn contagion in Homo sapiens', *Royal Society Open Science*, 2016.

30 Millen A. and Anderson J.R., 'Neither infants nor toddlers catch yawns from their mothers', *Royal Society Biology Letters*, 2010.

31 Holle H. et al., 'Neural basis of contagious itch and why some people are more prone to it'. *PNAS*, 2012; Sy T. et al., 'The Contagious Leader: Impact of the Leader's Mood on the Mood of Group Members, Group Affective Tone, and Group Processes', *Journal of Applied Psychology*, 2005; Johnson S.K., 'Do you feel what I feel? Mood contagion and leadership outcomes', *The Leadership Quarterly*, 2009; Bono J.E. and Ilies R., 'Charisma, positive emotions and mood contagion', The Leadership Quarterly, 2006.

32 Sherry D.F. and Galef B.G., 'Cultural Transmission Without Imitation: Milk Bottle Opening by Birds', *Animal Behaviour*, 1984.

33 背景出處：Aplin L.M. et al., 'Experimentally induced innovations lead to persistent culture via conformity in wild birds', Nature, 2015. Quotes from author interview with Lucy Aplin, August 2017.

34 譯註：2020年夏天，《當代生物學》（*Current Biology*）上發表的一篇研究指出，加拿大科學家發現白喉麻雀原本傳唱一首三拍結尾的曲子，而近期流行傳唱一首二拍結尾的新曲，曲子透過習得，在加拿大境內傳唱，橫跨3千公里。原文參考：https://www.cell.com/current-biology/fulltext/S0960-9822(20)30771-5

35 Weber M., *Economy and Society* (Bedminster Press Incorporated, New

York, 1968).

36 Manski C., 'Identification of Endogenous Social Effects: The Reflection Problem', *Review of Economic Studies*, 1993.

37 Datar A. and Nicosia N., 'Association of Exposure to Communities With Higher Ratios of Obesity With Increased Body Mass Index and Risk of Overweight and Obesity Among Parents and Children' *JAMA Pediatrics*, 2018.

38 背景和引言來自作者與Dean Eckles的2017年8月訪談。

39 Editorial, 'Epidemiology is a science of high importance', *Nature Communications*, 2018.

40 吸菸與癌症的背景出處：Howick J. et al., 'The evolution of evidence hierarchies: what can Bradford Hill's "guidelines for causation" contribute?', *Journal of the Royal Society of Medicine*, 2009; Mourant A., 'Why Arthur Mourant Decided To Say "No" To Ronald Fisher', The Scientist, 12 December 1988.

41 出處：Ross R., Memoirs, *With a Full Account of the Great Malaria Problem and its Solution* (London, 1923).

42 Racaniello V., 'Koch's postulates in the 21st century', *Virology Blog*, 22 January 2010.

43 Alice Stewart's obituary, *The Telegraph*, 16 August 2002.

44 Rasmussen S.A. et al., 'Zika Virus and Birth Defects – Reviewing the Evidence for Causality', *NEJM*, 2016.

45 Greene G., *The Woman Who Knew Too Much: Alice Stewart and the Secrets of Radiation* (University of Michigan Press, 2001).

46 背景與引言來自作者與Nicholas Christakis的2018年6月訪談。

47 Snijders T.A.B., 'The Spread of Evidence-Poor Medicine via Flawed Social-Network Analysis', *SOCNET Archives*, 17 June 2011.

48 Granovetter M.S., 'The Strength of Weak Ties', *American Journal of Sociology*, 1973.

49 Dhand A., 'Social networks and risk of delayed hospital arrival after acute stroke', *Nature Communications*, 2019.

50 背景出處：Centola D. and Macy M., '*Complex Contagions and the Weakness of Long Ties*', *American Journal of Sociology, 2007; Centola D., How Behavior Spreads: The Science of Complex Contagions* (Princeton University Press, 2018).

51 Darley J.M. and Latane B., 'Bystander intervention in emergencies: Diffusion

of responsibility', *Journal of Personality and Social Psychology*, 1968.

52 Centola D., *How Behavior Spreads: The Science of Complex Contagions* (Princeton University Press, 2018).

53 Coviello L. et al., 'Detecting Emotional Contagion in Massive Social Networks', *PLOS ONE*, 2014; Aral S. and Nicolaides C., 'Exercise contagion in a global social network', Nature Communications, 2017.

54 Fleischer D., Executive Summary. The Prop 8 Report, 2010. http://prop8report. lgbtmentoring.org/read-the-report/executive-summary.

55 深入拉票的背景出處：Issenberg S., 'How Do You Change Someone's Mind About Abortion? Tell Them You Had One', *Bloomberg*, 6 October 2014; Resnick B., 'These scientists can prove it's possible to reduce prejudice', *Vox*, 8 April 2016; Bohannon J., 'For real this time: Talking to people about gay and transgender issues can change their prejudices', *Associated Press*, 7 April 2016.

56 Mandel D.R., 'The psychology of Bayesian reasoning', *Frontiers in Psychology*, 2014.

57 Nyhan B. and Reifler J., 'When Corrections Fail: The persistence of political misperceptions', *Political Behavior*, 2010.

58 Wood T. and Porter E., 'The elusive backfire effect: mass attitudes' steadfast factual adherence', *Political Behavior*, 2018.

59 LaCour M.H. and Green D.P., 'When contact changes minds: An experiment on transmission of support for gay equality', *Science*, 2014.

60 Broockman D. and Kalla J., 'Irregularities in LaCour (2014)', Working paper, May 2015.

61 Duran L., 'How to change views on trans people? Just get personal', Take Two®, 7 April 2016.

62 意見出處：Gelman A., 'LaCour and Green 1, This American Life 0', 16 December 2015. https://statmodeling.stat.columbia.edu/2015/12/16/lacour-and-green-1-this-american-life-0/

63 Wood T. and Porter E., 'The elusive backfire effect: mass attitudes' steadfast factual adherence', *Political Behavior*, 2018.

64 Weiss R. and Fitzgerald M., 'Edwards, First Lady at Odds on Stem Cells', *Washington Post*, 10 August 2004.

65 引言自作者與Brendan Nyhan的2018年11月訪談。

66 Nyhan B. et al., 'Taking Fact-checks Literally But Not Seriously? The Effects of Journalistic Fact-checking on Factual Beliefs and Candidate Favorability', *Political Behavior*, 2019.

67 例：https://twitter.com/brendannyhan/status/859573499333136384.

68 Strudwick P.A., 'Former MP Has Made A Heartfelt Apology For Voting Against Same-Sex Marriage', *BuzzFeed*, 28 March 2017.

69 也有證據顯示，對於某議題改變看法後，如果能說明改變看法的原因，則相較於純粹是單一立場的見解，會更有說服力。出處：Lyons B.A. et al., 'Conversion messages and attitude change: Strong arguments, not costly signals', *Public Understanding of Science*, 2019.

70 Feinberg M. and Willer R., 'From Gulf to Bridge: When Do Moral Arguments Facilitate Political Influence?', *Personality and Social Psychology Bulletin*, 2015.

71 Roghanizad M.M. and Bohns V.K., 'Ask in person: You're less persuasive than you think over email', *Journal of Experimental Social Psychology*, 2016.

72 How J.J. and De Leeuw E.D., 'A comparison of nonresponse in mail, telephone, and face-to-face surveys', *Quality and Quantity*, 1994; Gerber A.S. and Green D.P., 'The Effects of Canvassing, Telephone Calls, and Direct Mail on Voter Turnout: A Field Experiment', *American Political Science Review*, 2000; Okdie B.M. et al., 'Getting to know you: Face-to-face versus online interactions', Computers in Human Behavior, 2011.

73 Swire B. et al., 'The role of familiarity in correcting inaccurate information', *Journal of Experimental Psychology Learning Memory and Cognition*, 2017.

74 引言自作者與Briony Swire-Thompson的2018年7月訪談。

75 Broockman D. and Kalla J., 'Durably reducing transphobia: A field experiment on door-to-door canvassing', *Science*, 2016.

4

事情蘊釀中

Something in the air

「我們身處於真正暴力的都市。」流行病學家格雷・斯盧特金（Gary Slutkin）於中非和東非從事疫病研究，十年後回到美國。斯盧特金選擇芝加哥，就近陪伴年邁的雙親。風城暴力猖獗，他對此感到震驚，說：「到處都是暴力，躲也躲不掉，所以我開始問搞暴力的人在幹嘛。對我來說，他們的行為根本沒什麼道理。」[1]

那一年是1994；前一年在芝加哥有800多起殺人案，其中62名兒童在幫派暴力中死於非命。20年後，凶殺依然是美國伊利諾州青少年主要死因。[2] 從營養、就業、家庭到貧窮，對於這場治安危機，斯盧特金聽過的原因雖然形形色色，解決方式卻一成不變，不約而同都是祭出罰則。斯盧特金將暴力稱為「陰魂不散的問題」（stuck problem）。身為有專業醫學學歷的醫師，他的研究認為，暴力問題與HIV／AIDS和霍亂等傳染病有異曲同工之妙。人在解決問題時，思維會一卡好多年。解決方法的確沒效，但一成不變也是事實。

假使暴力永遠存在，那麼就必須以新思維面對。斯盧特金

說:「你必須重新開始。」因此他做了每位公衛研究者都會做的事：檢視分布圖和圖表後，他提出問題，試著了解暴力的原委。這個契機使他開始注意到熟悉的圖形。他事後寫道：「美國凶殺案分布圖的聚集走向，類似孟加拉的霍亂疫情分布圖；盧安達的凶殺案分布圖，則很像索馬利亞的霍亂疫情分布圖。」[3]

· · ·

　　蘇珊娜·伊利（Susannah Eley）每天愛喝別的地方送來的水。丈夫過世後，她從熙來攘往的倫敦蘇活區（Soho），搬到綠樹成蔭的漢普斯特德（Hampstead），但她依然偏愛蘇活市區水泵打上來的水，認為更好喝。

　　1854年8月某天，伊利的姪女從伊斯林頓倫敦自治市（Islington）來到蘇活區找她。兩人一週之內雙亡，死因是霍亂。霍亂是一種進程很快的疾病，會引起腹瀉和嘔吐，若未治療，多達半數的重症患者會死亡。在伊利死於霍亂的同一天，另有127人死於霍亂，多數個案出現在蘇活區。9月底時，疫情已於倫敦奪走600多人的生命。那個年頭，柯霍還未推出細菌理論的研究，霍亂的生物學知識對大眾還是個謎。疫情爆發的前一年，醫學期刊《刺胳針》創刊人湯瑪斯·魏克萊（Thomas Wakley）曾為文寫道：「我們一無所知，處於混亂的漩渦中。」人們開始意識到天花和麻疹等疾病具有傳染性，並以某種方式人傳人，但霍亂儼然沒這麼簡單。多數人相信「瘴癘說」（miasma theory），亦即霍亂是經由難聞的氣味傳播。[4]

倫敦醫師約翰‧史諾（John Snow）可不作此想。史諾來自新堡（Newcastle），1831年他僅是18歲的醫療學徒之時，便初次展開霍亂疫調。在那陣子，史諾便注意到一些啟人疑竇的分布趨勢。因暴露於不好的空氣而有染病風險的人並沒有生病，反而是無風險者染疫。史諾最終移居倫敦，以出色的麻醉師身分而聞名，連維多利亞女王都是他的患者。然而，倫敦於1848年爆發霍亂時，他重啟調查。是誰傳染疾病？什麼時候染病？個案之間有什麼關係？當他發現患者所喝的水通常來自同一間業者，福至心靈，想到了新理論──疾病透過受汙染的水，在人之間傳播──便於隔年撰文發表。史諾雖不知道疫情始作俑者是顯微鏡才能看到的細菌，是細菌在加劇霍亂疫情，但他的見解已很精采。

1854年的蘇活區疫情，為史諾的理論下了適當的註腳。當地釀酒廠工人喝著艾爾啤酒和進口水，並沒有生病。伊利和姪女喝的是從蘇活區送到漢普斯特德的水，之後染病。隨疫情擴展，史諾認為是時候介入了。蘇活區的公共衛生事務由當地的監管委員會（Board of Guardians）負責。在委員會一次開會時，史諾不請自來，並提出自己的論點。委員會雖未全面採納他的說法，倒也決定移開抽水設備，結果疫情沒多久就畫下句點。

三個月後，史諾更詳細闡述他的理論。報告納入他最出名的一張繪圖：蘇活區的地圖，黑色矩形代表霍亂個案。個案為群聚感染，地點是布洛德街（Broad Street）周圍，抽水設備附近。史諾的這張圖去蕪存菁，簡直像是抽象概念的先河之作。馬列

163

維奇（Malevich）和蒙德里安（Mondrian）等名抽象畫家在日後以
彩色區塊，繪出逃脫現實的世界；對比之下史諾則用矩形呈現
先前隱藏的真相（即感染源），一目瞭然。〔5〕

　　然而單單是地圖，並無法清楚證明感染來自水源。若霍亂
疫情來自布洛德街的壞空氣，分布圖看起來也不會差太多。因
此史諾又畫了一張圖，新增重要資訊。除了繪出個案所在地，
史諾也釐清走到其他不同抽水設備的距離，畫出一條線，顯示

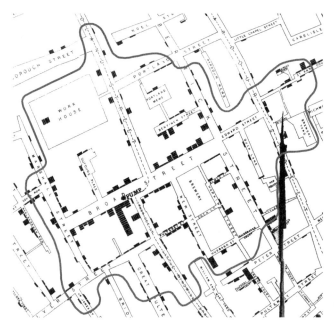

史諾新繪的蘇活區霍亂疫情圖
來源：約翰・史諾資料庫暨研究會（John Snow Archive & Research Companion）。
右手邊的痕跡是原頁面上的撕痕。

164

離布洛德街那座抽水設備最近的地方。第二張圖顯示承受最高風險的區域（如果那座抽水設備真的是感染源）。一如史諾理論的見解，這也是出現最多個案的地區。

史諾在世時看不到自己的想法獲得證實。1858年史諾過世，《刺胳針》發表兩句話訃聞，內容卻未提及史諾的疫情研究。「壞空氣致病說」像是學術界的一股瘴氣，到此時都還在醫界中流傳。

霍亂具有傳染性——這個想法最後還是獲得民眾接受。1890年代早期，許多人接受柯霍的細菌致病說。然後在1895年，柯霍設法使實驗動物感染霍亂。[6] 他的假設獲得證實，充分證明細菌才是致病原，且霍亂是透過受到感染的水傳播，感染源並非壞空氣。這還了史諾清白。

• • •

我們現在一想到傳染病，首先會想到細菌，而非瘴氣，但斯盧特金認為，我們對暴力的認知還是維持成見。「我們卡在道德觀上——糾結在誰對誰錯。」他指出許多社會都是偏重懲罰；數百年來，對於暴力的態度並未真正改變。「我真的覺得，我活在古代。」

「壞空氣」在生物學上已不再認為是疫情的由來，「壞人」卻還是主流論述談暴力犯罪時的成因。斯盧特金認為部分原因在於：有傳染力的暴力行為並不如疾病直觀。「暴力壓根不像傳染病，傳染病最起碼還能用顯微鏡給別人看肉眼看不到的微

生物。」然而對他而言，傳染病和暴力之間的相似之處昭然若揭。「當我問別人：『暴力的最大成因是什麼？什麼能最有力預測暴力？』我記得我突然頓悟到，答案是『前一個暴力事件』。」斯盧特金認為，這是暴力現象傳播的明顯徵兆，而他也因此猜想：控制疫情的方式，或許也適用於暴力防治？

　　疫情擴散與暴力現象擴散有幾個相似之處：其中之一是接觸與出現症狀之間的時間差。暴力就像感染，也有潛伏期；我們可能無法立刻看到症狀。有時候，一個暴力事件沒多久就招來另一暴力事件。暴力集團可能很快就對另一個暴力集團展開報復；而其他場合若要形成連鎖反應，可能要花更久時間。1990年代中期，流行病學家夏洛特・華茲（Charlotte Watts）和WHO合作，針對女性遭受家暴的主題，執行大型研究。[7]跨足疾病研究，探討HIV為主的議題以前，華茲為數學家，受過專業數學訓練。華茲一路研究HIV，開始注意到婦女受到家暴會導致疾病傳播，原因在於會較無法從事安全性行為。不過，這也暴露了一個更大的問題：沒有人真正知道這類暴力有多普遍。她說：「大家都贊同要有族群數據。」[8]

　　WHO研究是華茲團隊的成果。華茲團隊應用公衛概念，探討家暴議題。華茲說：「過去的研究者很多都認為，家暴是警察要處理的問題，或是把重點放在暴力的心理因素。而公衛界的人會問，『如果放大格局檢視，會看到什麼？個人、人際關係和群體之間的風險因素，有什麼樣的證據？』有些人認為，家暴完全起因於背景或社會文化，但這樣講太武斷。華茲

說：「有一些因素的出現頻率真的很高，例如童年時曾受到暴力對待。」

WHO研究的多數地點中，最起碼每4位就有1位受到伴侶肢體暴力。華茲注意到，暴力行為的走向符合醫學的「劑量效應作用」（dose-response effect）。對一些疾病而言，罹病風險取決於人所接觸的病原體劑量，而小劑量較不會引起嚴重病症。科學證據顯示，人際關係之間也存在類似效應。男性也好，女性也罷，有暴力史的人在日後的伴侶關係中，家暴機率都會增加；如果兩人都有暴力史，更會拉高暴力的發生率。這倒不是說有暴力史的人注定人生充滿暴力；就好比許多傳染病是即使接觸，也不見得日後產生症狀，暴力也是同樣道理。不過，暴力也如同傳染病，原因所在多有：成長背景、生活方式、社會互動關係在在都是潛在因素，都會增加暴力現象擴散的可能性。〔9〕

傳染病流行的另一大特徵，是個案容易於特定地點群聚，短期間內發生感染。以布洛德街的霍亂疫情為例，群聚感染的中心地點是抽水設備。我們檢視暴力行為時，會發現類似發展趨勢。在學校、在監獄、在社區，人類數百年來都發生過自我傷害和自殺的局部集體行為。〔10〕然而，自殺潮不代表自殺現象會傳染。〔11〕好比我們觀察社會傳染現象，會看到人們行為相同，但動機不同，像是所處環境中有某種共有特徵。排除這種可能的方法之一，是檢視重大死亡事件的後續效應。民眾會更容易得知名人自殺（而非相反）。1974年，美國社會學家大

衛・菲利浦（David Phillips）發表一篇指標性論文，探討媒體的
自殺報導。菲利浦發現，英美報紙頭版報導自殺事件後，當地
自殺案數量會有立即增加的傾向。[12] 後續研究發現媒體報導
亦有類似趨勢，顯示自殺現象是會擴散的。[13] 對此，WHO
發表指引，盼媒體以負責任的方式報導自殺事件。媒體單位應
提供自殺求援資訊，同時避免聳動標題，不提及自殺細節，且
該提及自殺無法解決問題。

　　即便如此，媒體往往忽略報導指引。哥倫比亞大學研究
人員指出，美國喜劇演員羅賓・威廉斯（Robin Williams）自殺
後數月之內，自殺率增加10%。[14] 由於媒體報導並未遵從
WHO指引，媒體指向一種可能的自殺感染效應，且自殺增加
的最大宗族群是中年男性，自殺方式與羅賓・威廉斯相同。大
規模槍擊案也可能有類似效應，據研究估計，美國每發生10
件槍擊案，就會因社會傳染而引起另外2起槍擊案。[15]

　　相關媒體報導後，自殺案與槍擊案往往立刻增加，代表傳
染事件之間的時間差相對較短，這樣的時間差概念，在流行病
學中稱為「傳染代隔」（generation time）[16]。一些集體自殺事
件於數週內發生多起死亡案件：1989年，美國賓州一所高中
引爆自殺潮，18天內，有9位學生試圖自我了結。如果自殺意
圖會傳染，導致這股自殺潮，那麼個案之間的傳染代隔可能不
過幾天。[17]

　　其他類型的暴力也有跟風仿效的問題。2015年，美國槍
殺案中，有¼集中在占全美總人口不到2%的社區。[18] 斯盧

特金團隊將暴力視為擴散現象進行分析，並將前述社區視為探討目標。最初計畫稱為「停火方案」（CeaseFire），是大型組織「矯治暴力」（Cure Violence）的前身。在那個年代，他們花了一段時間才釐清應採取何種措施。斯盧特金說：「我們花了五年擬訂策略後，才敢在社區推行。」「矯治暴力」的防暴法最後納入三大要素：第一，球隊雇用「暴力勸諫人」找出可能衝突，接著介入以停止暴力繼續傳播。舉例來說，如果有人因槍傷住院，勸諫人可居中協調，勸導其友人不要採取報復攻擊；第二，「矯治暴力」防暴法可找出最有可能承受暴力的對象，使用外展專員（outreach worker）機制，勸導改變心態和行為，同時協助就職或藥物治療。最後，斯盧特金團隊設法改變大範圍社區中的社會規範，讓各式各樣的聲音浮出檯面，反對暴力文化。

團隊直接從暴力問題社區聘僱暴力勸諫人和外展專員；他們有犯罪前科，或曾是幫派成員。「矯治暴力」的科學與政策組長查理·蘭斯福特（Charlie Ransford）表示：「我們僱用的是暴力族群信得過的人。如果你要改變別人的行為，勸導別人不要做某件事，有個條件能幫你達到目的，那就是你了解他們的背景，他們也感受到你了解他們，甚至認識你，或是你們有彼此都認識的熟人。」[19] 傳染病領域也有類似概念：HIV防治人員往往會聘請曾有性工作經歷的人，幫助高風險族群改變行為。[20]

2000年，「矯治暴力」推出第一項專案，地點是芝加哥的西加菲爾公園區（West Garfield Park）。地區的選擇標準為何？

斯盧特金說：「當時那裡是美國最暴力的警區。就好比很多流行病學家，我老是有個偏見，就是該去流行的熱區，因為這樣才最能考驗自己，也最能發揮影響力。」計畫展開一年後，西加菲爾公園區槍擊案數量下降幅度約⅔。勸諫人斬斷施暴者之間的傳播鏈，改善幅度立竿見影。那麼這些傳播鏈如何運作，才讓勸諫人的工作發揮效用？

• • •

2017年5月某天週日下午，兩名幫派成員現身芝加哥布萊頓公園（Brighton Park）社區的巷弄中，持突擊步槍朝十名民眾射擊，兩人喪生。這是一起報復性攻擊，和當天稍早捲入幫派的謀殺案有關。[21]

芝加哥槍擊案十之八九都出於類似理由。耶魯大學社會學家安德魯・帕帕奇里斯托斯（Andrew Papachristos）花費數年時間，研究槍枝暴力的發展趨勢。帕帕奇里斯托斯在芝加哥土生土長，注意到槍擊案往往會連結到社交圈。受害者彼此常是熟人，且曾經一同遭逮捕。當然，兩人之間熟識且有共通點（例如涉及槍擊案），不代表槍枝暴力現象是會傳染的。追根究柢，原因可能是所處環境相同，或是因為人們會將有共同特徵者連結在一起（即同質性的概念）。[22]

為了深入調查，帕帕奇里斯托斯團隊與芝加哥警察局合作，取得2006年至2014年間每一位被逮捕者的資料。[23]資料庫中有超過46萬2千位民眾。團隊利用這項資訊，策畫「共

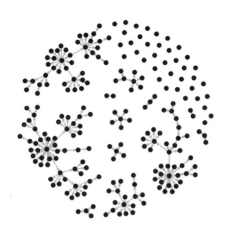

本圖為根據芝加哥槍擊事件的動態關係，所模擬的50次槍擊事件。
原點表示槍擊案，（灰色）箭頭代表後續攻擊。
儘管曾發生一些超級傳播事件，多數槍擊都是單一事件，並未引發後續報復。

犯分析網絡」（co-offending network），分析對象為曾同時受到逮捕的民眾。許多人是單獨受到逮捕，但有很大的一個族群能透過共犯行為，連結彼此的關係。後者總共有13萬8千位民眾，相當於資料庫人數的⅓。

帕帕奇里斯托斯團隊先是針對所觀察到的槍枝暴力事件走向，確認是否能歸咎於同質性或環境等因素；結果發現不可能：同質性和環境因素無法解釋許多槍擊案的發生緣由，這代表槍擊個案之間有感染力。確認槍擊案彼此之間有擴散現象後，團隊仔細解構槍擊案之間的傳播鏈。估算後發現，每100名受槍擊者中，有63名日後會進行報復攻擊。換句話說，槍枝暴力的再生數是0.63。

再生數低於1，代表可能爆發，但通常為期不會很久。帕帕奇里斯托斯團隊確認超過4千起槍枝暴力事件，其中多數是小型案件。絕大多數的案件是單一槍擊案，沒有形成傳播。然而，有些槍擊案的規模大得多，其中一件涉及500起相關槍擊案。槍擊案規模有極大差異，顯示了是由超級傳播事件形成傳播。詳細分析芝加哥的擴散數據後，我推估槍枝暴力的傳播非常集中。有可能是不到10%的案件，最後導致80%的報復攻擊。[24]疾病傳播同樣可能有超級傳播者，而就像疾病傳播，多數槍擊案並未導致其他槍擊案發生。

芝加哥的傳播鏈也透露出傳播速度。平均而言，槍擊之間的案件傳染代隔為125天。儘管外界重點放在2017年5月布萊頓公園攻擊一類激烈報復事件，似乎還有許多緩慢醞釀的尋仇事件，過去長期未受關注。

前述槍擊事件形成的趨勢網絡，有助於說明「矯治暴力」的防暴法為何能派上用場。先假設我們能全面釐清傳播網絡，那麼控制疫情，要先找出可能的傳播路徑。斯盧特金比較了暴力阻斷法與天花防疫。由於1970年代時，天花已快要根絕，流行病學家使用環狀接種（ring vaccination）撲滅最後數起感染。新疾病發生後，團隊會追蹤感染者的家人、鄰居，以及他們的接觸者，匡列出可能感染源，並且在這個「環」（ring）之中提供疫苗接種，預防天花病毒進一步散播。[25]

天花兩大特徵有利於醫療團隊行動。天花要人傳人，通常需要相當長時間的面對面互動。這代表團隊可能找出最高風險

的對象。此外，天花的傳染代隔需要數週；通報新案例後，團隊有足夠時間在新個案發生前，前往接種疫苗。槍枝暴力事件傳播時，有下列特徵：暴力的形成管道，往往是已知的社交關係，槍擊之間的時間差夠長，讓暴力勸諫人得以介入。若槍擊是隨機發生，或是案件間隔時間每次都很短，暴力勸諫人便無用武之地了。

美國司法研究所（US National Institute for Justice）評估「矯治暴力」防暴法後發現，導入該防暴法的地區槍擊案顯著減少。由於暴力可能已因為其他原因減少，所以難以評估反暴力措施確實帶來何種影響。

然而在芝加哥的對照地區，暴力案件減少得不多，代表在許多區域，「矯治暴力」防暴法在槍擊案減少上扮演幕後推手。2007年，「矯治暴力」防暴法開始在巴爾的摩生效。據約翰霍普金斯大學（Johns Hopkins University）研究人員評估成效，發現頭兩年防止了約35起槍擊案，以及5起凶殺案。其他研究也發現，導入「矯治暴力」防暴法有減少槍擊案和凶殺案的類似成效。〔26〕

即使如此，「矯治暴力」防暴法仍免不了遭受批評。撻伐者多半是負責執行的人；過去芝加哥警方曾抱怨暴力勸諫人未能充分合作，也發生過暴力勸諫人遭指控犯下其他罪行。由於暴力勸諫人原本就來自有風險的社群，並非警力，因此這類問題恐怕無法避免。〔27〕此外，社會要發生改變需要時間。停止報復性攻擊雖能立即防範暴力，但若要處理潛在社會議題，可

能要花費多年時間。[28] 傳染病也是相同道理：我們或許有能力阻止疫情蔓延，但還是要去思考公衛系統中存在哪些隱藏缺失，才導致疫情爆發。

「矯治暴力」防暴法以在芝加哥的早期布局為基礎，擴展至美國其他城市，包括洛杉磯和紐約，並在伊拉克和宏都拉斯等國家展開計畫。公衛計畫也啟迪了蘇格蘭格拉斯哥的「減暴小組」(Violence Reduction Unit)。到 2005 年時，人們將格拉斯哥稱為歐洲的謀殺之都。這地方每週有數十起刀襲案，包括為數不少的「格拉斯哥微笑」(Glasgow Smile) 案，凶手會割裂受害者的兩頰。更有甚者，暴力問題比警方推估數據還更氾濫得多。斯特拉斯克萊德地方警察 (Strathclyde Police) 部門情報分析主管卡琳・麥可勞斯基 (Karyn McCluskey) 查看醫院紀錄時，發現大部分事件顯然並未通報。[29]

麥可勞斯基提供研究發現，並據以給出建議，拜此之賜，「減暴小組」應運而生，由麥可勞斯基擔任組長，為期十年。減暴小組借鏡「矯治暴力」和其他美國專案 (如波士頓的停火計畫〔Operation Ceasefire〕)，他們引進各式各樣的公衛概念，來應對暴力的傳播。[30] 其中包括介入式防暴法，例如觀察急診室的受害者情形，勸導勿採取報復性攻擊。此舉也協助幫派成員金盆洗手，轉正後受訓並受聘，且嚴厲對抗和暴力持續為伍的人。此外，也採取長期措施，包括為脆弱的族群提供幫助，遏止暴力行為世代傳播。儘管仍有進步空間，初期舉措頗有成效；其後暴力犯罪大幅下降，確和減暴小組的付出有關。[31]

2018年起，倫敦展開類似行動，處理外界稱為市內刀械犯罪「流行」的問題。如果要像格拉斯哥那樣一舉成功，警察、社區、教師、衛生服務、社工以及媒體之間必須緊密配合。同時，由於問題本質往往複雜糾結、根深蒂固，因此必須持續投入。倫敦除暴計畫展開前不久，麥可勞斯基告訴《獨立報》（The Independent）：「重點是錢要花在防治的刀口上，而你知道可能不會太快有回報。」〔32〕

公衛措施有可能不易持續獲得投資。儘管防暴計畫在其他地方慢慢開花結果，但芝加哥本地的「矯治暴力」計畫獲得的資金挹注卻仍是零零星星，多年來數次遭遇挫折。斯盧特金表示，在許多地方，民眾對於暴力的態度正在改變，但也無法如他所願輕而易舉。他形容：「慢到令人洩氣。」

• • •

公衛的一大挑戰是說服民眾。公衛不僅是要證明新防疫方式優於現有模式，還要倡導新方法，提出有說服力的論述，將統計證據化為行動。

說到宣導公衛理念，極少有人如佛羅倫斯・南丁格爾（Florence Nightingale）般成功，或者說她是開疆闢土的少數先驅之一。當史諾分析蘇活區的霍亂疫情時，南丁格爾正在調查克里米亞戰爭中前線英軍的疾病。1854年年底，南丁格爾率一支護理師團隊抵達軍醫院。她發現士兵死亡率奇高無比，死因不單純是戰爭，還有霍亂、傷寒、斑疹傷寒和痢疾。實際上，主

要死因是各類感染症。1854年士兵病死者為戰死者的八倍。[33]

南丁格爾當時認為問題在於衛生欠佳,於是每天晚上手持提燈,沿著病房走廊走動,徒步超過六公里。病患躺在骯髒的床墊上,床下藏有老鼠,四周由泥牆環繞。南丁格爾說:「士兵的衣服到處都是蝨子,就像印刷版上的字母一樣厚。」她帶著護理師一起著手清理病房,確保衣服清潔、身體洗乾淨,牆也刷乾淨。1855年3月,來自英國政府的調查委員到克里米亞,應對醫院病情。南丁格爾負責衛生,委員則處理建築硬體,改善通風與汙水處理系統。

南丁格爾的付出獲得母國讚譽。1856年夏天,她返英後不久便榮獲維多利亞女王邀請,赴巴爾莫勒爾堡(Balmoral)分享克里米亞的經驗。南丁格爾利用這場會面,敦請皇家委員會(Royal Commission)調查高死亡率的問題。背後真相究竟為何?

南丁格爾一方面支援委員會,一方面也持續調查醫院數據。該年秋天的一場晚宴,她認識了統計學家威廉‧法爾(William Farr,亦見於第一章),其後醫院數據調查進度突飛猛進。兩人出身背景天差地別:南丁格爾來自上流階級,其名佛羅倫斯(Florence)來自童年於義大利托斯卡尼度過的經歷,法爾成長於施洛普郡(Shropshire)鄉間地區,環境清貧,先是攻讀醫學,再轉至醫學統計學。[34]

談到1850年代的族群數據,法爾對此了解程度無人能出其右。法爾除了研究天花等疫情外,也設立全英首座收集數據的系統,可研究出生與死亡等數據。不過,他發現這類原始統

計數字可能會誤導人。特定地區的死亡總數會取決於當地的居民人口，以及年齡等因素：相較於充滿年輕人的城鎮，有高齡族群的城鎮每年死亡人數通常較多。為了解決此一問題，法爾想到新的評測方法。不探討總死亡人數，而是檢視每千人死亡率，解釋年齡一類的因子。如此一來，就能公平比較不同族群。「死亡率是事實，其他因子都是干擾。」法爾如是說。〔35〕

南丁格爾與法爾合作，將前述新研究方法應用至克里米亞戰爭的英軍數據。南丁格爾證明，軍醫院的死亡率遠遠高過英國境內醫院死亡率。南丁格爾亦檢視了1855年衛生委員來到當地後，死亡率下降的幅度。她以數據製作表格，充分利用維多利亞時代發展的科學新趨勢：數據圖像化。圖表和圖形等工具可幫助人更理解研究內容，因此在經濟學家、地理學家和工程師的支持下，使用蔚為風潮。南丁格爾改良相關技術，將關鍵結果化為長條圖與類似圓餅圖的圖形。一如史諾的地圖，南丁格爾筆下的圖形去除雜蕪資訊，側重最重大的發展趨勢，以清晰好記的圖像化數據，協助傳遞訊息。

1858年，南丁格爾出版著作，厚達860頁，探討英國陸軍的健康衛生問題。上至維多利亞女王和首相，下至報社編輯，以及歐洲各國領袖，人手一本。在檢視醫院和社區時，南丁格爾認為針對疾病，大自然會有可預測的規律。她指出克里米亞早期病情慘重，原因在於人們忽視這樣的規律。「大自然的法則一體適用；大自然不會允許她的法則因瑕疵受到忽視。」她同時對問題來源相當篤定。「有三個東西，幾乎摧毀了克里米

亞英軍：無知、無能，以及沒有用的規定。」〔36〕

　　南丁格爾的倡議有時候會讓法爾緊張。法爾警告南丁格爾不要太依賴訊息，該多看數據。他曾說：「我們不是靠印象，我們要的是事實。」〔37〕南丁格爾希望對死因提出說明，法爾則認為統計學家的工作很單純，就是報告事件，而非臆測原委。法爾曾對南丁格爾說：「你抱怨自己的報告很枯燥，但愈枯燥愈好。統計應該要是讀來最枯燥的項目。」

　　南丁格爾利用自己的書呼籲改革，但她從未只想當一名作家。南丁格爾出身富裕，交遊廣闊。1840年代，當她初次下定決心接受護理師培訓時，跌破家人的眼鏡，因為家中原本期望她如傳統女性般相夫教子。一名友人則建議她擔任家庭主婦之餘，仍能以文學寫作為職志。南丁格爾倒是興趣缺缺，如此回答友人：「你問我幹嘛不寫作，我認為人的感覺化為文字是種浪費；人應該全力化為一次又一次的行動，行動才能帶來成果。」〔38〕

　　一談到改善衛生健康，必須有充分證據再採取行動。現代統計學家會固定地分析數據，顯示健康衛生狀況的變化幅度、可能成因，以及所需採取的後續措施。以實證為基礎切入的處理方式，大都能追溯到法爾與南丁格爾等統計學家。據南丁格爾觀察，人們通常不甚明白感染病的防控因子。某些情況下，醫院還可能增加了患病風險。南丁格爾如此形容：「醫院這類機構，原本是為了減輕人類痛苦而建立的，但院方肯定不曉得自己到底是幫到忙，還是幫倒忙。」〔39〕

南丁格爾的研究極受同期科學家推崇，包括統計學家卡爾‧皮爾森（Karl Pearson）。南丁格爾關懷士兵，也因此使人民對她的善舉產生共鳴，民眾眼中的她，是「提燈女士」（The Lady with the Lamp）[40]。不過皮爾森倒是認為，民眾的共鳴無法帶來公衛上的改變，還需要具備控管與治理的知識，以及詮釋資訊的能力。皮爾森說這些領域是南丁格爾的強項：「南丁格爾有自己的信念，她生涯的行動遵循本身的信念。她認為管理者的作為要以統計知識為基礎，才可能獲致成功。」[41]

• • •

芝加哥大學公衛專家卡爾‧貝爾（Carl Bell）曾指出，抵擋疫情的三大要件為：證據力、執行力、政治力。[42]即便如此，談到槍枝暴力時，美國連落實第一步都有困難。美國疾病管制與預防中心（CDC）是公衛界第一把交椅，過去二十年來卻甚少研究這項問題。

不用說，談到槍枝問題時，美國是統計上的離群值（outlier）。2010年，相較於其他高所得國家的同齡者，美國青年死於槍殺的機率幾乎是50倍。媒體報導常常側重於大規模槍擊案，其中槍手往往使用攻擊用武器，但槍枝致死的影響範圍還要更大。2016年，大規模槍擊案（定義為至少四人喪生）僅占美國槍殺案的3%。[43]

到頭來，為何CDC不費更多心力研究槍枝暴力？主因可歸到1996年《迪奇修正案》（Dickey Amendment），該法案規定

了「CDC用於傷害防制的經費，一律不得用於倡導或鼓吹槍枝控制」。該修正案以共和黨國會議員傑・迪奇（Jay Dickey）為名。法案通過前，美國槍枝研究發生一系列歧見。在投票前，迪奇和同事與美國國家傷害預防控制中心（National Center for Injury Prevention and Control）主任馬克・羅森伯格（Mark Rosenberg）發生衝突。羅森柏格曾共同擔任槍支工作組的主席；迪奇團隊宣稱，羅森伯格試圖為槍枝套上「公共衛生威脅」的形象。這句話實際上來自《滾石》（Rolling Stone）雜誌記者，該記者曾就槍枝暴力問題採訪過羅森伯格。〔44〕

羅森柏格先前曾以車禍相關死亡為喻，對比於槍枝研究，日後美國前總統歐巴馬（Barack Obama）於任期中也曾使用此一類比。歐巴馬曾於2016年表示：「投入更多研究後，我們能進一步改進槍枝安全，就好像過去三十年來，美國已經大幅減少交通死亡事故。交通、食品、藥物甚至玩具都有安全問題，會危害人，所以我們展開研究，減少這些項目的安全問題。跟你們說，研究、科學都是好東西，都有效。」〔45〕

車輛變得更加安全，但對於汽車需要改良的建議，汽車業者最初不以為然。拉爾夫・納德（Ralph Nader）於1965年出版《再快再慢都不安全》（Unsafe at Any Speed）一書，揭露危險的車體設計瑕疵。書上市時，汽車業試圖抹黑納德，僱用徵信業者跟蹤，並請來妓女試著色誘。〔46〕就算是該書的出版商理查德・格羅斯曼（Richard Grossman）也對納德的著書理念抱持懷疑態度，認為難賣，不看好銷量。格羅斯曼事後回想：「哪怕書中

句句屬實，哪怕內容就像他所說的那麼駭人，人們真的會想讀這本書嗎？」〔47〕

事實證明讀者很買單。《再快再慢都不安全》一躍成為暢銷書，改善道路安全的呼聲高漲，安全帶應運而生，最後催生安全氣囊和防鎖死煞車系統等配備。即便如此，納德著書問世前，為了累積證據，可是花了不少時間。1930年代，許多專家認為跳車會比卡在車內還安全。〔48〕有好幾十年，廠商與政客並不關注汽車安全研究，但《再快再慢都不安全》一書問世後，觀念改變了。1965年，里程數為百萬英里的車，車主死亡率為5%，到了2014年，掉到1%。

迪奇於2017年過世，生前曾指出他對槍枝研究的看法已經改變，並認為CDC必須探討槍枝暴力的議題。迪奇於2015年向《華盛頓郵報》（Washington Post）透露：「我們必須跟政治脫鉤，改以科學角度切入。」〔49〕1996年迪奇和羅森伯格衝突過後化敵為友，靜下心來傾聽對方，針對槍枝研究的需求找出共識。兩人日後於一篇共同發表的社論中寫道：「如果不去探索槍枝暴力的原因，就不會知道原因。」

政府經費受限，但還是能找到槍枝暴力的若干證據。1990年代初期，《迪奇修正案》尚未推出，由CDC資助的數項研究發現，家中持有槍枝者，殺人與自殺的風險都會增加。由於全美約⅔的槍枝死亡事件是自殺，「擁槍增加自殺風險」這項發現格外引人關注。對該研究持反論者則認為，就算現場沒有槍枝，這類自殺還是會發生。〔50〕即便如此，手邊如果有能輕易

致死的手段，則作出衝動行事的決定時，結果可能有所不同。1998年，英國停止販售瓶裝的乙醯胺酚（paracetamol）[51]，改為販售包含32粒藥錠的泡殼包裝。由於開啟泡殼包裝時需另外花費心力，似乎也有阻斷自殺意念的功用。導入泡殼包裝後十年間，過量服用乙醯胺酚的自殺率減少了40%。[52]

要能了解相關風險，才有助於處理問題，因此需要研究暴力。看似有效的干預手段，實際上可能效果不大。同樣地，可能有「矯治暴力」一類政策對現有解決方案形成挑戰，但或許可以減少與槍枝事件相關的死亡人數。2012年，迪奇和羅森伯格寫道：「就像汽車相關的傷害事件一樣，暴力有因就有果；萬物的發生，循著可預測的緣由。我們研究（實則其來有自的）悲劇事件，能對其他事件防患未然。」[53]

我們必須了解的，不只是槍枝暴力。目前為止，我們探討了槍枝和家庭暴力等頻繁發生的社會事件。至少在理論上，這代表有很多數據待研究。不過，有時犯罪和暴力是單一事件，這類事件會在一個族群中迅速蔓延，招致災難。

• • •

2011年8月4日，一名北倫敦托特納（Tottenham）涉嫌幫派成員遭警方槍殺身亡，引發一系列抗議。6日傍晚（週六），倫敦湧現抗議熱潮，民眾自此連續五天晚上搶劫、縱火，無法無天。爾後活動惡化為暴動，上升至全城規模。從伯明罕到曼徹斯特，英國其他城市之後也發生騷動。

　　犯罪研究員托比・戴維斯（Toby Davies）當時居住在倫敦的布里克斯頓（Brixton）。[54]儘管布里克斯頓在騷亂的第一晚倖免於難，日後卻成為一大受災區。在暴動發生後數月內，戴維斯與倫敦大學學院（University College London）同事決定研究這類失序的發展趨勢。[55]團隊並未試圖說明暴動發生的過程和緣由，而是側重爆發後的後續發展。分析時，戴維斯團隊將暴動分為三大基本決策：首先是人們是否會參與暴動。研究人員認為這取決於周遭事態發展（就這點而言極像疫病），以及當地社經因素。一旦有人決定參加，第二大決策是暴動的發動地點。由於許多騷亂和搶劫活動集中在零售區域，因此研究人員針對購物者如何來訪這類地點，改良現有模型；部分媒體將倫敦暴動描述為「暴力購物」（violent shopping）。[56]最後，戴維斯團隊的模型也納入「到達暴動現場就遭到逮捕」的可能性。這取決於暴徒和警方的人力比，從戴維斯的衡量指標來看，稱為「人數過多」（outnumberedness）。

　　戴維斯團隊的模型一方面重現2011年多場暴動的部分宏觀趨勢（如布里克斯頓研究），但一方面也顯示這類活動的複雜性。戴維斯指出模型本身只是第一步，要研究這塊領域，尚待付出更多心力。其中取得數據是一大挑戰。倫敦大學學院團隊在分析時，手上數據只有暴動相關攻擊事件的逮捕次數。戴維斯說：「你可以想像，這是規模很小的子樣本，而且有很大的偏差。數據無法看出可能參加暴動的民眾。」2011年，暴動者背景比預期更加多元，暴力團體超出當地長期以來的世仇關

係。對此，模型可用來探討罕見情境，以及可能的解決方案。對於盜竊等常見的犯罪類型，警方能採取管控措施，伺機而動，再運籌帷幄。然而，這樣的處置方式對於罕見事件無用武之地，因為後者可能偶爾才來一次。戴維斯說：「警察可不是每天都有暴動來練習。」

　　一場暴動要能成立，最起碼要有一些參與者。犯罪研究者約翰・畢茨（John Pitts）的話有其道理：「你自己一個人無法發動暴動。一個人的暴動只是在鬧脾氣。」[57]那麼，要如何從單人的規模成長為一場暴動？1978年，馬克・格蘭諾維特（Mark Granovetter）發表一篇目前成為經典的研究，探討「麻煩如何成為麻煩」。他認為人可能有不同的暴動臨界值：無論他人作為如何，偏激者都可能暴動，而保守人士或許只有在多數人暴動時加入。舉例來說，格蘭諾維特假設有100個人在一座廣場上閒逛。其中一個人的暴動臨界值為0，代表即使其他人無動於衷，他自己也會暴動（或鬧脾氣），第二個人的臨界值是1，只有在至少1個人暴動時，此人才會行動，第三個人的臨界值則是3……以此類推遞增。格蘭諾維特指出，這種情況難免產生骨牌效應：臨界值為0的人將開始暴動，觸發臨界值為1者，並跟著觸發臨界值為2的人，直到整群民眾暴動。

　　然而，情境略有不同時會怎樣？假設原本臨界值為1者，其臨界值為2。這時，第一位會開始暴動，但其他人臨界值不夠低，無法受到觸發。儘管兩種情境的民眾幾乎是同一批，但其中有個人的行為可能介於暴徒和生悶氣之間。格蘭諾維特認

為個人臨界值（critical value）能套用到其他形式的集體，從參加罷工到離開社交活動皆然。[58]

集體行為的出現，也可能與反恐有關。潛在的恐怖分子是招募人，參加現有階級？還是自然而然形成？2016年，以物理學家尼爾・強森（Neil Johnson）為首的團隊，分析了網友對「伊斯蘭國」的線上支持度如何成長。比較了社交網路上的討論區後，團隊發現在權責機關關閉，分裂為更小的社群時，支持者會先在逐漸擴大的群體中群聚。強森將這段過程類比為一群魚在獵食者周圍分開又重組。儘管伊斯蘭國支持者集結成不同團體，卻似乎沒有固定階級制度。[59] 強森團隊研究全球動亂，認為各恐怖組織的行動所產生的集體互動，能說明為何大規模攻擊遠少於小規模攻擊。[60]

儘管強森研究伊斯蘭國的活動，是為了了解極端主義的生態系統（即群體如何形成、成長和消散），但媒體的關注焦點，仍是有沒有可能準確預測恐攻。可惜這類研究方法恐怕無法預測。不過，至少可能看到潛在的預防方法。J・M・伯格（J. M. Berger）任職於喬治華盛頓大學（George Washington University），研究主題是極端主義。他指出，很少見到對恐怖主義進行如此透明的分析。前述研究發表後，他對《紐約時報》說：「許多公司聲稱能做到這項研究宣稱的目標，但在我看來，其中許多業者只是在賣噱頭罷了。」[61]

• • •

　　預測不是一門簡單的學問：不光要推斷恐攻時機，政府也必須考慮可行手段，以及反制的後果。2001年911恐攻後數週，美國媒體和國會有數人收到來信，信中含劇毒的炭疽桿菌，最終導致五人死亡，引發對於其他類生物恐攻的隱憂。[62]人們曾認為天花是一大威脅，儘管已在自然環境中根絕，但病毒樣本仍存放於美、俄兩國政府的實驗室中。若有其他未知的天花病毒落入不法之徒的手裡，該如何是好？

　　數支研究團隊利用數學模型，針對恐怖組織釋出病毒至人類群體，推估可能後果。依據多數人的結論，除非先發制人、超前部署，否則疫情會快速成長。沒多久，美國政府決定對50萬名醫護人員接種天花疫苗。醫界對此反應不熱絡：2003年底以前，接種者不足4萬人。

　　2006年，班・庫柏（Ben Cooper）時任英國衛生保護局（Health Protection Agency）數學模型建構分析師。他撰寫了一篇備受關注的論文〈Poxy模型和皮疹決策〉（Poxy Models and Rash Decisions），質疑天花風險的評估方法。據庫珀所說，他所質疑的幾個模型假設有疑義，其中有個特別突出的例子。他提到：「美國CDC的模型完全忽視追蹤接觸者，並預測如果不加以控制，疫情會導致77兆人感染。消息一出，所有人都感到不可思議。」是的，你沒看錯：儘管當時全球人口少於70億，但該模型仍假設有無數的染疫風險者會受到感染，這代表疫情不會停止傳播。儘管CDC研究人員承認數據經過大幅簡化，但看到疫情研究的假設與現實如此脫節，仍是很弔詭的事。[63]

　　不過，簡單模型的好處之一，是往往很容易發現出錯的時機與原因。要爭論模型的實用性也更簡單。某些人即使沒有數學專業背景，仍可觀察到模型的假設會如何影響結果。你不必懂微積分才能注意到：如果研究人員假設天花傳播率很高，且染疫風險者的族群人數不受限制，則可能推論出不符現實的大規模流行。

　　隨著模型日益複雜，其中各有許多不同的特徵和假設，找出瑕疵也愈來愈困難。這就產生了一個問題：因為即使是最精密的數學模型，也簡化了混亂複雜的現實，這一點可以類比於建立兒童模型火車的場景。無論增加了多少功能（微型信號、車廂編號、充滿誤點的時間表），模式只是模型。我們可以用模型來理解真實事物的方方面面，但總有一些面向是模型不同於真實情況的。更有甚者，附加功能可能無法使模型善加顯示我們所需的內容。一談到建構模型，始終有細節與準確性的風險。想像一下：玩具火車的所有列車，是一隻隻刻劃得栩栩如生的動物負責推進。這樣的玩具細節是有了，但不代表符合現實。[64]

　　庫柏於評論中提到，針對疫情是否可能加劇，其他更詳細的天花預測模型也得出大同小異的悲觀結論。這些預測模型雖然另外提供細節，但仍有個特色不符合現實：假設疾病傳播的時間點早於皮疹（皮疹為天花的典型症狀）。真實疫情數據卻是相反：大多數是皮疹出現在先，傳播在後。如此一來，實際上我們會更容易發現感染者，據以透過隔離展開防

疫，免於廣泛施打疫苗。

從疾病流行到恐怖主義和犯罪，預測模型能協助機構規劃和分配資源，同時使外界關注問題，說服民眾贊同有必要盡早部署資源。針對這類分析，曾於2014年9月發表一個明顯的例子。伊波拉病毒疫情席捲西非多個地區的過程中，美國CDC發表預測，認為隔年1月以前如果沒有任何變化，個案數可能到達140萬例。[65] 外界看待CDC的警訊時，認為有南丁格爾的倡導風範，而訊息也發揮極大示警效果：該預測分析吸引全球關注，媒體廣泛報導。CDC的建議和當時其他數項研究一樣，認為必須快速採取措施，控制西非疫情。然而，CDC的預估數字，短時間內卻普遍招來疾病研究界的廣泛批評。

有個問題在於CDC的分析本身。推估染疫人數的CDC團隊，就是先前提出天花確診人數預測值的同一批研究人員。這支團隊使用類似的預測模型，對象是有染疫風險的族群，人數則未設限。如果伊波拉病毒疫情預測模型適用至2015年4月（而非1月就停），感染個案推估會達3千多萬人，遠超過疫區國家的人口總和。[66] 對於使用極簡單的模型來推估5個月後的伊波拉疫情，許多研究人員質疑是否適當，我就是其中之一。當時我對記者說：「模型可以預估伊波拉病毒於下個月前後的可能傳播情形，但幾乎無法提供準確的長期預測。」[67]

有一點需要釐清：美國CDC各大小單位有些研究人員非常優秀，伊波拉病毒模型不過是內部廣大研究群體的一項成果，但針對備受關注的疫情分析法，CDC的經驗也確實說明

了製作和宣傳上的挑戰。預測模型如果出錯，會連帶產生的問題是：外界會更加認為預測模型不特別有用。順著這個邏輯，人們會納悶，如果預測模型的輸出結果是錯誤的，又何必關注呢？

預測疫情時，會面臨兩難。以天氣預測為例，哪怕預測再悲觀，暴風雨的規模也不會受到影響，但疫情預測卻會影響個案總數。如果預測模型指出疫情確實會帶來威脅，衛生單位可能會加強防疫，而如果疫情因此受控，這卻又表示原本的預測出錯。因此，衛生單位若未出手防疫，無效預測（即並未發生）便容易與有效預測混淆。其他領域也可能有類似情況。時序進入西元2000年之前，各國政府與公司斥資合計數千億美元對抗「千禧蟲」。這原本是早期電腦縮略日期表示方式，以減省空間的功能，當時電腦都面臨千禧蟲的問題。由於各界致力解決問題，實際傷害有限，許多新聞媒體因此抱怨千禧蟲是炒作起來的風險議題。[68]

嚴格來說，CDC的伊波拉疫情預測值由於只是數種情境之一，並非真的預測，所以沒有這項問題。「預測」描述了所認定往後將發生的事件；「情境」則顯示一組特定假設下的可能結果。所推估的140萬例感染個案會以同樣速率持續成長。如果模型中納入防疫措施，則染疫人數推估值會減少。然而，數據一旦提出，人們就會記住，對於數據來源模型產生疑慮。無國界醫生（MSF）國際主席廖滿嫦（Joanne Liu）曾推特發文，回應2018年一篇談論預測的文章：「記住CDC在2014年秋季曾

預測會有100萬人感染伊波拉病毒。預測模型也有侷限。」〔69〕

即使140萬的預估值只是假設，仍可作為基準線：代表如果沒有任何變化，這就是後果。2013至2016年疫情流行期間，賴比瑞亞、獅子山共和國和幾內亞通報了近3萬名伊波拉病毒感染者。西方衛生機構採取的防疫措施，是否真的幫助130多萬人免於染疫？〔70〕

公衛領域中，往往將疾病管控措施比喻為「移除幫浦的把手」（removing the pumphandle）。這個比喻的致敬對象正是史諾的霍亂防治研究，以及移除布洛德街幫浦把手一事。如此比喻只有一個問題：當幫浦把手在1854年9月8日移除時，倫敦的霍亂疫情已開始收緩。大多數處於染疫風險的民眾不是已經感染，就是已經逃離該地區。如果要準確形容，「移除幫浦的把手」實際上應該指理論上有用的防疫措施，但實施時為時已晚。

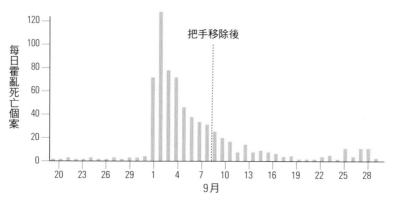

蘇活區霍亂疫情（1854）。

2014年年底，一些大型伊波拉病毒治療中心開幕，在此之前疫情已經走緩（即使沒有全面衰退）。[71] 然而，某些地區實施防疫措施確實與病例數減少同時發生，因此難以釐清防疫措施的確切成效。防疫團隊往往會一次導入數項措施：從追蹤感染個案的接觸者，鼓勵民眾改變生活方式，到開設治療中心，以及安全下葬死亡個案等等。全球落實防疫，會產生什麼效用？

診療床是用於隔離個案、避免與社區接觸的醫材，藉此減少疾病傳播。我們的團隊使用伊波拉病毒傳播的數學模型，推估出透過額外導入診療床，能在2014年9月至2015年2月這段期間，使大約6萬名獅子山共和國國內個案免受感染。在某些地區，我們發現擴建治療中心有助於減緩整體疫情。在另一些地區，則有證據顯示另外減少了社區傳播。這可能反映了本地和國際上的其他防疫措施，或者也包括正在發生的行為變化。[72]

過去多次伊波拉疫情已經證明，民眾如果改變行為習慣，對於防疫有著舉足輕重的效果。薩伊共和國為目前的剛果民主共和國，境內亞布庫村（Yambuku）首名伊波拉感染個案的通報時間為1976年，地點是當地一間小型醫院，隨後引發社區感染。根據原始疫調的存檔數據，我們團隊預估疫情爆發後幾週內，社區傳播率會急劇下降。[73] 多數下降情形發生在醫院關閉和國際救援隊到達之前。參與疫調的流行病學家大衛・海曼（David Heymann）回憶說：「疫情持續蔓延的社區採取了自

己的社交間距措施。」〔74〕2014年底至2015年初國際社會的援助，無疑有助防止西非的伊波拉病毒疫情擴散，但外國機構還是應該注意，別將疫情數字下降的功勞攬太多在自己身上。

．．．

預測情勢固然有各類挑戰，但外界對此需求甚殷。傳染病也好，犯罪也罷，我們在觀察事物的傳播時，政府與其他組織擬訂日後政策必須有理有據。話雖如此，對於事物的傳播，我們該如何提升預測的準度？

處理預測失準的問題時，一般來說，我們會回溯到模型本身，或是所套用的數據。良好的經驗法則是參考可取得的數據，來設計數學模型。舉例來說，如果手上沒有不同傳播途徑的相關數據，則應針對全部傳播範圍，試著給出簡單而又合理的假設。這樣的分析法不但要使預測模型容易詮釋，還要能更簡單傳達未知的項目。相較於糾結於充滿隱藏假設的複雜預測模型，人們比較能專注於主要流程，哪怕是對於模型不甚了解的人也是如此。

對於非身處數學領域的人，我發現他們面對數學分析時，通常會落入兩種心態：首先是懷疑。這點不難理解：如果某事物既不透明又陌生，在本能上，人會選擇不相信。到頭來，他們可能會忽視這項數學分析。第二種反應則是另一極端。人們反而不是忽視分析結果，而是過於相信。外界會將「不透明」和「困難」視為好事。我常聽到別人認為加一點數學要素是不

錯的主意，因為沒人懂。他們認為複雜代表聰明。統計學家喬治·博克斯（George Box）曾提到，數學分析不僅能吸引旁觀者：「就像藝術家，統計學家也有個壞習慣，就是會愛上自己的統計模型。」[75]

　　我們還必須思考納入分析的數據。疫情不同於科學實驗，很少是設計出來的，因此數據會有混亂和漏缺。事過境遷後，我們有辦法畫出簡潔的圖形，顯示個案起落的趨勢，但身處疫情中間時，很少有這類資訊。例如，2017年12月時，我們的團隊和無國界醫生合作，分析了孟加拉考克斯巴扎爾（Cox's Bazar）難民營的白喉疫情。我們每天都收到一組新的數據。由於新個案的通報需要時間，因此每組數據的近期病例會變少：如果某人在週一罹病，那麼通常到週三或週四才會出現在數據

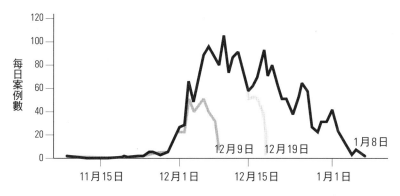

本圖為2017至2018年孟加拉考克斯巴扎爾的白喉疫情走勢。
每一條線顯示特定日期的新病例數（出現於12月9日、12月19日、1月8日）。
數據來源：芬格（Finger）等人（2019）。

中。疫情還未結束，但這些延遲通報會使疫情看起來已快畫上句點。[76]

疫情數據固然可能不可靠，但不代表毫無用武之地。如果我們知道數據的瑕疵出在哪兒，就能進行相應調整，那麼瑕疵數據不一定會造成問題。例如，假設你的手錶慢了一小時。如果你不知道這一點，可能會給你帶來麻煩；但如果你知道真實時間較晚，則可以進行心理調整計算，並仍能按時做事。同樣道理，在疫情期間，如果我們知道個案通報會延遲，則可以調整疫情發展曲線的詮釋方式。這種「即時預報」（nowcasting）目的是了解當前狀況，於預報完成前通常有其必要。

我們能否準確即時預報，取決於通報延遲多久，以及可得數據的品質。許多傳染病疫情為期數週或數月，但有些類型的擴散卻可能久久揮之不去。以美國的類鴉片藥物流行為例，愈來愈多美國人對處方止痛藥與海洛因等非法藥物上癮。目前，用藥過量是年齡未滿55歲美國人的主要死因。由於這些非預期死亡事件，自2015至2018年的三年期間，美國的平均預期壽命走低。在這之前，美國人平均預期壽命下降，要追溯到第二次世界大戰了。儘管某些方面來說，類鴉片藥物使用過量的危機是美國獨有的，美國倒也不是唯一有此問題的國家。在英、澳、加等地，類鴉片藥物使用量也呈現上升趨勢。[77]

麻煩的是，藥物濫用情況很難追蹤，原因在於證明死亡與藥物有關特別耗時。美國人於2018年因藥物過量致死的初步推估值，是一直到2019年7月才發表。[78] 儘管若干地方層級

的數據較早公開，但要從宏觀的全美視角切入，分析用藥過量危機，卻可能耗日費時。蘭德公司（RAND Corporation）高級經濟學家羅莎莉·利卡多·帕庫拉（Rosalie Liccardo Pacula）說：「我們一直在向後看。我們不太擅長觀察即將發生的事情。」[79]

美國的類鴉片藥物危機於21世紀獲得莫大關注，但據美國匹茲堡大學霍爾·賈拉勒（Hawre Jalal）教授為首的團隊指出，問題可以回溯到更早的時期。賈拉勒團隊檢視1979年至2016年的數據時，發現在此期間，美國藥物過量死亡人數呈指數增長，死亡率每十年增加一倍。[80] 即使他們關注的是州而不是國家層級，在許多地區仍發現了相同的增長模式。考量過去幾十年來藥物使用趨勢的變化，該成長模式如此一致令人驚訝。研究團隊指出：「從至少過去38來所呈現的可預測成長趨勢看來，當前的類鴉片藥物流行問題，可能是一段長期進程的近期表現。這段進程在發展中，未來數年可能都會持續相同走向。」[81]

然而，用藥過量致死僅能說明部分情況。我們無從得知走上這條路的箇中原因，畢竟死者濫用藥物可能早已行之有年。大多數疫情的傳播都會發生這類時間落差。接觸到感染源時，在接觸的時間點和發生接觸後果之間，通常有時間落差。以1976年亞布庫的伊波拉疫情為例，接觸到病毒的人通常有幾天無症狀。若是致命的傳染病，從疾病出現到患者死亡，還會相差大約一週。我們要看的是疾病本身？還是死亡數字？兩者會讓疫情給人稍微不同的印象。如果關注的是伊波拉病毒新感染個案，亞布庫疫情高峰落在6週後；若觀察的是死亡案例數，

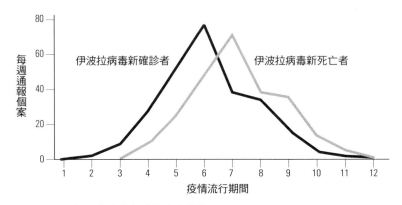

1976年亞布庫的伊波拉病毒疫情。
數據來源：卡馬喬（Camacho）等人（2014）。

則峰值發生在1週後。

　　兩組數據都有參考價值，但觀察重點不太相同。伊波拉病毒新個案的數據，能透露染疫風險族群受影響的情形，特別是有多少人受到感染；至於死亡人數，顯示的則是已感染者的後續情形。第一個峰值過後一週，兩條曲線的走勢交叉：染疫人數減少，死亡人數卻持續增加。

　　帕庫拉指出，用藥過量的流行能分為幾個類似階段。在流行初期，隨著新的人接觸藥物，用藥者增加。如果是類鴉片藥物，最初接觸藥物時往往是透過處方藥。外界難免輕易歸咎於病患服用過多藥物，或者怪罪醫生開立過多藥物，但我們還必須考慮藥廠的角色，藥廠會直接向醫生銷售強效的類鴉片藥物。另外，保險公司的承保項目中，與物理治療相比，往往偏好止痛藥。現代人的生活型態也產生影響，隨著肥胖和辦公室

工作情形增加，相關慢性疼痛問題如今益發常見。

疫情早期發展時，若要減緩流行，減少染疫族群的人數是一大良策。以成癮藥物而言，這代表要提升教育和認知。帕庫拉說：「教育向來非常重要，而且非常有用。由於流行的類鴉片藥物種類極多，這代表與其針對特定藥物，更應該鎖定所有可能的接觸管道。」

新用藥者一旦到達高峰，就會進入成癮藥物流行的中期。此時仍有為數不少的用藥者可能染上重度藥癮，就算醫師停開類鴉片藥物處方，他們也可能轉投非法成癮藥物的懷抱。在這個階段，若能提供治療，並預防藥癮惡化，將格外具有成效。此舉目的為減少用藥者總人數，而非僅是防止產生新的成癮者。

在成癮藥物流行的最後階段中，新用藥者和現有的用藥者人數減少，重度藥癮者維持不變，而這些人會是風險最高的族群，他們可能已經從處方的類鴉片藥物，改用海洛因等便宜藥物。〔82〕然而，這並不像在後期階段打擊非法藥物市場那樣簡單。成癮的根本問題更深層，遠不止於此。正如警察局長保羅‧塞爾（Paul Cell）所言：「美國無法阻止類鴉片藥物流行。〔83〕問題不只在於成癮者失去處方類鴉片藥物的入手管道，還在於這些人已經成癮，問題不只是類鴉片藥物本身。如果你拿掉藥物，卻沒提供治療，差不多等於鼓勵他們尋求其他代替品。」她指出，成癮藥物流行還會引起一系列連鎖反應。「即使控制住濫用類鴉片藥物的情形，仍有一些非常令人擔憂的長期趨勢，根本都還未處理。」其中之一就是對用藥者健康的影響。

藥癮者從口服改為注射後，C型肝炎與HIV感染風險會增加。接著，社會上存在大量藥癮者，則會衝擊家庭、社區和就業等大範圍的社會層級。

面對成癮藥物流行的三大階段，採取不同管控措施也會有不同結果，因此必須知道我們身處哪個階段。理論上，透過推估新用藥者、目前用藥者，以及重度藥癮者後，應能釐清身處階段為何，但由於類鴉片成癮者的所用藥物既有處方藥，也有非法藥物，因而使問題更加複雜，難以分開討論。有些數據來源如急診室診療次數，以及逮捕後的藥物檢測結果，是具有參考價值的，但近年來這些資訊變得愈來愈難掌握。由於數據無法入手，我們無法仿效亞布庫的伊波拉病毒疫情解讀方式，針對使用成癮藥物的問題畫出清晰圖表，顯示用藥的不同階段。在分析會爆發性擴散的問題時，如果未取得通報資料，則資料分析起來會更加棘手。

• • •

疫情初期通常有兩大目標：了解傳播情形，以及控制疫情；兩者息息相關。若能善加了解傳播方式，便能制訂更有用的防疫措施，精準介入高風險族群，或是找出傳播鏈中其他較小的染疫途徑。

這樣的因果關係也可能反客為主：防疫措施會反過來影響我們對於傳播的理解。以疾病而言，疾病如同成癮藥物和槍枝暴力，我們要了解擴散狀況時，要透過衛生單位。也就是說，

如果衛生系統量能受損或崩壞，所得數據的品質也會變差。2014年8月，賴比瑞亞爆發伊波拉病毒疫情時，本團隊處理的一組數據顯示，首都蒙羅維亞（Monrovia）的新感染個案趨緩。起初這乍看是好消息，但之後我們發現箇中原因，在於數據提供者是一間收案量已飽和的治療單位。由於疫情減緩，通報個案並未達到高峰；因為治療單位無法再收病人，只能停收。

在犯罪和暴力的世界中，理解與控制之間的相互作用也舉足輕重。如果主管機關想知道犯罪地點，通常必須仰賴接獲的通報內容。而使用模型預測犯罪時，這可能會造成問題。2016年，統計學家克里斯蒂安‧蘭姆（Kristian Lum）和政治科學家威廉‧以塞克（William Isaac）發表的例子，說明了通報內容如何影響預測。[84] 兩人的探討主題是加州奧克蘭的成癮藥物使用問題。首先，他們在2010年收集因用藥遭逮捕的數據，然後將數據放到PredPol演算法中。PredPol演算法是在美國普遍使用的工具，用於預測型警務監察（predictive policing），本質上是一種轉譯工具，能將個人或位置相關資訊，轉換為犯罪風險的估計值。PredPol開發人員表示，這套演算僅使用三項數據執行預測，分別為：前科類型，前科發生地點，以及發生的時間。PredPol並未明確納入任何個資（如種族或性別），因此可避免直接將結果導向特定族群。

蘭、以兩人使用PredPol演算法，預測了2011年將發生毒品犯罪的地方，並使用全美藥物使用和健康調查（National Survey on Drug Use and Health）的數據，計算當年毒品犯罪的實

際分布，這包括未通報的犯罪。如果演算法的預測是準確的，那麼應能期待系統可標記出犯罪實際發生的地方，但結果反而主要指向曾執行逮捕的地區。兩人指出，標記結果是反饋意見的一種迴圈現象，「人對於犯罪的理解」和「人對於犯罪的管控」兩者會產生迴圈效應。「由於預測內容可能過度強調警方已經知道的熱區，於是警察會加強巡邏同樣區域，因此更有機會在那裡觀察到新的犯罪事例，而這又反過來使警方確信，當地的犯罪猖獗程度確實如他們的先前判斷。」〔85〕

有人批評這項分析，認為警察沒有使用Predpol來預測成癮藥物犯罪。然而，蘭姆說這項批評將格局看小了，因為預測型警務監察的目標是提升決策的客觀性。「言下之意，是要從系統去掉人的偏見。」不過，如果預測反映的是警察當下的行為，那麼這些偏見會繼續存在，並隱藏在看似客觀演算法的面紗背後。蘭姆表示：「用數據來訓練演算法時，如果產出該數據的系統中有少數人的行為相同，但被逮捕機率較高，那麼也只是讓同樣問題在迴圈罷了。你的問題沒變，只是現在你用演算法這個高科技工具在過濾。」

犯罪演算法的侷限超出了人們的想像。2013年，蘭德公司研究人員歸納了有關預測型警務監察的四大迷思。〔86〕第一個迷思是，電腦能確切知道未來會發生什麼事。研究人員補充：「演算法預測的是未來事件的風險，而不是事件本身。」第二個迷思是，從收集犯罪相關數據到提出適當建議，電腦無所不能。實際上，電腦在協助人類執行警政分析和決策時的表

現最佳，而無法全面取代人類。第三大迷思是，警力需要一個
強大模型來做出優良決策，而問題往往出在是否能掌握正確數
據。正如蘭姆所說：「有時候你手上的那組數據裡面，並沒有
你預測時所需的資訊。」

　　最後一個迷思或許是最難以消滅的，就是預測得準，犯罪
也會自動減少。蘭德團隊的文章表示：「預測的本質，就只是
預測。要實際減少犯罪，必須根據預測採取行動。」因此，為
了控制犯罪，各機構必須側重干預和預防措施，而不只是進行
預測。針對其他有擴散性質的問題，道理相同。根據現任英國
首席醫療官克里斯‧惠蒂（Chris Whitty）的說法，最好的數學
模型，不一定是會試著準確預測未來的模型。模型的重點是藉
由分析，讓我們知道自己對情況的了解與實情有什麼出入。惠
蒂認為：「通常模型最有參考價值的時候，是找出政策決定會
產生什麼影響，而這些影響是靠常識無法預測的。關鍵通常不
在於模型是否『正確』，而在於它提供了無法預測的見解。」[87]

· · ·

　　2012年，芝加哥警方導入「策略目標清單」（SSL），以預
測哪些人可能涉入槍擊案。這項措施的部分靈感，來自於帕帕
奇里斯托斯。帕帕奇里斯托斯曾研究芝加哥的社交網絡和槍枝
暴力（儘管他本人和SSL保持距離）。[88] SSL清單基礎是一套
可針對部分市內居民計算風險分數的演算法。開發人員表示，
SSL未明確納入性別、種族或位置等因子，但多年來，也並未

表明有哪些評估指標。經《芝加哥太陽報》(*Chicago Sun-Times*)施壓後，芝加哥警察局終於在2017年公開SSL數據，納入該演算法者，有年齡、幫派關係、過去的逮捕資料等，以及系統所產出的相應風險分數。研究人員對此舉持正面態度。社會正義組織Upturn的研究員布萊安娜·波沙達（Brianna Posadas）指出：「公開預測型警務監察系統私下所採用的數據，非常難能可貴。」[89]

完整的SSL數據庫中大約有40萬人，其中近29萬人被視為高風險群。儘管SSL演算法未明確納入種族作為評估指標，但各種族族群之間存在顯著差異：SSL對芝加哥一半以上的20多歲黑人男性打了分數，而白人男性比例則為6%。多的是並未與暴力犯罪有明確連結的人：大約9萬名「高風險」者既從未遭逮捕，也不是犯罪的受害人。[90]

這裡浮現的問題是：如何看待SSL演算法給的社會評分？警察是否該監管與暴力沒有明顯連結的人？回想一下，帕帕奇里斯托斯在芝加哥進行的網絡研究中，重點是槍枝暴力的受害者，而不是加害者；這種分析的目的是幫助挽救生命。帕帕奇里斯托斯於2016年寫道：「警察主導的計畫有一種內在風險，就是在某種程度上，任何行動都將變成以犯罪者為中心。」他認為，數據在預防犯罪中有一定作用，但不是只有警察能運用它。「使用數據分析來找出日後可能成為槍擊案受害者的人，這項技術的真正前景不在於警政端，而在於更大格局的公衛面。」他建議，系統預測的受害者可以向社工、心理師和暴力

勸諫人等對象尋求幫助。

想要成功減少犯罪，手法可以形形色色。舉例而言，1980年，西德規定摩托車騎士必須戴頭盔。接下來6年中，摩托車竊盜案減少了⅔。原因很簡單：不便。偷車賊不再心血來潮就決定下手。相反地，他們必須提前計劃盜車，並隨身攜帶安全帽。幾年前，荷蘭和英國採用類似的安全帽法令後，荷、英兩國的竊車案均大幅減少，這項成績顯示社會規範如何影響犯罪率。〔91〕

關於周遭環境如何構成犯罪，一個非常著名的概念是「破窗理論」（broken windows theory）。破窗理論於1982年由詹姆斯‧威爾遜（James Wilson）和喬治‧凱林（George Kelling）提出，論點是少量的失序（例如破損的窗戶）可能擴散，並發展為更嚴重的犯罪。因此，解決方案是恢復和維護公共秩序。破窗理論後來廣泛用於警務執勤，尤其在1990年代的紐約市，警方因為此理論，大舉掃蕩地鐵逃票等小型犯罪。由於採行這些措施的同時，城市犯罪率確實大幅下降，有人進而主張逮捕輕罪者可預防重罪。〔92〕

要說人人滿意破窗理論的採用方式，也不盡然。其中一位持反論者是凱林本人。他指出，破窗的最初概念是探討社會秩序，而不是逮捕。但是，公共秩序的定義可能見仁見智：街上徘徊的人是在遊蕩，還是等待朋友？牆上的塗鴉會不會是街頭藝術？凱林認為，這不只是告訴警察恢復某個地區的秩序那麼簡單。他在2016年說：「任何真正想維護秩序的警官，都必須

回答下面這個問題,而且自己的答案要能說服自己:『甲和乙在公共場所小便,你為什麼抓甲不抓乙?』如果你無法回答,或只是說『就常識啊』,這答案會讓人非常、非常憂心。」[93]

還有個重點是,積極懲罰輕罪,是否就是90年代紐約犯罪率減少的主因?答案並不明朗。警察因破窗理論加強取締,是否確實降低紐約犯罪數字?幾乎沒有證據表明兩者有直接關聯。儘管其他美國城市採用別的警務方針,在同樣期間內它們的犯罪率也下降了。當然,因為破窗理論而加強取締,也不能說完全無濟於事。有證據顯示:若有塗鴉和購物車未歸位等現象,會大幅增加民眾亂扔垃圾或使用禁止通道的可能性。[94]這代表輕度失序可能引起其他輕度違規事件。同樣效應似乎也能反面運作:如果有人試圖恢復秩序(如撿垃圾),旁人看到也可能跟著收拾。[95]即便如此,從這樣的結果要導出「逮捕輕罪能大幅減少暴力事件」的結論,會是很大的落差。

說到底,是什麼促使犯罪率下降?經濟學家史蒂芬‧李維特(Steven Levitt)認為原因之一在於1973年以後,民眾能選擇墮胎的機會增加。李維特的見解是,墮胎人次增加後,非期望出生的孩子變少,而有如此經歷的孩童長大成人後,會是較可能涉入犯罪的族群。其他人則歸咎於20世紀中葉時,人們在童年時期接觸含鉛汽油和含鉛油漆,進而引起了行為問題。當接觸程度下降時,犯罪率也跟著減少。實際上,針對1990年代美國犯罪率下降一事,近來文獻回顧發現學界共提出24種解釋。[96]這些見解引起廣泛關注(和批判),但相關研究人員

都承認問題很複雜。實際上，犯罪率下降可能是多項因素混同作用的結果。[97]

對於會長期傳播的事物，這是常見問題。如果我們以某種方式干預，或許必須等很久才能看到是否有成效。同時，可能還會發生許多變化，使得干預效果難以衡量。同樣地，將焦點放在暴力事件的直接後果，會比調查長期傷害還來得容易。華茲指出，家暴可以跨代傳播，受影響的兒童成年後會涉入暴力事件。但是，在討論干預措施時，有如此背景的孩子往往是遭遺忘的一群。她說：「我們必須思考，如何支持在家暴環境中成長的孩子。」

以過去研究界的經驗來看，由於牽涉的時間線問題，研究人員向來很難分析世代間的傳播情形。[98]流行病學家梅利莎‧翠西（Melissa Tracy）認為，研究人員有分析長期局勢的經驗，因此這是公衛方法可以提供幫助的地方。她說：「這就是流行病學的強項：可以從發展歷程的格局切入分析。」

• • •

在美國和其他地方，使用公衛方法預防犯罪，成本效益都甚高。有研究將美國一般謀殺案的社會面、經濟面和司法面等結果加總評估，發現單次謀殺的成本就超過1,000萬美元。[99]問題是：最有效的解決方案，不見得是人們最感到自在的解決方案。我們是否追求自己正在懲罰壞人的感覺？還是我們想要減少犯罪？「矯治暴力」的蘭斯福特說：「如果要改變行為，威

脅和懲罰並沒有那麼有效。」儘管懲罰可能有一些效用，但蘭斯福特認為其他方法通常更有成效。他說：「要改變一個人的行為，最終極的有效方法是試著坐下來、試著傾聽，並從頭聽完他們的心聲。讓他們宣洩不滿，並真正試著理解他。接著試著引導他們採取更健康的行動方式。」

從過去經驗來看，「矯治暴力」一類的方案向來側重人際互動，但是線上社交接觸也日益影響暴力的傳播。蘭斯福特說：「環境已經改變。你必須做出調整。現在，我們正在聘請專精於爬梳社交媒體的員工，以找出必須應對的衝突。」

了解人際之間的連結關係，會有助於處理犯罪和暴力。對於具傳染力的現象，也是相同邏輯：從吸菸、打哈欠，一路到傳染病和創新概念——我們看到現實生活的人際網絡驅動這些現象，展開傳播。即便如此，網路的影響力不見得和面對面交流相同。華茲說：「看待暴力的接受度時，人的看法會如何傳播？思考一下這個問題，會發現網路的影響受眾或許要大得多，但實際暴力行為者倒是要少得多了。」

這個問題可是目前很多業界的關注焦點。不過，他們的重點通常不是如何「遏制」擴散現象。反而一談到線上的話題傳播時，他們在乎的往往恰好相反：他們想「加強」擴散。

1 背景和引言來自作者與Gary Slutkin的2018年4月訪談。

2 統計資料出處：Bentle K. et al., '39,000 homicides: Retracing 60 years of murder in Chicago', *Chicago Tribune*, 9 January 2018; Illinois State Fact Sheet. National Injury and Violence Prevention Resource Center, 2015.

3 Slutkin G., 'Treatment of violence as an epidemic disease', In: Fine P. et al. John Snow's legacy: epidemiology without borders. *The Lancet*, 2013.

4 關於John Snow的霍亂研究，其背景出處：Snow J., *On the mode of communication of cholera*. (London, 1855); Tulodziecki D., 'A case study in explanatory power: John Snow's conclusions about the pathology and transmission of cholera', *Studies in History and Philosophy of Biological and Biomedical Sciences*, 2011; Hempel S., 'John Snow', The Lancet, 2013; Brody H. et al., 'Map-making and myth-making in Broad Street: the London cholera epidemic, 1854', *The Lancet*, 2000.

5 抽象作畫原因：Seuphor M., *Piet Mondrian: Life and Work* (Abrams, New York, 1956); Tate Modern, 'Five ways to look at Malevich's Black Square', https://www.tate.org.uk/art/artists/kazimir-malevich-1561/five-ways-look-malevichs-black-square.

6 霍亂的背景出處：Locher W.G., 'Max von Pettenkofer (1818– 1901) as a Pioneer of Modern Hygiene and Preventive Medicine', Environmental Health and Preventive Medicine, 2007; Morabia A., 'Epidemiologic Interactions, Complexity, and the Lonesome Death of Max von Pettenkofer,' *American Journal of Epidemiology*, 2007.

7 García-Moreno C. et al., 'WHO Multi-country Study on Women's Health and Domestic Violence against Women', *World Health Organization*, 2005.

8 引言來自作者與Charlotte Watts的2018年5月訪談。

9 關於暴力的擴散現象，其影響因素的背景出處：Patel D.M. et al., *Contagion of Violence: Workshop Summary* (National Academies Press, 2012).

10 Gould M.S. et al., 'Suicide Clusters: A Critical Review', *Suicide and Life-Threatening Behavior*, 1989.

11 Cheng Q. et al., 'Suicide Contagion: A Systematic Review of Definitions and Research Utility', *PLOS ONE*, 2014.

12 Phillips D.P., 'The Influence of Suggestion on Suicide: Substantive and

Theoretical Implications of the Werther Effect', *American Sociological Review*, 1974.

13 WHO. 'Is responsible and deglamourized media reporting effective in reducing deaths from suicide, suicide attempts and acts of selfharm?', 2015. https://www.who.int.

14 Fink D.S. et al., 'Increase in suicides the months after the death of Robin Williams in the US', *PLOS ONE*, 2018.

15 Towers S. et al., 'Contagion in Mass Killings and School Shootings', *PLOS ONE*, 2015.

16 譯註：依領域不同，generation time 有「世代歷時」、「傳染時間」、「世代時間」等譯法。本書譯法「傳染代隔」參考自陳建仁著《流行病學：原理與方法》（1999年），聯經出版。

17 Brent D.A. et al., 'An Outbreak of Suicide and Suicidal Behavior in a High School', *Journal of the American Academy of Child and Adolescent Psychiatry*, 1989.

18 Aufrichtig A. et al., 'Want to fix gun violence in America? Go local', *The Guardian*, 9 January 2017.

19 引言自作者與 Charlie Ransford 的 2018 年 4 月訪談。

20 Confino J., 'Guardian-supported Malawi sex workers' project secures funding from Comic Relief ', *The Guardian*, 9 June 2010.

21 Bremer S., '10 Shot, 2 Fatally, at Vigil on Chicago's Southwest Side', *NBC Chicago*, 7 May 2017.

22 Tracy M. et al., 'The Transmission of Gun and Other Weapon-Involved Violence Within Social Networks', *Epidemiologic Reviews*, 2016.

23 Green B. et al., 'Modeling Contagion Through Social Networks to Explain and Predict Gunshot Violence in Chicago, 2006 to 2014', *JAMA Internal Medicine*, 2017.

24 針對 Green 等人的群集規模分布（cluster size distribution），以負二項回歸分布（negative binomial offspring distribution）算出離散係數（k）的最大似然估計值（maximum likelihood estimate），k = 0.096（方法學出處：Blumberg S. and Lloyd-Smith J.O., *PLOS Computational Biology*, 2013）。另可參考 MERS-CoV 的 R 值為 0.63，k 值為 0.25（出處：Kucharski A.J. and Althaus C.L., 'The role of superspreading in Middle East respiratory syndrome coronavirus (MERS-

CoV) transmission', *Eurosurveillance*, 2015）。

25 Fenner F. et al., *Smallpox and its Eradication* (World Health Organization, Geneva, 1988).

26 暴力阻斷法的評估：Skogan W.G. et al., 'Evaluation of CeaseFire-Chicago', U.S. Department of Justice report, March 2009; Webster D.W. et al., 'Evaluation of Baltimore's Safe Streets Program', Johns Hopkins report, January 2012; Thomas R. et al., 'Investing in Intervention: The Critical Role of State-Level Support in Breaking the Cycle of Urban Gun Violence', Giffords Law Center report, 2017.

27 「矯治暴力」的批評例子：Page C., 'The doctor who predicted Chicago's homicide epidemic', Chicago Tribune, 30 December 2016; 'We need answers on anti-violence program', *Chicago Sun Times*, 1 July 2014.

28 Patel D.M. et al., *Contagion of Violence: Workshop Summary* (National Academies Press, 2012).

29 背景出處：Seenan G., 'Scotland has second highest murder rate in Europe', The Guardian, 26 September 2005; Henley J., 'Karyn McCluskey: the woman who took on Glasgow's gangs', *The Guardian*, 19 December 2011; Ross P., 'No mean citizens: The success behind Glasgow's VRU', The Scotsman, 24 November 2014; Geoghegan P., 'Glasgow smiles: how the city halved its murders by "caring people into change"', *The Guardian*, 6 April 2015; '10 Year Strategic Plan', Scottish Violence Reduction Unit, 2017.

30 Adam K., 'Glasgow was once the "murder capital of Europe". Now it's a model for cutting crime', *Washington Post*, 27 October 2018.

31 關於減暴小組的成效，尚未全面正式評估，但已評估若干環節：Williams D.J. et al., 'Addressing gang-related violence in Glasgow: A preliminary pragmatic quasi-experimental evaluation of the Community Initiative to Reduce Violence (CIRV)', *Aggression and Violent Behavior*, 2014; Goodall C. et al., 'Navigator: A Tale of Two Cities', 12 Month Report, 2017.

32 'Mayor launches new public health approach to tackling serious violence', London City Hall press release, 19 September 2018; Bulman M., 'Woman who helped dramatically reduce youth murders in Scotland urges London to treat violence as a "disease"', *The Independent*, 5 April 2018.

33 關於Nightingale的克里米亞研究，其背景出處：Gill C.J. and Gill G.C., 'Nightingale in Scutari: Her Legacy Reexamined', Clinical Infectious Diseases,

2005; Nightingale F., *Notes on Matters Affecting the Health, Efficiency, and Hospital Administration of the British Army: Founded Chiefly on the Experience of the Late War* (London, 1858); Magnello M.E., 'Victorian statistical graphics and the iconography of Florence Nightingale's polar area graph', *Journal of the British Society for the History of Mathematics Bulletin*, 2012.

34 Nelson S. and Rafferty A.M., *Notes on Nightingale: The Influence and Legacy of a Nursing Icon* (Cornell University Press, 2012).

35 Farr的背景出處：Lilienfeld D.E., 'Celebration: William Farr (1807–1883) – an appreciation on the 200th anniversary of his birth', *International Journal of Epidemiology*, 2007; Humphreys N.A., 'Vital statistics: a memorial volume of selections from the reports and writings of William Farr', *The Sanitary Institute of Great Britain*, 1885.

36 Nightingale F., *A Contribution to the Sanitary History of the British Army During the Late War with Russia* (London, 1859).

37 引言自：Diamond M. and Stone M., 'Nightingale on Quetelet', *Journal of the Royal Statistical Society A*, 1981.

38 Cook E., *The Life of Florence Nightingale* (London, 1913).

39 引言自：MacDonald L., *Florence Nightingale on Society and Politics, Philosophy, Science, Education and Literature* (Wilfrid Laurier University Press, 2003).

40 譯註：「提燈女士」來自於暗夜中提燈巡房的印象。

41 Pearson K., *The Life, Letters and Labours of Francis Galton* (Cambridge University Press, London, 1914).

42 Patel D.M. et al., *Contagion of Violence: Workshop Summary* (National Academies Press, 2012).

43 統計資料出處：Grinshteyn E. and Hemenway D., 'Violent Death Rates: The US Compared with Other High-income OECD Countries, 2010', *The American Journal of Medicine*, 2016; Koerth- Baker M., 'Mass Shootings Are A Bad Way To Understand Gun Violence', Five Thirty Eight, 3 October 2017.

44 背景出處：Thompson B., 'The Science of Violence', *Washington Post*, 29 March 1998; Wilkinson F., 'Gunning for Guns', *Rolling Stone*, 9 December 1993.

45 Cillizza C., 'President Obama's amazingly emotional speech on gun control', *Washington Post*, 5 January 2016.

46 Borger J., 'The Guardian profile: Ralph Nader', The Guardian, 22 October 2004.

47 背景出處：Jensen C., '50 Years Ago, "Unsafe at Any Speed" Shook the Auto World', *New York Times*, 26 November 2015.

48 Kelly K., 'Car Safety Initially Considered "Undesirable" by Manufacturers, the Government and Consumers', *Huffington Post*, 4 December 2012.

49 Frankel T.C., 'Their 1996 clash shaped the gun debate for years. Now they want to reshape it', *Washington Post*, 30 December 2015.

50 Kates D.B. et al., 'Public Health Pot Shots', *Reason*, April 1997.

51 編註：乙醯胺酚是用於止痛與退燒的藥物，是普拿疼這類藥品的主成分。

52 Turvill J.L. et al., 'Change in occurrence of paracetamol overdose in UK after introduction of blister packs', *The Lancet*, 2000; Hawton K. et al., 'Long term effect of reduced pack sizes of paracetamol on poisoning deaths and liver transplant activity in England and Wales: interrupted time series analyses', *British Medical Journal*, 2013.

53 Dickey J. and Rosenberg M., 'We won't know the cause of gun violence until we look for it', Washington Post, 27 July 2012.

54 背景和引言來自作者與 Toby Davies 的 2017 年 8 月訪談。

55 Davies T.P. et al., 'A mathematical model of the London riots and their policing', *Scientific Reports*, 2013.

56 例子：Myers P., 'Staying streetwise', *Reuters*, 8 September 2011.

57 引言自：De Castella T. and McClatchey C., 'UK riots: What turns people into looters?', BBC News Online. 9 August 2011.

58 Granovetter M., 'Threshold Models of Collective Behavior', *American Journal of Sociology*, 1978.

59 背景出處：Johnson N.F. et al., 'New online ecology of adversarial aggregates: ISIS and beyond', Science, 2016; Wolchover N., 'A Physicist Who Models ISIS and the Alt-Right', *Quanta Magazine*, 23 August 2017.

60 Bohorquez J.C. et al., 'Common ecology quantifies human insurgency', *Nature*, 2009.

61 Belluck P., 'Fighting ISIS With an Algorithm, Physicists Try to Predict Attacks', *New York Times*, 16 June 2016.

62 Timeline: 'How The Anthrax Terror Unfolded', National Public Radio (NPR), 15 February 2011.

63 Cooper B., 'Poxy models and rash decisions', PNAS, 2006; Meltzer M.I. et al.,

'Modeling Potential Responses to Smallpox as a Bioterrorist Weapon', *Emerging Infectious Diseases*, 2001.

64 我看過一些領域使用玩具火車作為例子（例如金融界的 Emanuel Derman），但這裡要特別介紹我的老同事 Ken Eames，他在疾病模型授課中，十分有效地運用這個例子。

65 Meltzer M.I. et al., 'Estimating the Future Number of Cases in the Ebola Epidemic – Liberia and Sierra Leone, 2014–2015', *Morbidity and Mortality Weekly Report*, 2014.

66 據美國 CDC 的指數模型推估，每個月約為三倍成長。因此相較於1月數值，三個月來個案數估計增加幅度為 27 倍（獅、賴、幾三國人口合計約為 2,400 萬）。

67 'Expert reaction to CDC estimates of numbers of future Ebola cases', Science Media Centre, 24 September 2014.

68 背景出處：Hughes M., 'Developers wish people would remember what a big deal Y2K bug was', *The Next Web*, 26 October 2017; Schofield J., 'Money we spent', *The Guardian*, 5 January 2000.

69 https://twitter.com/JoanneLiu_MSF/status/952834207667097600.

70 針對未通報的個案，美國 CDC 分析時會擴大計算，將個案數乘以係數 2.5。若將此係數加計至已通報個案，則代表當時實際上有 75,000 人感染，與 CDC 的預測落差達 133 萬。關於 CDC 模型（含干預措施）能說明疫情的想法，參考自：Frieden T.R. and Damon I.K., 'Ebola in West Africa – CDC's Role in Epidemic Detection, Control, and Prevention', *Emerging Infectious Diseases*, 2015.

71 Onishi N., 'Empty Ebola Clinics in Liberia Are Seen as Misstep in U.S. Relief Effort', *New York Times*, 2015.

72 Kucharski A.J. et al., 'Measuring the impact of Ebola control measures in Sierra Leone', *PNAS*, 2015.

73 Camacho A. et al., 'Potential for large outbreaks of Ebola virus disease', *Epidemics*, 2014.

74 Heymann D.L., 'Ebola: transforming fear into appropriate action', *The Lancet*, 2017.

75 出處多，但無明顯主要來源。

76 到12月初時，平均通報延遲是2至3天。出處：Finger F. et al., 'Real-time analysis of the diphtheria outbreak in forcibly displaced Myanmar nationals in Bangladesh', *BMC Medicine*, 2019.

77 統計資料出處：Katz J. and Sanger-Katz M., '"The Numbers Are So Staggering." Overdose Deaths Set a Record Last Year', *New York Times*, 29 November 2018; Ahmad F.B. et al., 'Provisional drug overdose death counts', National Center for Health Statistics, 2018; Felter C., 'The U.S. Opioid Epidemic', Council on Foreign Relations, 26 December 2017; 'Opioid painkillers "must carry prominent warnings"'. BBC News Online, 28 April 2019.

78 Goodnough A., Katz J. and Sanger-Katz M., 'Drug Overdose Deaths Drop in U.S. for First Time Since 1990', *New York Times*, 17 July 2019.

79 關於類鴉片藥物危機分析，背景和引言來自作者與 Rosalie Liccardo Pacula 的 2018 年 5 月訪談。其他細節出處：Pacula R.L., Testimony presented before the House Appropriations Committee, Subcommittee on Labor, Health and Human Services, Education, and Related Agencies on April 5, 2017.

80 死亡率呈指數型成長，從 1979 年每 10 萬人有 11 人死亡，成長至 2015 年每 10 萬人有 137 人死亡，可看出時間翻倍 = $36/\log_2(137/11) = 10$ 年。

81 Jalal H., 'Changing dynamics of the drug overdose epidemic in the United States from 1979 through 2016', *Science*, 2018.

82 Mars S.G. '"Every 'never' I ever said came true": transitions from opioid pills to heroin injecting', *International Journal of Drug Policy*, 2014.

83 TCR Staff, 'America "Can't Arrest Its Way Out of the Opioid Epidemic"', *The Crime Report*, 16 February 2018.

84 Lum K. and Isaac W., 'To predict and serve?' *Significance*, 7 October 2016.

85 引言來自作者與 Kristian Lum 的 2018 年 1 月訪談。

86 Perry W.L. et al., 'Predictive Policing', RAND Corporation Report, 2013.

87 Whitty C.J.M., 'What makes an academic paper useful for health policy?', *BMC Medicine*, 2015.

88 Dumke M. and Main F., 'A look inside the watch list Chicago police fought to keep secret', *Associated Press*, 18 June 2017.

89 SSL 演算法的背景出處：Posadas B., 'How strategic is Chicago's "Strategic Subjects List"? Upturn investigates', *Medium*, 22 June 2017; Asher J. and Arthur R., 'Inside the Algorithm That Tries to Predict Gun Violence in Chicago', *New York Times*, 13 June 2017; Kunichoff Y. and Sier P., 'The Contradictions of Chicago Police's Secretive List', *Chicago Magazine*, 21 August 2017.

90 根據 Posadas（*Medium*, 2017），高風險者比例為 287,404/398,684 = 0.72。其中

88,592人（31%）從未遭逮捕過或曾為犯罪受害者。

91 Hemenway D., *While We Were Sleeping: Success Stories in Injury and Violence Prevention*, (University of California Press, 2009).

92 破窗理論的相關背景出處：Kelling G.L. and Wilson J.Q., 'Broken Windows', *The Atlantic*, March 1982; Harcourt B.E. and Ludwig J., 'Broken Windows: New Evidence from New York City and a Five-City Social Experiment', *University of Chicago Law Review*, 2005.

93 Childress S., 'The Problem with "Broken Windows" Policing', Public Broadcasting Service, 28 June 2016.

94 Keizer K. et al., 'The Spreading of Disorder', *Science*, 2008.

95 Keizer K. et al., 'The Importance of Demonstratively Restoring Order', *PLOS ONE*, 2013.

96 Tcherni-Buzzeo M., 'The "Great American Crime Decline": Possible explanations', In Krohn M.D. et al., *Handbook on Crime and Deviance*, 2nd edition, (Springer, New York 2019).

97 對於犯罪率下降的其他假設與相關批判：Levitt S.D., 'Understanding Why Crime Fell in the 1990s: Four Factors that Explain the Decline and Six that Do Not', *Journal of Economic Perspectives*, 2004; Nevin R., 'How Lead Exposure Relates to Temporal Changes in IQ, Violent Crime, and Unwed Pregnancy', *Environmental Research Section* A, 2000; Foote C.L. and Goetz C.F., 'The Impact of Legalized Abortion on Crime: Comment', *Quarterly Journal of Economics*, 2008; Casciani D., 'Did removing lead from petrol spark a decline in crime?', BBC News Online, 21 April 2014.

90 作者與Melissa Tracy的2018年8月訪談。

99 Lowrey A., 'True Crime Costs', *Slate*, 21 October 2010.

5 | 病毒式瘋傳

Going viral

　　一封電子郵件上寫著：「您的NIKE帳號訂單已取消。」來信時間是2001年1月，收信人是喬納・裴瑞帝（Jonah Peretti），信件內容是裴瑞帝想購買幾雙客製化球鞋，但訂單因他要求的客製化字樣而遭取消——裴瑞帝要求在球鞋印上「sweatshop」（血汗工廠），這是他向耐吉（Nike）公司下的戰帖。[1]

　　裴瑞帝當時在讀研究所，就讀麻省理工媒體實驗室（MIT Media Lab），他和耐吉就此在網路上開始魚雁往返，耐吉重申訂單無法成立的原因在於「使用不當俗稱」。由於裴瑞帝無法使耐吉改變做法，他決定將整串電子郵件轉寄給若干朋友，其中許多友人又再轉發，信件於是轉寄了好幾層，沒幾天便送到數千人手上。不久，這則消息也獲得媒體曝光機會。二月底時，《衛報》（The Guardian）和《華爾街日報》（Wall Street Journal）刊載整串信件內容，美國國家廣播公司（NBC）電視台邀請裴瑞帝參加《今日秀》（Today Show）節目，和一名耐吉發言人辯論這項議題。3月，整起事件躍上國際媒體，最後數間歐洲報社也展開報導。這一切，都起因於當初的一封信。裴瑞帝之

後寫道：「雖然媒體將我與耐吉的對抗比喻成大衛對巨人歌利亞，真實情況卻是一方是耐吉這樣，擁有大眾媒體資源的公司，另一方是一群網路使用者社群，手上能用的只有微媒體（micromedia）。」[2]

這封電子郵件廣為流傳，但會不會全是誤打誤撞？卡梅隆・馬洛（Cameron Marlow）是裴瑞帝的友人，也是博士班同學，之後成為Facebook數據科學主管。馬洛儼然相信這只是僥倖，他不認為憑一己之力，能刻意使事物擴散至此，而裴瑞帝倒是以為他能複製當初模式。耐吉電子郵件事件不久後，「Eyebeam」這家紐約的多媒體非營利機構延攬了裴瑞帝，聘他擔任「傳染力媒體實驗室」（contagious media lab）主管，針對線上內容展開網路實驗。他想觀察的是：什麼造就傳染力？又是什麼維持擴散的熱度？

在接下來數年，裴瑞帝著手研究網路人氣的特徵，像是搭上新聞潮流如何驅動網站流量，標題兩極化如何增加露出，內容求新求變則能增加使用者的固著度。裴瑞帝團隊甚至新創了一種「轉發」（reblog）功能，網友能藉此分享其他人的張貼內容。這項概念日後成為社群網路上內容傳播的基本功能。想像一下：如果Twitter拿掉「轉推」的選項，Facebook移除「分享」按鍵，結果會有何不同？裴瑞帝最終轉戰新聞界，幫助《赫芬頓郵報》（Huffington Post）發展業務，但早期的傳染力試驗卻在腦海中揮之不去。最終，他向前東家Eyebeam年事已高的老闆提出建議，建立新型態的媒體公司，專攻有傳染力

的擴散現象，運用他們對網路人氣的見解，大規模展開應用。他們的想法是不斷滾動生成能病毒式瘋傳的內容，並稱之為「BuzzFeed」。

• • •

鄧肯・華茲發表小世界網絡的研究後不久，進入哥倫比亞大學社會學系。在這段期間，他對線上內容愈感興味盎然，最後也擔任BuzzFeed的早期顧問。儘管華茲最初的研究方向是電影演員和蟲腦[3]等網絡中的連接，但全球資訊網（world wide web）蘊含大量新型數據。2000年代初期時，華茲團隊開始探討全球資訊網的線上連結。過程中，他們推翻了過去外界長期以來對資訊傳播方式的認知。

當時，行銷界愈來愈關注「高影響力人士」這個概念，即能引發社會傳染現象的一般人。在這個年頭，原文「influencer」已演變為泛稱，指的是有影響力的一般民眾、名流和媒體名人，但原概念形容的是名不見經傳的人，能引起一傳十、十傳百的擴散現象。影響力行銷的理念，是由企業鎖定一些意料之外擁有緊密連結的民眾，藉此以較少的成本，加大想法傳播的範圍。企業不依靠歐普拉・溫芙蕾（Oprah Winfrey）這類名人來宣傳產品，反而能從零建立民眾的熱情。華茲目前主要任職於美國賓州大學，他表示：「行銷界的人會受到這個概念吸引，主要原因在於他們能以小預算，達到歐普拉代言等級的大效果。」[4]

　　影響力行銷的概念啟迪自心理學家史坦利·米爾格蘭（Stanley Milgram）著名的「小世界」（small-world）試驗。1967年，米爾格蘭對300個人指派了一項任務：將一條訊息傳給居住在美國波士頓附近夏倫鎮（Sharon）的某個證券經紀人。[5]最後，有64人找到目標，其中有¼的訊息途經同一位中介者轉給該證券經紀人，這名中介者於當地從事服飾生意，顯然是證券經紀人和外界間的最大接點；米爾格蘭表示，證券經紀人得知這事後相當驚訝。如果一位沒有裙帶關係的商人在傳達訊息一事上，竟如此舉足輕重，那麼會不會還有其他人具有類似影響力？

　　華茲指出，影響力的假說事實上有多種版本：「有個版本很有趣，不過是假的；另一個版本是真的，但是不有趣。」在有趣的版本中，存在特定人士（如米爾格蘭實驗中的服飾商），他們在社會傳染現象上具有不成比例的重要性。如果你能找到這種人，則不需大筆行銷預算和名人代言，便能達到宣傳效果。此假說雖然吸引人，但未受到嚴格審視。2003年，華茲的哥大團隊重新執行米爾格蘭的實驗，訊息改以電子郵件傳遞，規模也更加擴大。[6]團隊挑了18位不同的目標對象，所在地橫跨13國，接著建立2萬5千條電郵寄送鏈，請每一位參加者都將訊息寄給一名特定目標。在米爾格蘭的小規模實驗中，服飾商儼然是連結訊息的要角，但在華茲設計的電郵鏈中，未觀察到相同情形，而是訊息透過一群不同的人，在每一條電郵鏈中流傳，並非有同樣一群「高影響力人士」不斷現身。

此外，針對如何選擇收信人，哥大研究團隊也就此詢問實驗參加者。結果顯示，他們偏好考量位置或職業等特徵，而非以特殊名氣或人脈廣闊作為依據。

華茲團隊的實驗顯示，要傳遞訊息至特定目標，不一定需要有大量人脈的民眾。不過，如果我們只關注讓事物傳播得愈遠愈好呢？人際網絡中擁有更多人脈者（如名人），是否有助於確保引發擴散現象？電郵鏈實驗數年後，華茲團隊檢視Twitter上的網路連結傳播方式。結果顯示，如果內容的張貼人擁有許多追蹤者，或是先前的貼文曾形成轉推熱潮，可能更有助於協助事物傳播。然而，也無法因此保證能爆紅。多數情況下，符合條件者並無法成功引爆大型的擴散現象。[7]

我們順著這項結果，來看更陽春版的影響力假說：也就是「有些人就是比其他人更有影響力」。有大量證據支撐這項說法。例如，2012年，斯南・艾瑞爾（Sinan Aral）和迪倫・沃克（Dylan Walker）研究人們如何受朋友影響在Facebook上選擇應用程式（app）。艾、沃二人發現，在各好友配對中，女性對男性的影響比例，要比女性之間互相影響的比例高出45%，且年逾30歲的女性影響力高於未滿18歲的女性，高出的幅度逾50%。研究並顯示，女性比男性更不容易受到影響，且已婚人士比單身者更不易受到左右。[8]

理想上，要傳播一項想法，需要一群人既具有強大影響力，又容易受到影響，但艾、沃二人發現這樣的人十分罕見。他們說明：「有強大影響力的個人不容易受到影響；此外，幾

219

乎沒有人既有強大影響力，又容易受到他人影響。」那麼，如果研究對象鎖定有影響力的人，結果又會如何？沃克團隊執行追蹤研究，選定最可能具影響力的人，模擬出由這些人引發社會傳染現象的結果。相較於隨機選擇，艾、沃二人發現，有效選擇目標可能協助傳播，程度多達兩倍。傳播效果是進步了，但如果要讓一些低知名度的影響力人士單憑一己之力，大幅引發有傳染力的擴散現象，還有很長的路要走。[9]

要在人際間傳播想法，為何如此困難？原因之一在於很少有人既有影響力，又容易受到影響。如果有人將一項想法傳給許多容易受到影響的人，後者不見得會持續將想法傳遞給位處更遠的他人。互動結構也是一個原因。金融網絡屬於「異配」結構，即大型銀行連結至許多小型銀行，而人脈網絡則有相反傾向。村落社區也好，Facebook好友也罷，證據顯示受歡迎的人所形成的人脈關係，往往也會是其他受歡迎的人。[10]這表示如果鎖定若干高人氣對象，或許可形成口碑式擴散現象，使想法快速流傳，但可能無法影響到人脈網絡中的多數群眾。因此，相較於在一個社群中找出高知名度的影響力人士，若能橫跨單一人脈網絡，引發多起有傳染力的擴散現象，則傳播效果會更好。[11]

華茲注意到，人們傾向於將不同的影響力理論混為一談。他們可能聲稱發現了隱藏的高影響力人士（例如米爾格蘭實驗中的服飾商），並利用這些高影響力者來傳播事物。然而，事實是他們可能只是展開大眾媒體行銷活動，或是請名人於網路

業配，而這無法勾起實質的口碑式傳播效應。華茲說：「人們
會有意無意擴大解釋，讓無聊的東西聽起來很有趣。」

　　針對高影響力人士的相關論辯顯示，我們必須思考自己是
如何接觸網路資訊的。對於一些想法，為什麼我們會捨此從
彼？原因之一就是競爭：各類論點、新聞、產品全面競相爭取
關注。生物的傳染現象也有異曲同工之妙：流感和瘧疾等疾病
的病原體，事實上都由多株組成。這些病原株不斷競爭，搶著
侵入有受感染風險的人體。為什麼不是其中一種病原株勝出，
宰制其他病原株？人類的社會行為或許能說明一二。如果人們
聚集，形成緊密連結的小圈圈，則會使各式各樣的病原株停留
在一個人類群體之中。實際上，每個病原株都能找到自己的地
盤，不需彼此頻繁競爭。〔12〕這樣的社會互動型態，也能說明
網路使用者何以在想法與見解上會有巨大落差。從政治立場到
陰謀論，有相似世界觀的社群媒體群體時常聚集在一起，〔13〕
並可能因此形成「同溫層」。身處同溫層時，很少會聽到與自
己相左的觀點。

　　反疫苗團體是聲量浩大的網路社群。麻疹、腮腺炎、德
國麻疹（MMR）三合一疫苗會導致自閉症一說廣為流傳，卻又
沒有根據。反疫苗團體時常擁護這項說法。謠言開始於1998
年的一篇科學論文，研究由安德魯・維克菲爾德（Andrew
Wakefield）主導。論文遭到質疑和撤回，維克菲爾德也從英國
醫事人員名冊中除名。不幸的是，英國媒體挑出維克菲爾德的
主張，並大書特書。〔14〕此舉導致三合一疫苗接種率下降，而

後未接種者回到各級學校，在校內與人密切接觸。數年後，英國便爆發數波大型麻疹疫情。

2000年代初期，MMR三合一疫苗的謠言固然在英國甚囂塵上，歐陸國家的媒體報導倒是另一番光景。這一廂，英國對於MMR三合一疫苗有愈來愈多負面報導；那一頭，法國媒體則是針對B型肝炎和多發性硬化，揣測兩者之間未經驗證的連結。時間拉到近期，日本媒體對人類乳突病毒（HPV）疫苗展開負面報導，而在肯亞，一則流傳二十年的謠言再次浮出檯面。[15]

民眾對醫學持疑也非新鮮事。數百年來，人一直在質疑疾病的預防方法。1796年，愛德華・詹納醫師（Edward Jenner）發明天花疫苗；在此之前，有的人會使用稱為「人痘接種」（variolation）的技術，減少罹病風險。這項技術起始於16世紀中國，透過讓健康的人接觸天花病患的結痂或膿液，刺激人體形成溫和的感染反應，藉此針對病毒產生免疫能力。儘管人痘接種術的操作仍有風險（致死率約2%），但相較於天花動輒三成的死亡率，仍是小巫見大巫。[16]

英國於18世紀開始流行人痘接種術，但風險效益比是否值得？據法國作家伏爾泰（Voltaire）觀察，其他歐洲人認為英國人又笨又瘋，才會採用人痘接種。「之所以說他們笨，因為他們為了避免孩子染上天花，索性先讓小孩得到天花；之所以說他們瘋，是因為他們想將某種可怕的瘟病傳給他們的小孩，目的只是預防一種未知的禍害。」伏爾泰指出英國的批評也是一

面倒。「海峽另一邊的英國人說英國人以外的歐洲人膽小，又違逆自然。說膽小，是因為他們害怕讓小孩忍受一點點痛苦；說違逆自然，是因為他們讓自己一次又一次死於天花。」[17]（伏爾泰本身則是罹患天花後痊癒，支持英國人的防疫法。）

1759年，數學家丹尼爾・白努利（Daniel Bernoulli）決定試著讓爭議畫下句點。為了釐清天花染疫風險是否大於人痘接種風險，白努利設計了第一個疫情分析模型。他根據天花傳播的模式，推估出只要人痘接種的致死風險低於10%（符合真實數據），便能延長預期壽命。[18]

在現代社會，疫苗接種與否，通常不是難題。一方面，MMR三合一接種等疫苗非常安全有效，而麻疹等傳染病又有可能致死。因此，有疫苗還普遍拒絕接種，往往是奢侈行為；有的地區因為打了疫苗，數十年來感染率低，反而會有這種現象。[19]一項2019年的調查發現，相較於非洲與亞洲民眾，歐洲國家更加不相信疫苗。[20]

一直以來，疫苗相關謠言都只是特定國家才有，但現代人的數位連結程度與日俱增，情況有了變化。今日網路資訊傳遞快速，自動翻譯功能跨越了語言藩籬，使得疫苗接種的迷思從而傳開。[21]人們對於疫苗接種的信心因而下降，而這可能對兒童健康帶來可怕的後果。由於麻疹傳染力極強，需至少有95%人口接種疫苗，才有望預防疫情傳播。[22]在反對接種觀念深植人心的地方，疫情隨之而來。近幾年來，歐洲已有數十人死於麻疹。如果接種率更高，原本能防患於未然。[23]

223

　　由於出現反疫苗社群運動，人們開始注意線上同溫層的可能性。然而，在存取資訊時，有多大程度受到社群媒體演算法的實質影響？畢竟，現實生活中，我們與他人分享信念，而在網路上也不例外。線上的資訊傳播，會不會只是反映早就存在的同溫層？

　　在社群媒體上，有三大因素會影響我們的閱讀內容：聯絡人是否有分享文章？該文章是否出現在動態消息（feed）上？我們有沒有點閱？根據Facebook數據，這三大因素都會影響我們吸收資訊。Facebook數據科學團隊曾針對2014至2015年間的美國使用者，探討他們的政治觀點，研究發現使用者傾向於接觸相近的觀點，程度會遠高過隨機挑選朋友時的情況。Facebook演算法會決定使用者動態新聞（News Feeds）的內容，在好友張貼的內容中，演算法又會過濾掉5%至8%相左的政治觀點。同時，使用者看到呈現內容時，又較不會點選與本身政治立場相左的貼文。使用者極為偏好點選顯示於動態新聞頂端的文章，這證明為了搶占關注，內容競爭會有多激烈，也表示如果Facebook存在著同溫層，則同溫層會先從好友圈開始形成，但隨後可能因動態新聞演算法受到誇大。[24]

　　來自其他管道的資訊又如何呢？會同樣兩極化呈現嗎？2016年，牛津大學、史丹佛大學和微軟公司研發單位Microsoft Research以5萬名美國人為對象，檢視他們的網路瀏覽習慣。研究結果發現，相較於在自己偏好的新聞網站上看到的文章，使用者在社群媒體和搜索引擎上看到的文章大體上

更兩極化。[25] 不過，社群媒體和搜索引擎也會讓使用者接觸範圍更廣的觀點。新聞可能有更強的意識形態內容，但民眾也必須多加接觸對立的想法。

這似乎是矛盾的：相較於傳統新聞來源，如果社群媒體豐富了我們接觸的資訊範圍，又為何無法減少同溫層形成呢？原因可能在於我們對線上資訊的反應。杜克大學（Duke University）多位社會學家以美國志願受試者為對象，請他們追蹤持相反觀點的Twitter帳戶，結果發現受試者隨後會撤回到符合本身政治立場的領域。[26] 平均而言，共和黨支持者變得更加保守派，而民主黨支持者變得更加自由派。這與第三章探討的「逆火效應」並不完全相同，因為民眾並非讓特定信念受到挑戰，但這確實代表要減少政治立場極化，不如建立新的網路人際連結那樣簡單。和現實生活一樣，我們在網路上也可能討厭接觸到我們不同意的觀點。[27] 展開有意義的面對面對話，雖然能幫助改變態度（就像改變偏見和暴力的實驗），但若透過線上動態新聞閱讀觀點，不見得會有相同效果。

• • •

造成衝突的，不是只有網路張貼內容本身，還有周遭形成的脈絡。在網路上，我們會接觸許多現實生活可能不太會碰到的想法和社群。當貼文者有鎖定受眾，不料卻有其他群體看到文章時，可能會爆發衝突。社群媒體研究者達娜·博伊德（danah boyd，本人所用原名體例為全小寫）稱此一現象為「社交脈絡崩解」

（context collapse）。現實生活中與至友聊天時，語調可能與跟同事或陌生人交談時大相逕庭，因為朋友非常了解我們，較不會產生誤解。博伊德指出，婚禮一類的活動是社交情境崩解的可能發生地。以好友為對象的內容，可能會讓家人不自在，好比我們多數人可能聽過台上伴郎分享糗事時，因新人尷尬而弄巧成拙。婚禮（通常）經過精心規劃，網上互動卻可能無意中納入親朋好友、同事和陌生人，統統攬在同一串對話裡。閱讀意見時，可能忽略脈絡，而因這樣的混亂產生爭論。[28]

博伊德認為，背後支撐的脈絡也可能隨時間產生變化，這特別會發生在人長大後。她在2008年時寫道：「青少年時期張貼的內容可能是公開的，但大多數內容並不是設定要給任何時間、地點的張三李四看的。」社群媒體世代長大後，這項問題將會愈來愈頻繁。過去的貼文可能在網上流傳數十年，如果拿掉脈絡，可能看起來不當、偏頗。

某些情況下，網友會利用網路上的社交脈絡崩解現象。儘管英文「trolling」（鬧板／亂板／惡搞／釣魚）已是指涉網路暴力（online abuse）的詞彙，涵義廣泛，但早期網路文化中，這種釣魚式惡搞偏向惡作劇，而非惡意。[29]鬧板者的目的是針對不合理的情境，激起網友的真實反應。裴瑞帝成立BuzzFeed公司之前執行的實驗中，有許多採取這項測試法，以一系列網路惡搞來引起關注。

在社群媒體上論辯時，釣魚式鬧板已成為有效策略。不同於現實生活，網路上的互動實際上等於在眾目睽睽的舞台上展

開。如果釣魚式鬧板儼然能讓對手氣急敗壞,那麼對於不清楚前因後果的吃瓜群眾,也能善加發揮效果。釣魚式鬧板的對象也許論點充分,但看在吃瓜群眾眼裡卻是荒誕,一如伏爾泰曾說:「主啊,使我的仇人變得荒謬吧。」[30]

惡作劇也好,惡意暴力也罷,許多網路釣魚的鬧板者在現實生活倒不會有這種行為。心理學家稱此為「網路去抑制效應」(online disinhibition effect):也就是隔著螢幕,不需有面對面反應,也不用揭露真實身份的情況下,人們展現性格的形式可能截然不同。[31]然而,鬧板也不是部分人的專利。研究人員分析網路上的反社會行為後發現,在適當環境的催化下,形形色色的人都可能鬧板。尤其是當我們心情不好,或討論串中早就有人鬧板時,我們也可能效仿。[32]

網際網路既創造了新形態的互動,也建立了研究事物傳播方式的新方法。一般來說,在傳染病領域,刻意使人感染並觀察疾病傳播是不可行的(如同1890年代羅納德‧羅斯試著治療瘧疾那樣)。現代科學要確實研究感染,研究規模通常很小,研究費用高昂,並且要通過嚴密的倫理審查。大多數情況下,研究者必須依靠所觀察到的數據,使用數學模型,才能針對疫情探討「假設性」的問題。網路上的社會實驗就不同了,差別在於研究成本相對較低,容易刻意引發有傳染力的擴散現象。特別是如果本文讀者剛好開了社群媒體公司,想必心有戚戚。

• • •

如果有在密切關注，數千位Facebook使用者可能注意到2012年1月11日那一天，他們的臉友可能比平常還稍微快樂一點；同時，也另外有數千名使用者發現自己的臉友比平常難過。不過，哪怕他們發現好友貼文內容有變化，好友的行為也不算有改變——這是在做實驗。

為了探討情緒如何在網路傳播，Facebook和康奈爾大學改變使用者的新聞動態內容，為期一週，並追蹤後續變化。團隊於2014年初發表結果，發現調整使用者接觸的線上內容後，情緒會帶有傳染力。平均而言，看到的正面文章愈少，張貼的正面內容也會減少；反之亦然。若事後諸葛，這項研究結果或許在意料之中，但當時和一般觀念卻是相左。在這項實驗之前，許多人認為在Facebook上看到令人愉悅的內容，可能會使人感到自己比不上別人，因此更不開心。[33]

這項研究本身很快就引發了許多負面情緒，若干科學家和記者質疑執行者的研究倫理。《獨立報》（*Independent*）便下了一個標題：「Facebook祕密實驗，操縱使用者的心情。」文中有個突出的見解是：研究團隊應先取得同意，詢問使用者是否願意參加實驗。[34]

探討人的行為如何因研究設計受到影響，不見得就不符合倫理。實際上，醫療單位會固定執行隨機試驗，釐清如何增進健康行為。例如，他們可能會寄送某一類的癌症篩檢通知給一些人，並且寄不同版本的篩檢通知給另一些人，觀察哪一邊的反饋較佳。[35]如果沒有這類型的實驗，我們很難釐清是哪個

方法促成行為改變。

　　然而，如果實驗可能對使用者有不利影響，研究人員就必須另尋他法。前述Facebook研究中，團隊大可以等待「自然產生的實驗條件」（例如雨天）改變人的情緒狀態，或者可以減少受試者人數，而研究問題則維持不變。話雖如此，若要事先徵得同意，仍可能做不成實驗。社會學家馬修‧薩爾加尼克（Matthew Salganik）在著作《循序漸進》（Bit by Bit）中指出，如果研究對象知道當下的研究內容，實驗結果可能會有疑義。如果前述Facebook研究的受試者一開始就知道該研究與情感有關，他們的行為可能會有所不同。薩爾加尼克也指出，心理研究人員確實會欺騙受試者，藉此激發他們的自然反應，不過事後通常會對受試者詳細說明。

　　研究界不但質疑實驗倫理，對於該Facebook研究中情緒的傳染程度，也抱持懷疑態度：問題倒不在於情緒受到傳染的幅度很大，反而是太小了。實驗顯示，當使用者在新聞動態中看到的正面貼文減少，他們本身更新狀態時用的正面字眼也會減少，平均幅度為0.1%。同樣地，他們看到的負面貼文減少時，自己所用的負面字詞也會減少0.07%。

　　大型研究有個怪現象，就是會去放大非常小的效應，而這樣的效應在小型研究中是無法測得的。由於前述Facebook研究涉及的使用者極多，因此有可能找出行為上產生令人難以置信的微小變化。該研究小組考量到社群網絡的規模，認為所觀察到的差異仍有相關性：「2013年初，這相當於每天的狀態更

新中，產生數十萬次情緒表達。」但有些人仍然不接受這個觀點。薩爾加尼克寫道：「就算要接受這個論點好了，考量到情緒傳播涉及的廣泛科學問題，我們也不清楚那種程度的情緒變化是否重要。」

• • •

　　針對擴散現象執行的研究中，社群媒體公司有一大優勢，就是對傳播過程有較大的監測量能。在 Facebook 的情緒實驗裡，研究人員知道張貼者和觀看者有誰，也知道後續效應。外部行銷公司則沒有同等級的權限，因此要改用其他量測工具，才能估算一項想法受歡迎的程度。舉例來說，他們可能針對一篇貼文，追蹤點選次數、分享次數、按讚次數和留言篇數。

　　哪一種想法會在網路上流行？2011年，美國賓州大學研究人員喬納・伯格（Jonah Berger）和凱瑟琳・米爾克曼（Katherine Milkman）針對《紐約時報》，探討讀者會透過電子郵件將報上何種報導寄給其他人。伯、米二人收集三個月的資料，總共找了將近7千篇新聞，記下每一篇報導的特徵，以及是否列入「最常以電子郵件分享」的清單。[36] 事實證明，讀者較可能分享的類型，是誘發強烈情緒反應的文章，既包括敬畏等正面情緒，也包含憤怒等負面情緒。相比之下，貼文若是會引起悲傷等「消極」情緒者，分享頻率較低。其他研究人員也發現了類似的情緒反應。例如，讀者會更願意散布引起噁心感覺的報導。[37]

　　然而，情緒不是我們記住報導的唯一理由。伯、米二人

以《紐約時報》為分析對象，說明在報導獲得讀者分享的差異性上，約有7%和文章的情緒性內容有關。換句話說，差異有93%來自其他因素。這是因為受歡迎與否，不僅取決於情緒性內容。伯、米二人分析發現，驚喜或實用價值的元素也可能是影響分享程度的因子。文章的外部因素也是，所謂外部因素包括：張貼時段、文章於網站的所在位置，以及作者。這些額外特徵更能解釋文章人氣度的差異。

最起碼在理論上，我們能篩出有成功（和無法）獲得分享的內容，藉此找到使推文／貼文廣泛流傳的要素。然而，即便我們努力找出使事物受歡迎的特徵，那些結論也可能無法成立太久。科技研究員澤奈普・圖菲克奇（Zeynep Tufekci）指出，民眾使用線上平台時，關注對象會明顯轉移。以YouTube為例，她懷疑推薦影片的演算法可能一直在餵養不良的收視胃口，將觀看者拉入網路的無底洞中〔38〕。圖菲克奇於2018年寫道：「YouTube演算法似乎歸納出：相較於起初看的影片內容，觀眾會被更極端、或說大致上更具煽動性的內容所吸引。」〔39〕關注內容轉移，代表新內容的演化〔40〕方向必須更有戲劇性和煽動性，更讓人意想不到，才可能比先前的影片獲得更多關注。在這裡所謂的演化，不是為了取得優勢的演化，而是為了生存。

生物界也出現了同樣的情況。許多物種必須適應，才能跟上競爭對手。人類發明抗生素來治療細菌感染後，一些細菌因此演化，對一般藥物產生抗藥性。對此，人類會轉而開發更

強的抗生素。細菌因此受到更多壓力，這成了進一步演化的契機。人類的治療逐漸更為極端，只是數十年過去了，現在得研發更多藥物，才能達到和以前一樣的效果。[41]生物學上，這種競賽稱為「紅皇后效應」（Red Queen Effect），語源是路易斯・卡羅（Lewis Carroll）所著《愛麗絲鏡中奇遇》（*Through the Looking-Glass*）的同名角色。當愛麗絲抱怨在鏡玻璃世界中跑步去不了任何新地方，紅皇后回答說：「在我們這裡，你看，你得那麼努力的跑，才能待在同一個地方[42]。」

演化上的競跑和變化有關，但也和傳播有關。即使細菌出現新突變，也不見得會自動在整個人群中傳播。同樣地，如果網路出現新內容，也不能保證會流行。我們會得知已經在線上廣為流傳的新聞或想法，但我們也知道有些貼文（包括我們自己的文章）就是乏人問津，最後慢慢銷聲匿跡。到頭來，網路流行是怎麼回事？典型的擴散現象，又會是什麼樣子？

• • •

希格斯玻色子的傳聞最初是慢慢流傳的。希格斯玻色子最初由英國物理學家彼得・希格斯（Peter Higgs）於1964年提出，是次原子遺失的一塊重要拼圖。粒子物理學定律說希格斯玻色應該存在，但科學家尚未實際觀察到。2012年7月1日，Twitter使用者開始猜測，人類終於找到這種難以捉摸、故而暱稱為「上帝粒子」的基本粒子。

不久後情況有了變化。Twitter上的傳聞最初宣稱的是，

物理學家在美國伊利諾州的兆電子伏特粒子加速器（Tevatron particle accelerator）發現玻色子。在此期間，傳聞擴散的速度約為每分鐘1位新使用者。隔天，該實驗室的研究員宣布，雖然有待進一步確認，但他們的確找到了希格斯玻色子存在的強力證據。Twitter上擴散速度加快，愈來愈多使用者關注，焦點轉向位於歐洲核子研究組織（CERN）的大型強子對撞機（Large Hadron Collide）。這些最新謠傳日後證實為真：兩天後，CERN研究員宣布確實已經找到玻色子。隨著媒體益發關注，Twitter上該消息也擴散得愈來愈快。第二天左右，關注頻率為每分鐘新增500多名使用者，不久達到頂峰。7月6日（首篇傳聞出現後五天），相關報導的關注驟降。[43]

玻色子傳聞開始的時候，一些使用者張貼文章，內容提及可能發現玻色子一事，其他使用者則將貼文轉推給關注自己的使用者。如果我們觀察這些轉推的前幾百則彼此如何連結，會發現傳播上有很大差異（參見下一頁的圖）。大多數推文並沒有轉傳得太遠，只轉給另外一、二位使用者。不過，在傳輸網絡拓展的過程中，有兩次大規模傳播事件，是由單一使用者將傳聞轉傳給其他許多人。

線上分享常見這種傳輸的多樣性。2016年時，華茲主要任職於微軟的研發單位Microsoft Research，他和史丹佛大學協作人員合作，觀察Twitter上的「分享潮」。研究小組追蹤6.2億多條推文，指出哪些使用者重推他人分享的連結。在傳播長鏈中，一些連結會直接穿過多位使用者，另一些連結會引發傳

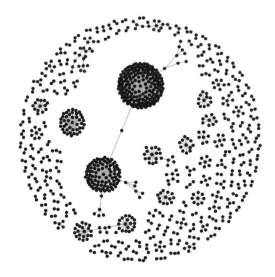

2012年7月1日，希格斯玻色子的傳聞最初轉推時的情形。
每個點表示一名使用者，點與點之間的線則是轉發。
數據來源：De Domenico et al., 2013

播，但消逝的速度更快。還有一些連結則完全未傳播。[44]

　　以傳染病而言，我們看到兩類疫情型態。一為「共同傳染源」，個案感染係來自同一源頭，如食物中毒；另一類為連續傳播，為人傳人後形成數代之間的傳染疫情。無獨有偶，網路上的分享潮也分為多類。有時候是單一來源傳給不同人，行銷上稱為「廣播」（broadcast），有些則是人傳人。史丹佛暨微軟團隊發現，在最大規模的分享潮中，廣播型擴散扮演舉足輕重的角色。Twitter使用者中，1,000位裡大約有1位會獲得超過100次分享，但其中僅有一部分會透過人傳人而擴散。獲得傳

播的貼文中，成功轉傳的背後大致上有1次是廣播型的擴散。

談到有傳染力的網路擴散現象時，難免會只側重有人氣的事物。然而，這會有個盲點，即大多數事物其實並未擴散。微軟團隊發現，Twitter貼文的分享潮中，大約有95%包含了一則無人分享的推文。剩下的分享潮中，多數並未有任何進一步分享的行為。其他網路平台也有相同情形：很難得發現傳播的事物，即使有，也無法跨若干世代擴散。多數內容就是不具有擴散的傳染力。〔45〕

• • •

上一章中，我們探討了芝加哥的槍擊案擴散現象，其中擴散現象通常會在少數槍擊事件過後停止。若干疾病在人類族群中的發展曲線也是走走停停。以H_5N_1和H_7N_9等禽流感病毒株為例，它們已於禽鳥類動物中爆發多次大型疫情，但並未廣泛擴散至人類族群（起碼目前沒有）。

如果事物並未有效傳播，那麼預期中的擴散現象會是什麼樣子？我們已經探討過如何針對傳染病，利用再生數R來評估傳播的可能性。如果R超過臨界值1，便有可能形成大型疫情；但即使R值小於1，受感染者仍可能將疾病傳染給他人。機率或許不高，但仍有可能。除非再生數為0，否則仍應預期偶爾會有個案受到感染。這些新個案可能形成新一代的感染，直到疫情斷斷續續，最後告終。

針對斷斷續續的感染，如果我們知道再生數，是否就能預

測疫情發展的平均規模？拜數學之賜，事實證明我們有辦法得
知。數學不但是疫情分析的重大環節，裴瑞帝和華茲也透過數
學概念，處理 Buzzfeed 早期的病毒式行銷。[46]

　　假設疫情始於 1 位感染者。根據定義，第一位個案平均會
感染 R 個人。接著，這些受感染者將個別再傳染給 R 個人，標
示為 R2 個病例，依此類推：

疫情規模＝ $1 + R + R2 + R3 + \cdots$

　　相加以上所有數值進行試算後，能求出預期的疫情規模。
所幸還有更簡單的方法。19 世紀數學家證明有個簡單明瞭的
法則，能應用於類似上面的序列。如果 R 介於 0 和 1 之間，則
以下等式成立：

$1 + R + R2 + R3 + \cdots = 1/(1-R)$

　　換句話說，只要再生數小於 1，預期的疫情規模會等於
$1/(1-R)$。哪怕你不特別對 19 世紀數學有興趣，也不妨花點
時間欣賞一下這種算法有多方便：此算法不需模擬疫情斷斷續
續代代相傳，直到慢慢消失的過程，我們可以直接從再生數估
算疫情發展的最終規模。[47] 以 R 值 0.8 為例，我們會得出疫情
規模總數為：$1/(1-0.8)=5$ 名個案。還不只如此。我們還
能從平均疫情規模，反向推出再生數。如果疫情平均有 5 名個

案，代表R值為0.8。

在我的領域中，固定會使用這種倒推法，來估算新型疾病的再生數。2013年年初，中國有130例人類感染H_7N_9禽流感的個案。儘管多數感染自禽類，仍有4波感染可能來自人傳人。[48] 由於多數人並未感染其他人，H_7N_9疫情平均規模是1.04名個案，代表人類族群中R值為微不足道的0.04。

這項概念不單單是對疾病有參考價值。2000年代中期，裴瑞帝和華茲將同樣方法應用至行銷活動。這代表他們可以掌握某種想法潛在的傳染力，而非僅能描述過去某項行銷活動的樣貌。以2004年為例，反槍枝暴力組織「布雷迪運動」（The Brady Campaign）發送電子郵件，請求民眾支持新的槍枝管制措施。他們鼓勵收件人將電子郵件轉發給朋友；然後其中一些人又將郵件轉發給他們的朋友，依此類推。每一封寄出的信，平均約有2.4人最終看到了它們。根據這種典型的擴散規模，活動的再生數大約是0.58。後續也展開電子郵件活動，為卡崔娜颶風災情募款，此時R值為0.77。然而，並非每次都能發揮傳播效果。想想那些幫清潔用品宣傳的行銷主管。裴、華二人發現，用電子郵件宣傳Tide牌Coldwater冷洗精產品，R值僅0.04（即相當於H_7N_9禽流感），卡崔娜颶風災情募款的多數電子郵件已於多人間傳播，然而超過99%的Tide冷洗精宣傳，僅擴散一次後就斷斷續續告終。[49]

如果感染不會導致爆發疫情，我們為什麼還要監測感染呢？對於生物病原體，一大考量是傳染病會適應新宿主。在

小規模疫情中，病毒可能會突變，使自己更容易傳播。受感染者愈多，達成適應的機率愈大。在2003年2月SARS於香港大爆發之前，中國南部廣東省曾有數波小型感染。[50] 2002年11月至2003年1月，廣東省通報7次疫情，每一次個案數為1至9不等，平均疫情規模是5名個案，代表這段期間R值可能約為0.8。然而，數個月後香港爆發SARS時，R值超過2，防疫上棘手得多。

　　傳染病的再生數之所以增加，有若干原因。前面章節探討過R值的四大依據DOTS：即**感染**期間、感染**機會**、**傳播**機率，以及平均**染疫風險**。以生物病毒而言，所有這些特徵都能影響傳播。在人傳人的病毒中，擴散最成功的往往會加長感染期間（即疫情期間更長），並且會是直接人傳人，而非透過中介來源（即擴散機會更高）。[51] 傳播機率也可能有所不同：禽流感病毒由於無法像人類病毒一樣，輕易附在人體呼吸道細胞上，故難以在人群中傳播。[52]

　　網路內容可能也會發生類似的適應事件。許多網路迷因（梗文和梗圖）都會不斷發展，增加吸睛度。Facebook研究人員菈妲‧阿達米奇（Lada Adamic）團隊分析了社群網路上迷因的傳播情形，發現內容時常隨時間產生變化。[53] 其中一例是某個貼文：「沒有人應該因為沒錢看病而死；沒有人應該因為生病而喝西北風。（No one should die because they cannot afford health care and no one should go broke because they get sick.）」原文分享次數將近50萬，但迷因改文很快出現，每10篇就有1篇

是修改措辭的變體。這些改文中，有一些幫助迷因傳播；當納入「認同請分享」（post if you agree）這句話時，迷因的傳播機率幾乎是2倍。這句梗文也流傳得很久，在轉傳初次達到高峰後，便以各種形式持續至少2年。

話雖如此，網路擴散現象的傳染力儼然有其極限。2014至2016年間，Facebook上最有人氣的趨勢，其再生數大約落在2。之所以有此上限，原因在於傳播的不同要素彼此制衡。有些趨勢如冰桶挑戰，是每個人指定一些人進行傳播，但每一次指定有很高的傳播機率。其他內容（例如影片和連結）會有更多傳播機會，但實際上只有若干看到貼文的人再次分享。[54] 值得注意的是，此時並沒有例子顯示，Facebook上的內容能觸及很多臉友，並且持續高機率轉發給看過貼文的人。這提醒我們一點，相較於生物感染，網路上的擴散現象很弱：即使是Facebook上最流行的內容，其傳染性也比麻疹低10倍。

一般行銷活動的前景甚至更糟。儘管裴瑞帝曾打賭，要讓某事物形成有傳染力的擴散現象，但之後也承認，對客戶進行行銷簡報時，難以打包票會遂其所願。[55] 耐吉的原始信件流傳甚廣，之後的信件往返傳播力則大幅降低。裴瑞帝和華茲指出，傳染病有數千年的演化史作後盾，與此相比，行銷人員擁有的時間萬分不及其一。他們認為：「所以說，不管再怎麼努力，有天分的創意人士設計出的產品，通常R值也可能小於1。」[56]

所幸，還有其他方法可以擴大傳播規模：即增加最初的訊

息受眾。前述事例中，我們都在分析斷斷續續的擴散現象，分析的假設是一開始某人有感染力。如果再生數值小，會引起小規模擴散，然後很快銷聲匿跡。要修正此現象，一個簡單的方法是引起更多傳染事件，裴、華二人稱之為「大種子行銷」（big-seed marketing）。對於有輕微傳染力的訊息，如果我們傳給很多人，後續引起小型擴散現象時，會額外獲得關注。例如，如果我們將一個不具傳染力的訊息寄給1,000個人，則訊息能觸及1,000人。反之，如果我們送出的訊息其R值是0.8，則預期總共能觸及5,000人。BuzzFeed早期的內容，許多是以此法獲得熱度。民眾在網上看到文章，之後在Facebook等網站與少數朋友分享。2000年代初期，裴瑞帝團隊新創「轉發」功能，後續十年間也充分利用這項功能。到了2013年時，BuzzFeed由於按讚數、留言數和分享數均勝過其他業者，而獲譽為Facebook上最具「社群影響力」的數位內容發布商。[57]（裴瑞帝的前東家《赫芬頓郵報》則位居第二。）

　　若網路內容通常R值低，且最初擴散時需要多管齊下，這表示我們不應該用1918年流感病毒或SARS的思維，來看具有傳染力的網路擴散現象。流感大流行一類的傳染病很容易人傳人，這代表疫情最初就會不斷成長，傳播鏈累積數代。相對而言，除非形成某種大量廣播型的擴散現象，否則不少網路內容不會觸及到許多民眾。裴瑞帝指出，行銷公司往往會以疾病為喻，以「病毒式」（viral）形容事物傳播，但實際上只是在形容已經很熱門的某事物。如同裴瑞帝曾說：「我們的思考依據

是實際的病毒流行病學，其中有特定的傳染閾值，會使疫情隨時間成長。病毒不會指數型衰減，而會指數型成長。『病毒式』就是這麼回事。」[58]

在網路上，許多分享潮沒有大流行的病毒式擴散力，所以不會呈指數型成長。實際上，網路分享潮比較像1970年代的歐洲天花疫情，斷斷續續。儘管會偶發超級傳播事件，形成一大波流行，但這類疫情通常會逐漸消失。然而，這邊雖然用天花疫情的超級傳播者來比喻，但由於媒體和名人的影響力遠遠超過生物傳播，因此天花的比喻也只能適用到此。華茲說：「（疾病）超級傳播者的後續感染人數不會僅僅兩個人，就以11人為例好了，你找不到超級傳播者能感染1,100萬人。」

• • •

由於社群媒體的分享潮不同於感染病疫情，所以傳統疾病模型不見得能幫助我們預測網路事件的發展態勢，但也許我們不必依靠來自生物學的預測學問。社群媒體會產生大量數據；有鑑於此，愈來愈多研究室想找出傳播模式，據以預測分享潮的動態擴散情形。

要預測網路人氣度，有多困難？2016年，華茲與其微軟公司研發單位Microsoft Research的團隊，針對將近10億個Twitter上的分享潮內容，彙整相關數據。[59]他們收集推文相關數據（例如發表的時間和主題），以及最初發推的使用者資訊。這類資訊包括關注者人數，以及發文是否曾獲大量轉

推。團隊針對取得的貼文分享潮數據,分析其規模,發現推文本身內容提供的訊息極少,無法看出日後是否會受到關注。如同先前曾針對高影響力人士執行的分析,華茲團隊發現使用者過去發推成功與否,才是更重要的因素。即使如此,他們的整體預測能力仍相當有限。華茲團隊能收集到的數據規模之大,要是換成疾病研究界,只會羨慕不已。即便如此,對於分享潮的規模差異性,華茲團隊所能解釋的不到一半。

那另一半無法解釋的現象,該如何看待?研究人員承認,可能還有一些未知的擴散特徵能提高預測能力,但是關注度的差異性中,很大一部分有著隨機性質。即使手上有發推內容和貼文者的詳細數據,一篇推文要能成功擴散,運氣成分會占很重,這一點無可厚非。而這再次說明了引發多波分享潮很重要,而別只是想找出單單一則「完美」推文。

由於貼出推文之前,難以預測其關注度,有個方法是伺機而動,觀察分享潮的初期發展,再展開預測。由於我們在預測未來事件之前,會查看早期傳播的數據,所以這也稱為「窺看分析法」(peeking method)。[60] 賈斯汀・鄭(Justin Cheng)團隊於2014年分析Facebook上的照片分享情形後發現,一旦得知初期分享潮的動態擴散情形數據,預測成效較會大幅改善。在初期,大規模的分享潮往往會有類似廣播的傳播效果,因此會快速引起大量關注。然而,團隊發現即使用窺看分析法,某些特徵也會更加難以捉摸。他們指出:「預測分享潮的規模,要比預測分享潮的發展曲線還簡單得多。」[61]

過了一段時間後，就會變得較好預測的事物，不是只有社群媒體的內容而已。2018年，美國東北大學（Northeastern University）的數據科學家布爾庫・尤澤索（Burcu Yucesoy）團隊，分析了《紐約時報》暢銷書排行榜書籍的人氣度。儘管很難一開始就預測某本書是否會暢銷，但確實成為暢銷書的作品往往會遵循一貫的模式。研究小組發現，暢銷書排行榜上多數書籍的銷售額初期都快速增長，在出版後約10週內達到頂峰，然後降至極低水準。平均而言，第一年後的銷量僅占5%。[62]

如今我們對於網路擴散現象的認知，固然有所進步，多數分析仍要仰賴良好的歷史數據。一般來說，由於我們不了解主導傳播的潛在規則，所以難以提前預測新趨勢會為期多久；但是，有時網路上的分享潮確實會遵循已知法則。同時，也是拜這類分享潮所賜，我得以開始針對社群媒體，觀察有傳染力的擴散現象。

• • •

女子頭戴一頂帽子，帽子上寫著「我愛酸民」（I love haters）字樣，她將一條金魚抓出袋子，倒入裝滿酒的杯子中，然後一飲而盡杯中的飲料、金魚和其他東西。這名女子是實習律師，當時於澳洲旅行，在朋友的點名之下，表演了這套把戲。全部過程都拍成影片。沒多久，她將影片張貼至Facebook頁面，並指名某人挑戰。[63]

那一天是2014年年初，這名女子是網路拚酒遊戲

「neknomination」的最後參加者。遊戲規則很簡單：玩家拍攝自己喝酒的畫面，貼在社群媒體上，然後指名他人在24小時內做同樣的事。這比賽全面席捲澳洲，隨著指定挑戰制而慢慢擴散，飲料內容愈來愈有挑戰性，酒精濃度也愈高。挑戰者會在玩滑板、騎四輪越野車和跳傘時喝酒接受挑戰。飲料種類繁多，從不摻水的烈酒到雞尾酒都有，有人會混入昆蟲，甚至電池酸液。[64]

隨著遊戲愈來愈熱，也引起更多媒體報導，新聞報導的內容日益極端，影響所及，民眾廣泛分享金魚影片。傳到英國時，媒體一陣恐慌，納悶：為什麼大家都在玩這個？這會多嚴重？應該禁止這個遊戲嗎？[65]

「neknomination」登陸英國後，我同意上BBC特集談談這個網路拚酒遊戲。[66] 我注意到在「neknomination」一類的遊戲中，參與者會將想法傳達給少數幾個人，這些人會接棒，轉傳下去後，形成一條清晰的連續傳播鏈──很像是傳染病疫情。

如果要預測疫情的發展曲線，必須確實知道兩件事：每一個案平均會另外感染多少人（即再生數），以及兩輪之間感染的時間差（即傳染代隔）。在新疾病的疫情期間，我們很少知道這些值，所以必須試著估算。不過，在玩「neknomination」遊戲時，依據其規則，相關資訊會清楚標明。每位參加者都會提名2至3人，這些人必須在24小時內完成挑戰，並點名其他挑戰者。2014年，我在預測這個遊戲時，不需進行任何估算；

我能將數字直接插入簡單的疾病模型中。[67]

我的擴散情形模擬顯示,「neknomination」趨勢不會持續太久。一、兩週後,會達到群體免疫,使擴散現象達到高峰,然後開始趨緩。硬要說的話,這類簡單預測可能會高估傳播情形。現實生活中,朋友常常聚在一起;如果遊戲過程是多人指名同一人,則再生數會降低,擴散規模會變小,而實際上,「neknomination」遊戲熱潮很快消退。2014年2月上旬英國媒體瘋狂報導後,到了月底幾乎是船過水無痕。此後,從「素顏自拍」照片到引起廣泛話題的「冰桶挑戰」在內,後續社群媒體的遊戲結構都大同小異。我的模型根據這些遊戲的規則推算,預測所有遊戲的熱度都會在數週內達到頂峰。結果也不出所料。[68]

指名制遊戲雖然往往會在數週後逐漸消失,但社群媒體上的擴散現象不一定都會在首波流行高峰後消褪。賈斯汀・鄭團隊檢視Facebook上的人氣梗圖迷因,發現有將近60%會在某個時間點復發。平均而言,首波人氣高峰和次波人氣高峰之間,相隔僅一個多月。如果流行期僅兩波高峰,則第二波分享潮通常規模更小、為期更短。如果有多次高峰,也往往會是小規模。[69]

是什麼讓迷因翻紅?研究團隊發現,迷因如果最初一度達到瘋傳高點,則東山再起的機率較低。團隊指出:「最可能翻紅的,不是那些最受歡迎的迷因,反倒是人氣中等的迷因。」原因在於最初引發分享潮時,如果規模較小,代表看過的人較

少。如果首波擴散現象達到高點，後續可能受影響的族群會不夠大。迷因如果要再掀分享潮，則同一迷因多個流傳會有所幫助。先前所探討的傳染病，如果疫情斷斷續續，也是同樣道理：也就是多波爆發會擴大感染範圍。

賈斯汀‧鄭檢視的是流行迷因圖，而其他類型的內容又是如何？2016年，我曾於倫敦的皇家學院（Royal Institution）公開演講。接下來數年，這段演講的影片不知怎地，在YouTube上點閱量衝到100多萬。在2016年同一時期前後，我在Google上展開類似主題的演講，影片同樣貼到YouTube，而上傳頻道的訂閱人數相似。在同一期間，這支影片的觀看次數約1萬次（理想情況下，兩者人氣度應該要相反：從結果來看，如果你有兩場相關演講，但其中一場現場演示搞砸了，那麼會獲得網友關注是搞砸的這一場。）

在皇家學會的這場演講，迴響之大，始料未及，但真正讓我跌破眼鏡的，倒是點閱量的累積方式。影片上線的第一年，關注相對較少，每天新增約100次點閱。後來，點閱量突然間在幾天之內暴衝，吸引的關注次數超越過去一年的總和。

會不會是因為先前就有觀眾在網路分享，使影片爆紅？檢視數據的結果，真正原因倒是簡單多了：影片在YouTube首頁獲得推薦。隨著點閱量激增，YouTube演算法會將影片加到人氣影片旁顯示的「推薦影片」列表中。看過影片的觀眾中，有90%來自首頁或推薦影片列表之一。這是典型的廣播型擴散：即觀看量幾乎都由單一來源促成。一旦流行起來，熱度會

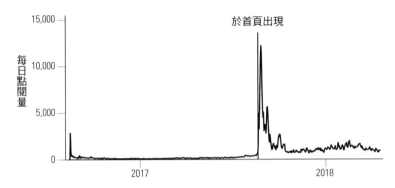

本人於2016年皇家學院演講的YouTube影片每日觀看次數
數據來源：皇家學院

產生反饋效應（feedback effect），吸引更多關注。這證明影片人氣度來自網路擴散現象的貢獻，皇家學院達成最初數千次觀看後，YouTube演算法帶來了更多受眾。

　　YouTube影片的人氣度有三大類。其一，是影片固定有少人數觀看，點閱量每天隨機波動，無明顯增減。大約90％的YouTube影片走此模式；其二是搭上新聞話題熱潮，突然成為YouTube主打影片。在這種情況下，幾乎所有流量都發生在首波高峰之後；第三種是影片在線上其他地方獲得分享，觀看次數逐漸累積，攀頂後再次下降。這三大類型混合出現，也是有的：影片獲得分享後，可能成為主打影片，人氣度飆高，接著像我的影片一樣，穩定下降至低點閱量。[70]

　　相較於新聞報導，影片是特別能持久的媒體形式，因此留存期間會長得多。一般社群媒體新聞的週期大約2天；大多數

內容以文章形式刊出，隨後會有人分享和留言。[71] 不過，並非所有新聞都走相同路線。MIT研究人員就發現，與真實新聞相比，假新聞傳播更快，範圍更廣。這會不會是因為追隨者多的知名人士更容易散布假消息？研究人員實際上發現結果相反：散布假消息者，通常追隨者較少。如果我們從四大DOTS的角度切入，評估有傳染力的擴散現象，這代表假新聞擴散的原因是傳播機率高，而非現有的擴散機會較多。至於為何傳播機率高？「新奇」或許是個原因：人喜歡分享新資訊，而假新聞通常比真新聞更新奇。[72]

不過，問題可不是只在於新不新奇。要了解事物如何在網路傳播，我們還必須考慮社會增強的影響。這代表我們要另外探討複雜傳播現象的概念：在網路上採用某項想法之前，有時候必須讓自己多次接觸這項想法。舉例而言，有證據顯示，我們會在沒有太多鼓勵的情況下，就分享網路迷因，但如果是政治內容，我們會看到其他人分享後，自己才分享。2013年初，為支持婚平權，Facebook使用者將自己的檔案圖片改為「=」符號。平均來說，使用者要看到臉友中有8位更改後，自己才會如法炮製。複雜傳播現象也影響許多網路平台的最初採用率，包含Facebook、Twitter和Skype。[73]

複雜傳播現象有一點很詭異，就是在密集社群中的傳播效率最佳。如果民眾有很多共同朋友，則會形成多道接觸窗口，讓想法得以流行。然而，這樣的想法可能之後難以引爆形成廣泛擴散的現象。[74] 據傳播與社會學教授戴蒙・森托拉（Damon

Centola）表示，線上網絡的架構可能因此阻礙複雜傳播現象。[75]
我們的線上聯絡人中，許多只是認識，而非親密好友圈的一份
子。一方面，我們有可能看到自己的一群朋友採取某種政治立
場而跟風，但我們不太會看到單一來源就採取其立場。

　　這代表複雜傳播現象（例如有細微差異的政治觀點）在網
際網路上非常討不了好。線上社交互動的結構偏好簡單、好消
化的內容，而非形成挑戰性高、社群互動複雜的內容。所以說，
民眾會選擇張貼簡單、好消化的內容，或許也就不難理解。

• • •

　　21世紀初，隨著數據愈來愈容易取得，有些人士便認
為，研究人員不用再追求解釋人類行為。其中一人是《連線》
（*Wired*）雜誌前任編輯克里斯・安德森（Chris Anderson）。他
在2008年寫了一篇有名的文章，稱為〈理論的終結〉（end of
theory），其中有句「天知道人的行為用意是什麼？重點是人會
從事行為，然後我們能以前所未有的精準度去追蹤、分析。」[76]

　　目前我們擁有人類活動方面的大量數據。據估計，全球的
數位訊息量每兩年就會翻倍，其中許多來自網路。[77]即使如
此，仍有很多事物難以衡量。以肥胖或吸菸的社會傳染力研究
為例，這些研究便證明了難以逐一剖析各傳播過程。我們無法
衡量行為，這還不是唯一的問題所在。這年頭，大家都在點選、
分享；到頭來，對於我們自認為有在衡量的內容，其實我們未
必真有衡量。

　　乍看之下，點閱量似乎能合理量化外界對報導的關注度。點閱量愈多，代表更多人點選文章，並且可能正在閱讀。而獲得的點閱量愈多，作者是否也該順理成章，獲得更多報酬？那倒不見得。據報導，經濟學家查爾斯・古德哈特（Charles Goodhart）曾說：「當衡量成了目標，就不再是好的指標。」〔78〕根據單一表現的衡量指標，針對表現良好者給予報酬，會形成反饋迴圈：人們會開始追求該指標，而不是指標本身所評估的潛在品質。

　　任何領域都可能發生這類問題。2008年金融危機爆發之前，銀行會根據交易人員和業務人員的近期獲利，支付他們獎金。這鼓勵業務員採取短視近利的交易策略，對未來考量甚微。衡量指標甚至曾影響文學界。大仲馬（Alexandre Dumas）最初連載《三劍客》（*The Three Musketeers*）時，出版商是依據行數支付稿酬。為了灌水行數，大仲馬因此新增僕人格里莫（Grimaud）這個角色，台詞都是短句。書商後來說短句不計入稿酬，大仲馬就讓這角色領便當了。〔79〕

　　若靠點閱或按讚次數等指標來判斷事物，會誤判真實行為。2007至2008年間，有110多萬人參與Facebook上的「拯救達佛」（Save Darfur）慈善活動，目的是募款，並促使眾人關注蘇丹衝突。一些新成員捐款並招募其他成員，但大多數人什麼也沒做。參加者中，僅28%招募了其他人，更只有0.2%捐款。〔80〕

　　衡量指標固然有其問題，仍有愈來愈多人注重讓新聞報導

更能獲得點閱和分享。這種包裝方式可以非常有效。美國哥倫比亞大學和法國國家研究院（French National Institute）研究人員探討Twitter使用者提到的主流新聞報導，發現有將近60%的連結，使用者從未點選，[81]可是其中有些報導持續傳播：使用者分享的貼文成千上萬，其中有不少是這類從未有人點選的連結。說穿了，許多人樂在分享，而不是閱讀文章。

　　某些類型的行為就是比較費事，所以會有前述現象倒也不意外。迪恩・艾克斯（Dean Eckles）曾於Facebook擔任數據科學家，他指出想要讓人與社交媒體簡單互動，不用太傷腦筋。他說：「那是相對容易產生的行為。[82]我們這邊在談的行為，是在說你的朋友會不會對貼文按讚或留言。」一旦做起來不太費事，實際行動就容易得多。「如果行為做起來又簡單、代價又低，那難免會吸引人去做。」

　　這對行銷人員形成挑戰。行銷活動或許帶來高按讚與點閱次數，但這還無法正中行銷人員的下懷，他們希望的終究是消費者掏錢買產品，或是相信行銷內容，而非只是和活動本身互動。就好比追隨者多，不見得就能大量帶動分享潮，行銷內容的點閱或分享次數再多，也無法自動轉換成獲利或支持度。

　　面對新疾病的疫情時，我們通常會想知道兩件事：主要的傳播途徑為何？防疫時該針對其中哪幾條途徑？設計宣傳活動時，行銷人員的任務也有異曲同工之妙。首先，行銷人員必須知道外界如何接觸訊息；再來，要確立該鎖定哪幾條傳播途徑。不用說，防疫和行銷的差別在於：衛生單位花錢，是為了

阻斷重大感染路徑;而廣告商投入資金,卻是要搞大傳播規模。

追根究柢,問題在於成本效益。傳染病疫情也好,行銷活動也罷,我們預算有限,都想將錢花在刀口上。問題是,過去經驗難以看出採用方法的最終結果。據稱,行銷先驅約翰·汪納麥克(John Wanamaker)曾說:「我花在廣告上的一半經費都浪費掉了,麻煩的是我還不曉得是哪一半。」[83]

現代行銷人員已經在想辦法處理這項問題,方法是從網友眼裡看到的廣告,一路跟到他們後續的上網行為。近幾年來,多數大型網站會採用廣告追蹤(ad tracking)。如果業者在這類網站上張貼廣告,會知道網友是否有觀看廣告,以及之後是否有瀏覽或購買任何東西。同樣道理,如果我們關注業者的產品,業者會在網路上追蹤我們,並投放更多廣告。[84]

我們點選進入一個網站的連結時,常常就成為快速爭購的對象。在大約0.03秒以內,網站伺服器便會收集我們的所有相關資訊,送至廣告商(ad provider)。廣告商會提供該資訊給一群自動化交易商(automated trader),這群交易商代表的是廣告主(advertiser)。再過0.07秒後,交易商之間會爭購對我們投放廣告的權利。廣告商會選中贏家,並將廣告傳到我們的瀏覽器,畫面載入網頁時便會投放該則廣告。[85]

網站如此運作,民眾有時卻一知半解。2013年3月,英國工黨發出一條推文,所附網址可連到一篇剛發出的新聞稿,內容批評當時的教育大臣麥可·戈夫(Michael Gove)。一名保守黨議員發推回覆,提到工黨網站選擇刊出的廣告,寫道:「我

知道工黨手頭很緊，但有必要在新聞稿頂端邀請人『和阿拉伯妹子約會』嗎？」後來有些使用者糾正這名議員，告訴他工黨網頁是採用精準廣告投放：也就是顯示的內容可能是根據使用者本身的上網行為。〔86〕

　　最先進的追縱，有些出現在最意想不到的地方。為調查網路追蹤行為的程度，新聞研究者喬納森・歐布萊特（Jonathan Albright）於2017年初造訪100多個極端政宣網站。這類網站充斥陰謀論、假科學，以及極右派政治觀點，絕大多數頁面外觀陽春得讓人不可置信，簡直像是網站設計新手拼拼湊湊的作品。但歐布萊特挖掘幕後真相，發現網站隱藏了極度細緻的追蹤工具，會收集個人身分的細節、瀏覽行為，甚至滑鼠軌跡。此舉讓網站追蹤可能受到影響的網友，餵他們更加極端的內容。這類網站的影響力關鍵不在於網友看到了什麼，而在於網友看不到的數據收集（data harvesting）真相。〔87〕

　　我們的上網數據到底有多值錢？據研究人員推估，使用者若選擇不分享瀏覽數據，則對Facebook上的廣告主來說，價值會下降約60%。根據2019年Facebook營收數字，這代表針對一般美國網友的上網行為，其瀏覽數據的價值至少每年48美元。同時，據報導指出，Google向Apple支付120億美元，使Google成為2019年iPhone的預設搜尋引擎。由於目前服役中的iPhone手機有10億支，這代表根據Google的估算值，網路搜尋行為的價值落在一支手機約12美元。〔88〕

　　我們在網路上的關注行為既然如此值錢，科技業者自然

摩拳擦掌，想讓我們停留在網頁上。我們花在產品上的時間愈久，業者收集的訊息便愈多，其內容和廣告也更能精準調整。創辦Facebook的總裁西恩・帕克（Sean Parker）在2016年時，曾談及早期社群媒體應用程式（app）建立者的心態。「他們滿腦子都在想，『要怎麼盡量讓網友花時間看我們的頁面，並且有意識地關注我們？』」[89]。其他業者隨後也紛紛效仿。Netflix首席執行長里德・哈斯廷斯（Reed Hastings）於2017年開玩笑道：「我們的競爭對手是網友的睡眠時間。」[90]

要讓網友對應用程式產生黏著度，有個方法是要靠功能設計。崔斯坦・哈里斯（Tristan Harris）的專長是功能設計倫理，曾將功能設計過程比喻為變魔術。他提到業者常常想方設法，將消費者的選擇引導至特定結果。哈里斯曾撰文表示：「魔術師的把戲也是一樣。魔術師會讓觀眾容易挑到魔術師希望觀眾選到的道具，並讓觀眾難以挑到魔術師不想被選中的道具。」[91]魔術手法之所以奏效，是因為控制了我們對世界的認知；而程式的使用者介面也如出一轍。

要讓我們維持關注，通知功能具有莫大威力。一般iPhone使用者一天會解鎖手機80多次。[92]哈里斯形容，這種行為相當於賭博成癮的心理效應。他認為：「我們從口袋掏出手機，看看收到哪些通知，這就好像玩拉霸。」賭場利用低頻率、高變數的報酬機制，吸引賭客注意。有時候賭客獲利，有時空手而歸。許多應用程式中，訊息寄送者還能看到我們是否有讀取訊息，這會加快我們的回訊速度。我們和應用程式之

間互動愈多，就愈必須保持互動。帕克如此形容：「這是一種社會驗證的反饋迴圈，像我這樣的駭客就會想到這種點子，因為這利用的是人類心理的弱點。」〔93〕

還有其他功能設計，可以讓網友持續觀看和分享內容。2010年，Facebook導入「無限捲軸」（infinite scrolling）功能，減省瀏覽時必須換頁的麻煩。目前多數社群媒體頁面在饋入訊息時，已普遍採用內容無限顯示的功能；2015年起，YouTube能在當下影片結束後，自動播放下一支影片。分享也是社群媒體功能的設計重點；我們在張貼內容時，不難看到其他人的網路行為。

雖然倒不是所有功能的初衷都是為了讓人上癮，但民眾已愈發意識到本身行為會如何受應用程式影響。〔94〕即便是程式開發人員，也變得對自己的研發作品小心翼翼。賈斯汀‧羅森斯坦（Justin Rosenstein）和莉亞‧珀爾曼（Leah Pearlman）是導入Facebook「按讚」（like）功能的團隊成員。據報導，近年來兩人都試圖逃避通知功能的誘惑。羅森斯坦讓他的助手在手機上設置家長控管的功能；珀爾曼後來擔任插畫家，聘請一位社群媒體管理員，負責照看她的Facebook頁面。〔95〕

功能設計既有助互動，也有礙互動。微信（WeChat）是中國最廣受歡迎的社群軟體應用程式，在2019年的活躍用戶超過10億人。微信整合的服務形形色色：使用者能購物、付款、預訂旅程，以及相互發送訊息。使用者也能與朋友分享「朋友圈」（Moments）功能的內容，頗像Facebook的「動態新聞」功

能。然而，微信使用者只能看到本身好友對貼文的留言。[96]
也就是說，如果你有兩位朋友彼此並未設好友，他們將無法看
到貼文的全貌。這會改變互動的本質。艾克斯說：「我所謂的
對話會因此無法成立。任何留言的人都知道，他們的留言可能
不符合前後文，因為其他使用者可能只看得到自己的留言，而
看不到討論串的先前內容。」Facebook和Twitter的機制，則
是將貼文與下方數千則留言廣泛分享。相對來說，微信上的討
論訊息難免看起來支離破碎，或是使人一頭霧水，這會讓人更
不想用微信。

　　中國的社群媒體多管齊下，阻止集體行動，包括中國政府
透過審查制度，意圖建立資訊障礙。數年前，政治學者瑪格麗
特・羅伯茲（Margaret Roberts）的團隊便試圖重建中國的審查
制度。團隊新建多個帳戶，張貼不同類型的內容，並追蹤遭刪
除的內容。在他們重組審查機制的過程中，發現對領導人或政
策的批評並未受阻，但針對抗議或集會的討論卻遭封鎖。羅
伯茲後來將線上審查策略劃分為她所謂的「3F」策略：「淹沒」
（flooding）、「恐懼」（fear）和「摩擦」（friction）。審查人員以反
對觀點在網路平台上帶風向，藉此淹沒其他留言；違規後果帶
來的威脅，則會使網友心生恐懼；而刪除或封鎖內容會減緩接
觸資訊，從而產生摩擦。[97]

　　初赴中國大陸時，我記得我到達飯店後試著連上WiFi，花
了好一會工夫才弄清楚到底有沒有連上線。我通常用Google、
WhatsApp、Instagram、Twitter、Facebook和Gmail來確認

是否連線，而這些應用程式在中國全面遭到封鎖。這不但證明了中國防火牆的威力，也讓我了解到美國科技公司的強大影響力，因為我的網路活動平台，多數就只掌握在三間企業手中。

我們和這類平台分享大量訊息。2013年的一項Facebook研究，或許最能顯示科技業者收集了多少數據。〔98〕業者會檢視誰在平台上打字留言，最後又未張貼。研究團隊指出，貼文的內容沒有送回Facebook的伺服器，他們就只是記錄是否有人開始打字。或許這只是該研究的個案，但無論如何，研究顯示了業者對於我們的網路行為與互動，能掌握細節到何種程度。或者說，連我們在網路上缺乏互動一事，業者都曉得。

社群媒體產生的數據由於很有價值，業者若能取得這些數據，會相當有利可圖。卡蘿·戴維森（Carol Davidsen）於2012年美國總統大選中，在歐巴馬陣營服務。她指出當時的Facebook隱私設定能針對平台上同意支持歐巴馬陣營的使用者，下載他們的好友圈資料。這些好友資料為歐巴馬陣營提供大量資訊。戴維森日後表示：「那個時候，我們其實有辦法消化Facebook上全美的社交網絡資料。」〔99〕Facebook最終取消了收集好友圈資料的功能。戴維森聲稱，由於共和黨在這方面慢了半拍，所以民主黨掌握了對手缺乏的資訊。這類數據分析並未違反任何規則，但這件事所引發的問題，是資訊會如何收集，又是由誰掌控。一如戴維森所言：「誰曉得了『你和我是朋友』？」

當時，有許多人稱讚歐巴馬於競選中採用創新的數據使用

策略〔100〕，說這是政治領域的劃時代手法。這好比1990年代時，金融產業對於新型房貸產品感到興奮，外界也曾將社群軟體視為能改善政治的工具，但也頗如金融房貸產品，這種心態並未持久。

• • •

「嘿，親愛的，你要投票嗎？你要選誰？」2017年英國大選前夕，成千上萬的Tinder使用者尋覓約會對象時，反而會聊政治話題。倫敦人夏洛特・古德曼（Charlotte Goodman）和亞拉・羅德里格斯・福勒（Yara Rodrigues Fowler）為了鼓勵二十多歲的年輕人投票支持工黨，因此設計了聊天機器人，以擴大受眾範圍。

志願受試者安裝了聊天機器人後，機器人會自動將其Tinder位置設為邊緣選區的某處，針對每一對象往右滑「yes」〔101〕，然後和有搭上線的網友開始聊天。如果有網友確實收到最初的消息，受試者便會接替聊天機器人，開始真實交談。聊天機器人總共發送3萬多則消息，接收者含平常可能位於拉票範圍以外的對象。古、福二人事後寫道：「偶爾搭上線的人看到對象是聊天機器人而不是人，會因此感到失望，但極少有負面回饋。Tinder這個平台太隨興了，使用者不會覺得被某些政治話題呼攏。」〔102〕

聊天機器人可能同時產生大量互動。有了聊天機器人互連成一個網絡，便可能達成單一人力無法純人工完成的作業規

模。數量上，哪怕沒有百萬計，這些殭屍網路（botnet）也有成千上萬；功能上，機器人程式能張貼內容、開啟對話、推廣想法。然而，這類機器人帳號的角色近年來也已受到檢視。2016年，有兩場大選撼動了西方世界：一為6月時英國票選脫離歐盟；二為11月時川普贏得美國總統大選。影響選情的原因是什麼？大選過後，傳言日益甚囂塵上，認為來自俄羅斯和極右翼團體的假消息，大量散播於兩場選戰。機器人程式和其他問題帳號張貼假新聞，先後於選前欺騙大量英美民眾。

乍看之下，數據似乎支持這項說法，因為證據顯示，2016年大選期間，可能有1億多名美國民眾看到俄羅斯操縱的Facebook貼文。在Twitter上，美國近70萬人接觸到的政治操作可溯源至俄羅斯，散播者是5萬個機器人帳號。〔103〕假網站和外國間諜張貼的政宣手法唬住許多選民，其中和英國脫歐與川普政治立場對立者，特別容易上鉤。許多選民對假網站和外國間諜張貼的政治操作內容信以為真──這是很誘人的敘述；對於和英國脫歐與川普政治立場對立者，更是如此。可是，如果我們拿著放大鏡檢視證據，這些假消息就會開始露出破綻。

2016年美國總統大選時，流傳著可溯源至俄羅斯的政治操作，華茲和大衛‧羅斯柴爾德（David Rothschild）指出許多其他內容也有相同情形。先前Facebook使用者可能已接觸到俄羅斯的政治操作內容，但在大選期間，美國Facebook使用者在平台上看到的貼文超過11兆篇。網友每接觸一篇俄羅斯貼文，平均都另有將近9萬篇其他內容。同時在Twitter上，

與選舉有關的推文帳號中，可溯源至俄羅斯者不到0.75%。華、羅二人指出：「純粹以數字來看的話，選民在選戰中接觸到的訊息，壓倒性的大多數並非來自假新聞網站或是另類右翼（alt-right）媒體來源，而是家喻戶曉的名人。」[104]實際上據估計，在川普競選首年免費獲得的主流媒體報導，價值近20億美元。[105]華、羅二人也分析媒體對於希拉蕊‧克林頓（Hillary Clinton）電子郵件爭議的關注，認為是媒體針對本身讀者選材的例子：「才不過6天，《紐約時報》所刊登的希拉蕊電郵相關新聞量，就相當於選前69天針對其他政策刊載的新聞總和。」

　　2016年假新聞來源氾濫，對此，其他研究也有類似結論。（提出逆火效應的政治學家）布倫丹‧奈罕（Brendan Nyhan，亦見於第三章）的團隊發現，儘管某些美國選民閱讀大量來自可疑網站的新聞，這些人仍屬少數。平均來說，選民閱讀的文章中，僅3%來自假新聞來源網站。奈罕的團隊隨後發表針對2018年美國中期選舉的追蹤分析，結果顯示，惡意新聞的觸及讀者少得多。而在英國，針對來自俄羅斯的政治操作內容，同樣幾乎沒有證據顯示，在Twitter或YouTube平台上，歐盟公投前夕的選情有受到俄羅斯主導。[106]

　　這或許不代表我們能對機器人程式和可疑網站毫不在乎，但問題同樣可沒如此簡單。當談到網路輿情操縱，事實證明向來存在著更細緻的影響因子，處理上也棘手得多。

• • •

　　貝尼托・墨索里尼（Benito Mussolini）曾說過：「當個獅子活一天，好過當隻綿羊活一百年。」不過，Twitter 使用者@ilduce2016說，這句引言實際上來自川普。@ilduce2016是一個Twitter機器人帳戶，由八卦網路媒體《Gawker》旗下兩位記者所創。該帳號發出了成千上萬條推文，將墨索里尼說過的話移花接木為川普所說。到後來，其中一條引起川普的注意：2016年2月28日，就在共和黨第四次初選後不久，川普轉推了前述引言。〔107〕

　　一些社群媒體的機器人程式鎖定普羅大眾，另一些機器人程式的鎖定範圍則更窄。「蜜罐」（honey pot）是一種機器人程式誘捕機制，用意是吸引特定使用者，誘使他們回應。〔108〕本書先前曾談到，Twitter轉推潮通常會如何仰賴單一「廣播型擴散」。如果要散播訊息，知名人士有助於擴大傳播範圍。由於許多擴散現象是不會爆發的，因此有個機器人程式，會有助於反覆嘗試傳播：帳號@ilduce2016將那句獅子引言發推兩千多次後，川普終於轉推。機器人程式的建立者儼然很清楚這種傳播方式多麼有用。2016至2017年間，多個Twitter機器人程式張貼可信度存疑的文章，鎖定的是少少幾個受歡迎的Twitter使用者。〔109〕

　　並非只有機器人程式利用這種鎖定策略。2018年，美國佛州派克蘭市（Parkland）瑪喬里・斯通曼・道格拉斯中學

（Marjory Stoneman Douglas High School）發生槍擊案。當時有報導稱槍手來自一間小型組織，奉行白人至上主義。組織的據點為佛州首府塔拉哈西（Tallahassee），不過這是假新聞，是網路論壇上惡搞者幹的好事。他們處心積慮取信於好奇的記者，讓記者以為是真實事件。其中一位網友說：「寫個一篇文章，對方就上鉤了。大家對報導都不疑有他。」[110]

　　華茲和奈罕等研究人員固然認為，2016年時民眾並未從可疑的網路來源獲得許多資訊，但這不代表沒有問題。華茲說：「我認為這真的很重要，只是重點不太是大家所想的那樣。」當非主流團體（fringe group）[111] 在Twitter上張貼虛假的觀念或新聞時，鎖定的受眾不見得是普羅大眾（至少一開始不是）。相反地，他們的目標常常是花大把時間在社群媒體上的記者或政治人物，目的是讓目標受眾接受所欲宣揚的想法，傳播給更廣泛的受眾。例如，在2017年期間，記者固定會引用Twitter帳號@wokeluisa的資訊。這位使用者猛一看來自紐約，是年輕的政治科系研究生，實際上，帳號管理者是俄羅斯網軍，網軍的意圖顯然是鎖定各媒體機構，取信於這些單位，以傳播訊息。[112] 想要帶動輿情的網軍經常使用這種手法。雪城大學（Syracuse University）網路媒體研究人員惠妮·菲利普斯（Whitney Phillips）認為：「網軍操縱媒體，記者可不只是網路戰的一環而已；成功影響記者，是網軍的終極目標。」[113]

　　一旦有媒體機構報導某事件，其他媒體便會跟進，進而引起反饋效應。數年前，我無意間親身經歷媒體的反饋效應。當

時我剛寫完一本談賭博科學的書〔114〕，後來向《泰晤士報》記者透露有關英國國家彩券（National Lottery）的數學技巧。兩天後平面報導曝光。文章發表的當天早上，英國獨立電視台節目《今日早晨》（*This Morning*）製作人看到新聞後，一大早八點半就傳訊給我。十點半，我來到全國現場轉播節目錄影。不久，我收到來自BBC《第四電台》（BBC *Radio 4*）的訊息，他們也看到報導，想請我上他們的午間招牌節目。之後，更多媒體前仆後繼想要邀訪我。最後，我觸及的受眾人數以百萬計，而這一切始於一篇報導。

我的這段親身經歷是無心插柳的結果，事情雖然超展開，倒也無傷大雅。不過，會有其他人策略性運用媒體的反饋效用。因此，儘管多數民眾會避免使用非主流的激進網站，但錯誤資訊仍會廣泛流傳，本質上，這是「洗資訊」（information laundering）的一種形式，就好比販毒集團為了掩飾來源，可能將金錢轉入合法業務管道，網路上操縱輿情的人則會掌握可信的消息源，透過此消息源來放大和傳播訊息，觸及更大範圍的受眾族群，此時這群受眾的資訊來源就變成熟悉的名人或媒體，而非匿名帳號。

這種洗資訊的手法，可能會影響議題的論述和報導。輿情操作者以細緻手段鎖定目標、放大訊息，可針對特定政策或政治候選人，製造出廣受歡迎的假象。行銷上，由於是以人為方式創造出基層支持的現象，這種手法稱為「偽草根民意」（astroturfing）。記者和政治人物看到消息，很難視而不見，消

息終會真的成為新聞。

當然，媒體有影響力也不是新鮮事；外界向來知道記者能塑造新聞樣貌。英國小說家伊夫林·沃（Evelyn Waugh）於1938年出版諷刺小說《獨家新聞》（*Scoop*），書中一篇故事的角色溫洛克·傑克斯（Wenlock Jakes）是明星記者，經派遣前往報導一場革命。不幸的是，傑克斯在火車上睡過頭，到了不同的國家。傑克斯沒有發現錯誤，而是編了一篇報導，內容寫著「街上設置路障，教堂熊熊燃燒，機槍的聲音和他的打字聲互相呼應。」其他記者不甘落於人後，也有樣學樣，杜撰類似報導。不久，股市跳水，該國經濟崩潰，國家進入緊急狀態，最終引發革命。

故事純屬虛構，但蟄伏在伊夫林·沃筆下的媒體反饋效應仍在發生。然而，這年頭的訊息傳播，又有了若干重大差異。一是傳播速度：名不見經傳的迷因要變成主流熱點，只要幾個小時。[115]另一差異為形成擴散現象的成本：建立機器人程式和假帳號的成本很便宜，而由政治人物或新聞媒體機構向大眾轉傳訊息，基本上也不用花到什麼錢。在某些情況下，假消息甚至還有賺頭，廣為流傳後，能帶來廣告營收。此外，也可能利用「演算法操縱」：假使網軍能利用假帳號產生某種輿情反應，而這種輿情反應又是社群媒體演算法的評價重點（如留言／按讚數），那麼就算現實生活中鮮少有人談論，也能攻占發燒話題。

以上手法推陳出新的趨勢下，有什麼曾拿來炒熱話題？

2016年以來，「假新聞」（fake news）已成為敘述網路訊息操縱的常用術語。不過，這個詞還不算特別精準。科研人員蕾妮・迪瑞斯塔（Renée DiResta）指出，「假新聞」實際上有若干不同型態，包括「引誘點選」（clickbait）、「陰謀論」（conspiracy theory）、「錯誤訊息」（misinformation）和「造謠」（disinformation）。眾所皆知，「引誘點選」就是試圖誘導人前往頁面，而連結目標常常是真實的新聞報導。相反地，陰謀論會微調真實報導，加入「不為人知的真相」，隨著陰謀論擴散之際，內容可能更加油添醋，講得更繪聲繪影。至於「錯誤訊息」，在迪瑞斯塔的定義中，通常是誤傳的假內容，包括騙局或惡作劇，內容固然是刻意造假，不過是由誤信者不經意傳播。

最後，最危險的一類假新聞是「造謠」。一般認為造謠是讓你誤信某則錯誤的訊息，但用意才沒這麼單純。前蘇聯國家安全委員會（KGB）於冷戰期間訓練外國特務時，會教他們如何在輿情中挑起矛盾，並破壞對於正確新聞的信任。〔116〕這是造謠的用意：造謠不是要說服你，使你誤信假新聞，而是要讓你對真相的本質心生疑竇，藉此鬆脫事實的立足點，使真相難以確立。KGB不但擅長造謠，也知道如何傳謠。迪瑞斯塔如此形容：「在那個古怪的年代，KGB間諜使用這招，目的是要大型媒體單位採信，如此一來，謠言會變得合理，媒體又能幫忙傳播謠言。」〔117〕

在過去十年左右，少數網路社群確實特別擅長讓別人幫忙傳播訊息。早期有個例子是在2008年9月，當時有網友在《歐

普拉·溫芙蕾脫口秀》（*The Oprah Winfrey Show*）的線上留言區貼文，稱自己代表某個大型戀童癖團體，團體成員超過9,000人，但貼文儼然另有其意：原文「over 9,000」（超過9,000）來自動畫《七龍珠Z》（*Dragon Ball Z*）中，戰鬥者喊叫著對手的戰鬥力數值，而這個迷因其實來自匿名線上討論區「4chan」，網站受到惡搞者歡迎。主持人歐普拉沒有當作玩笑，還在節目中讀出那句戀童癖的留言，此舉正中4chan網友的下懷。[118]

對於有傳染力的迷因，4chan一類的網路論壇（其他還有Reddit和Gab）著實就像催化劑。有人張貼圖片和琅琅上口的語句時，會引來大量網友改文、改圖。這些改編的迷因會在論壇上傳播，彼此競爭。最有傳染力的迷因留下，傳染力較弱者消失，符合「適者生存」的道理，相當於生物上的演化過程。[119]縱使不像病原體能活千年之久，這種網路內容以人類群眾作為推動演化的動力，仍有強大的生存優勢。

釣魚式惡搞行為的催化下，演化出一種頗為成功的傳播手法，那就是讓迷因荒謬化或極端化，因此外界不清楚迷因內容是否在開玩笑。迷因以諷刺的外殼包裝後，會比不冠上諷刺之名更具擴散效果。如果網友感覺遭到冒犯，則迷因創作者可以宣稱只是玩笑；如果網友認定是玩笑，迷因就不會受到批評。白人至上主義團體也採取了這種手法。白人至上主義網站「Daily Stormer」的寫作指引曾經外洩，其中建議寫文章時，下筆不要太重，避免嚇跑讀者：「大體來說，使用種族汙辱的言語時，口吻要半開玩笑。」[120]

　　迷因地位日益重要，對於善用媒體的政治人物而言，也可能成為利器。2018年10月，川普採用了標語「Jobs Not Mobs」（要就業，不要暴民），聲稱美國共和黨重視經濟，更甚移民。記者追本溯源，發現這句梗文來自Twitter，在流行起來之前，曾於Reddit論壇「演化」一段時間，過程中變得更琅琅上口，然後才廣為流傳。〔121〕

　　倒也不是只有政治人物，才會注意到小眾流傳的內容。網路謠言和錯誤訊息也曾引發針對斯里蘭卡和緬甸少數民族的攻擊，並在墨西哥和印度造成暴力事件擴散。同時，造謠活動也能有效煽動爭議的兩方。據報導，2016和2017年間，俄羅斯網軍發動多起Facebook行動，目的是讓反對群眾舉辦極右翼的抗議和反抗議活動。〔122〕疫苗接種等特定主題的造謠，也可能加劇社會動盪；而民眾之所以不信任科學，往往和他們不信任政府與司法系統有關。〔123〕

　　有害訊息的散布是老問題了，甚至「假新聞」一詞也是老早就有，於1930年代後期便曾短暫流行。〔124〕不過，線上網絡的結構拉高了假新聞的擴散速度和規模，使假新聞變得更無法以直覺判斷。資訊就好比某些傳染病，演化後傳播效率更高。對此，我們能拿出什麼辦法？

　　東日本大地震是日本史上最大規模的地震，威力足以使地球軸心偏移數英寸，震後不久又揚起40米高的海嘯。隨後有個謠言開始傳開。2011年3月11日地震發生三小時後，有Twitter使用者聲稱由於煤氣槽爆炸，可能下起毒雨。爆炸固

然真有其事，毒雨卻是杜撰的。不過，謠言還是不脛而走。僅僅不到一天，成千上萬的人看到消息後，誤傳這則警訊。[125]

為了回應謠言，附近的浦安市政府發推闢謠。儘管錯誤訊息占得機先，但闢謠推文很快迎頭趕上。第二天晚上，闢謠轉推者多過原謠言的轉傳人數。據位於東京的研究團隊指出，闢謠速度愈快，澄清效果愈好。團隊使用數學模型計算，如果闢謠訊息再早個2小時，則謠言擴散規模將降低25%。

及時糾錯不見得能阻斷擴散，但能減緩傳播。Facebook的官方研究人員發現，如果使用者迅速糾正朋友分享的是假消息（例如教人快速致富的騙局），則這位臉友刪文機率達20%。[126]在某些情況下，業者會更改其應用程式的結構，藉此刻意減緩傳播速度。印度曾發生一連串以造謠展開的攻擊，之後WhatsApp修改程式，讓使用者更難以轉發內容。原先能與一百多人分享消息，現在印度使用者僅能分享給五人。[127]

要注意的是，這類反制措施之所以成功，在於鎖定再生數概念的不同面向。WhatsApp減少的是傳播機會；Facebook使用者請臉友刪文，此舉縮短感染時間[128]；浦安市政府使成千上萬的民眾在看到謠言之前，先接觸正確訊息，藉此減少可能誤信的人數。再生數的某些層面就好比疾病，會比其他因子更容易鎖定。Pinterest於2019年宣布，已在搜尋結果中封鎖反疫苗內容（即消除傳播機會），並致力於全面刪文，此舉遏制了傳染時間。[129]

再生數還有個最後的特點：人的想法，本質上就會傳播。

先前章節曾探討過，媒體會對自殺等事件制訂報導標準，以限制潛在的擴散效應。惠妮·菲利普斯等研究人員建議，我們也要用相同方式處理受到操縱的資訊，避免新聞報導反而讓問題擴散。菲利普斯說：「一旦報導了某個假消息，或其他一些餵給媒體藉此操作的新聞後，你就等於在合理化這些資訊，而且實際上，你是在教以後的人該要怎麼操縱。」[130]

近年來多項事件已經顯示，一些媒體單位仍然還有極大進步空間。2019年，基督城清真寺槍擊案發生後，若干媒體忽視了已制訂的恐攻報導指引。多間媒體業者公開槍手姓名，詳細報導其意識形態，甚至播放槍殺影片，報導能連結至槍手的宣言。令人憂心的是，這些資訊擴散了：在Facebook上廣泛分享的報導，更可能違反了報導指引。[131]

由此可知，我們必須重新思考如何對待惡意資訊；在關注惡意資訊時，也要思考誰會因而得利。對於極端觀點的報導，擁護者常提出一項論點，那就是即使沒有媒體推波助瀾，總是會傳播出去。然而，數篇研究探討網路擴散現象後，發現情況正好相反：如果沒有廣播型的擴散現象，內容極少能傳播久遠。一個想法能流行，通常是因為高知名度的名人和媒體機構有意無意幫忙傳播所致。

說來不幸，新聞的性質日益變化，愈來愈難以抵抗操控媒體輿情的有心人士。愈來愈多人想要在網路上分享和點選，這使得有心操控輿論者得以上下其手，用來傳播有傳染力的想法，並利用隨之產生的關注度。這一點很吸引釣魚式亂板

的網友以及媒體輿情操控者，對於有傳染力的網路擴散現象，這些有心人士比多數民眾更知道是怎麼一回事。從技術角度來看，多數輿情操縱者倒是善加利用這個機制，並且打蛇隨棍上。菲利普斯說：「陰險的是，有心人士利用社群媒體的方式，剛好就是社群媒體原來的設計用意。」菲利普斯在研究中採訪數十名記者。許多記者得知自己獲利於報導極端觀點時，感到不安。一位記者說：「我個人是貨真價實的受益者，但對國家卻很不好。」為了減少網路擴散的可能，菲利普斯認為輿情操縱的過程必須和報導本身同步探討：「報導時要釐清新聞故事本身是擴散鏈的一環，記者本身是擴散鏈的一環，讀者本身也是擴散鏈的一環——新聞報導時，這些考量重點必須確實擺在首位。」

在資訊的擴散現象中，記者固然扮演舉足輕重的角色，傳播鏈也有其他連結要素，其中最值得注意的是社群媒體平台。然而，研究平台上有傳染力的擴散現象時，並不像重建一連串疾病個案或槍枝事件如此直接了當。網路生態系統的面向甚多，社交互動次數以兆計之外，潛在傳播途徑形形色色。網路生態系統說複雜倒也複雜，但對有害資訊所提出的解決方案往往是單一面向，就是什麼該多做、什麼該少做罷了。

一如任何複雜的社會問題，不可能有簡單、確切的答案。奈罕說：「我認為這個轉變的過程，很像從前美國經歷的『向毒品宣戰』（War on Drugs）。」[132] 我們正在從『這是必須解決的問題』，轉變至『這是必須管理的慢性病』。導致人類容易產

生迷思的心理脆弱性，不會消失；有助於傳播的網路工具，也不會消失。」〔133〕

　　話雖如此，我們能做的是使媒體單位、政治組織、社群媒體平台增加對抗輿情操縱的能力，而我們當然也不能置身事外。首先，這表示要更了解傳播的過程。只側重一些族群、國家或平台是不夠的。訊息如同傳染病疫情，很少乖乖停在一個地區。外界將1918年「西班牙流感」的帳算在西班牙頭上，原因在於西班牙是唯一有通報個案的國家。同樣道理，我們對於網路擴散現象的眼界，可能會受限於我們所在的觀察範圍。Facebook使用者人數是Twitter使用者的7倍，但近年來針對Twitter上擴散現象的研究數量，是研究Facebook平台上擴散現象的將近5倍。〔134〕箇中原因在於，研究人員從過去到現在取得Twitter公開數據的難度，向來遠低於觀察Facebook或WhatsApp等封閉應用程式。

　　而情況有望改變：2019年，Facebook宣布將與12支學者團隊合作，研究Facebook對於民主的影響，但若要了解大環境的資訊生態，我們仍然任重道遠。〔135〕網路擴散現象難以調查的原因之一，是我們多數人向來難以看到其他網友的實際接觸內容。幾十年前，如果我們想知道有哪些宣傳活動，翻開報紙、打開電視即可。即使訊息的影響不明，但訊息本身是清楚的。以傳染病疫情而言，大家都看得到感染源，但沒有人真正得知當下的傳播規模，也不清楚究竟是誰傳給誰。這一點可拿來對比社群媒體興起，以及追蹤特定網友的網路輿情操作。近

年來網軍在網路上散播資訊時，雖然已經更能掌握傳播途徑，但所有其他人是看不到傳播源頭的。[136]

要有效設計對策，重點在於能發現錯誤訊息和造謠之舉，並估算出其傳播程度。若未善加了解有感染力的擴散現象，後果就是像「壞空氣致病說」一樣誤找替罪羊，不然就是頭痛醫頭、腳痛醫腳：像是在性病防治時，提出禁慾作為解決方案——理論上是有效，卻是不切實際。釐清傳播過程後，我們更有可能避免此類流行病學上會發生的錯誤。

解決方案的額外利多，也該善加利用。面對有傳染力的現象時，有的控管措施能同時發揮直接和間接的效果。以疫苗接種為例，疫苗不但有直接效果，因為接種者不會受感染，也會有間接作用，因為不會感染他人。因此一個族群接種疫苗後，有直接效果，也有間接利多。

網路上的擴散現象也是相同道理。處理有害內容時，直接效果是防止單一網友看到，間接效果則是防止讀到的人轉傳給其他網友。這代表反制措施若能善加設計，可能會小兵立大功。再生數小幅下降後，可大幅減少擴散的規模。

・・・

「花時間玩社群媒體，對我們有害嗎？」2017年底，大衛・金斯堡（David Ginsburg）和莫伊拉・伯克（Moira Burke）這兩名Facebook研究人員著手探討這個問題。他們針對使用社群媒體如何影響幸福感，評估相關科學證據。Facebook發表研究

結果,指出並非所有互動都是有益的。例如,伯克的研究先前曾發現,使用者從摯友獲得真誠的訊息後,幸福感似乎會增加,但收到按讚之類的隨興反饋意見,則沒有這種效果。金、伯二人認為:「這就像現實生活的互動:如果互動對象是你在乎的人,那麼會有幫助;而如果別人只是作壁上觀,可能會讓你感覺更糟。」〔137〕

　　網路研究有一大優勢,就是能用來測試人類行為的通論。約莫這十年來,研究人員使用一組組大數據,質疑資訊傳播的固有觀念,至今挑戰網路影響力、人氣度和成功等多項迷思,甚至顛覆「爆紅」這觀念。網路研究方法也能回過頭來,套用於疾病分析。有瘧疾研究人員在修改用於研究網路迷因的技巧後,便發現了追蹤中美洲疾病傳播的新方法。〔138〕

　　互動方式改變最多的平台,或許是社群媒體,但這卻不是我們生活中唯一持續發展的關係網絡。下一章將探討科技連結如何以其他方式擴充,以新接點滲入我們的日常活動。這類技術可能帶來巨大好處,但也會產生新風險。這年頭,到處都能觀察到擴散現象,其中每一個傳播的連結,都可能成為傳染新途徑。

1 Buzzfeed背景出處：Peretti J., 'My Nike Media Adventure', *The Nation*, 9 April 2001; Email correspondence with customer service representatives at Nike iD. http://www. yorku.ca/dzwick/niked.html
造訪日期：January 2018; Salmon F., 'BuzzFeed's Jonah Peretti Goes Long', *Fusion*, 11 June 2014; Lagorio- Chaf kin C., 'The Humble Origins of Buzzfeed', Inc., 3 March 2014; Rice A., 'Does BuzzFeed Know the Secret?', New York Magazine, 7 April 2013.

2 Peretti J., 'My Nike Media Adventure', *The Nation*, 9 April 2001.

3 譯註：Duncan Watts 發表了小世界現象的第一個網絡模型，認為自然與人造世界的網絡均有小世界的特徵，其中曾以秀麗隱桿線蟲（*Caenorhabditis elegans*）的腦部為例。

4 背景與引言出處：2018年2月訪談作者 Duncan Watts。本研究深入討論：Watts D., *Everything is Obvious*: *Why Common Sense is Nonsense* (Atlantic Books, 2011).

5 Milgram S., 'The small-world problem', *Psychology Today*, 1967.

6 Dodds P.S. et al., 'An Experimental Study of Search in Global Social Networks', *Science*, 2003.

7 Bakshy E. et al., 'Everyone's an Influencer: Quantifying Influence on Twitter', *Proceedings of the Fourth ACM International Conference on Web Search and Data Mining* (WSDM'11), 2011.

8 Aral S. and Walker D., 'Identifying Influential and Susceptible Members of Social Networks', *Science*, 2012.

9 Aral S. and Dillon P., 'Social influence maximization under empirical influence models', *Nature Human Behaviour*, 2018.

10 數據來源：Ugander J. et al., 'The Anatomy of the Facebook Social Graph', *arXiv*, 2011; Kim D.A. et al., 'Social network targeting to maximise population behaviour change: a cluster randomised controlled trial', *The Lancet*, 2015; Newman M.E., 'Assortative mixing in networks', *Physical Review Letters*, 2002; Apicella C.L. et al., 'Social networks and cooperation in hunter-gatherers', *Nature*, 2012.

11 結論論據參考：Aral S. and Dillon P., *Nature Human Behaviour*, 2018; Bakshy E. et al., WSDM, 2011; Kim D.A. et al., *The Lancet*, 2015.

12 Buckee C.O.F. et al., 'The effects of host contact network structure on pathogen diversity and strain structure', *PNAS*, 2004; Kucharski A., 'Study epidemiology of fake news', *Nature*, 2016.

13 Bessi A. et al., 'Science vs Conspiracy: Collective Narratives in the Age of Misinformation', *PLOS ONE*, 2015; Garimella K. et al., 'Political Discourse on Social Media: Echo Chambers, Gatekeepers, and the Price of Bipartisanship', *Proceedings of the World Wide Web Conference 2018*, 2018.

14 背景出處：Goldacre B., *Bad Science* (Fourth Estate, 2008); The Editors of The Lancet, 'Retraction – Ileal-lymphoid-nodular hyperplasia, non-specific colitis, and pervasive developmental disorder in children', *The Lancet*, 2010.

15 Finnegan G., 'Rise in vaccine hesitancy related to pursuit of purity', *Horizon Magazine*, 26 April 2018; Larson H.J., 'Maternal immunization: The new "normal" (or it should be)', *Vaccine*, 2015; Larson H.J. et al., 'Tracking the global spread of vaccine sentiments: The global response to Japan's suspension of its HPV vaccine recommendation', *Human Vaccines & Immunotherapeutics*, 2014.

16 人痘接種的相關背景：'Variolation – an overview', *ScienceDirect Topics*, 2018.

17 Voltaire., 'Letter XI' from *Letters on the English.* (1734).

18 Bernoulli的研究相關背景出處：Dietz K. and Heesterbeek J.A.P., 'Daniel Bernoulli's epidemiological model revisited', *Mathematical Biosciences*, 2002; Colombo C. and Diamanti M., 'The smallpox vaccine: the dispute between Bernoulli and d'Alembert and the calculus of probabilities', *Lettera Matematica International*, 2015.

19 MMR與麻疹疫苗的安全性與療效文獻極多：例如Smeeth L. et al., 'MMR vaccination and pervasive developmental disorders: a case-control study', *The Lancet*, 2004; A. Hviid, J.V. Hansen, M. Frisch, et al., 'Measles, Mumps, Rubella Vaccination and Autism: A Nationwide Cohort Study', *Annals of Internal Medicine*, 2019; LeBaron C.W. et al., 'Persistence of Measles Antibodies After 2 Doses of Measles Vaccine in a Postelimination Environment', *JAMA Pediatrics*, 2007.

20 Wellcome Global Monitor 2018, 19 June 2019.

21 Finnegan G., 'Rise in vaccine hesitancy related to pursuit of purity', *Horizon Magazine*, 26 April 2018.

22 Funk S. et al., 'Combining serological and contact data to derive target immunity

levels for achieving and maintaining measles elimination', *BioRxiv*, 2019.

23 'Measles: Europe sees record number of cases and 37 deaths so far this year', *British Medical Journal*, 2018.

24 Bakshy E. et al., 'Exposure to ideologically diverse news and opinion on Facebook', *Science*, 2015; Tufekci Z., 'How Facebook's Algorithm Suppresses Content Diversity (Modestly) and How the Newsfeed Rules Your Clicks', *Medium*, 7 May 2015.

25 Flaxman S. et al., 'Filter bubbles, echo chambers and online news consumption', *Public Opinion Quarterly*, 2016.

26 Bail C.A. et al., 'Exposure to opposing views on social media can increase political polarization', *PNAS*, 2018.

27 Duggan M. and Smith A., 'The Political Environment on Social Media', Pew Research Center, 2016.

28 boyd dm., 'Taken Out of Context: American Teen Sociality in Networked Publics', University of California, Berkeley PhD Dissertation, 2008.

29 早期例子：'Dead pet UL?' Posted on alt.folklore.urban, 10 July 1992.

30 Letter to Étienne Noël Damilaville, 16 May 1767.

31 Suler J., 'The Online Disinhibition Effect', *Cyberpsychology and Behavior*, 2004.

32 Cheng J. et al., 'Antisocial Behavior in Online Discussion Communities', *Association for the Advancment of Artificial Intelligence*, 2015; Cheng J. et al., 'Anyone Can Become a Troll: Causes of Trolling Behavior in Online Discussions', Computer-Supported Cooperative Work, 2017.

33 Facebook研究的背景出處：Kramer A.D.I. et al., 'Experimental evidence of massive-scale emotional contagion through social networks', *PNAS*, 2014; D'Onfro J., 'Facebook Researcher Responds To Backlash Against "Creepy" Mood Manipulation Study', *Insider*, 29 June 2014.

34 Griffin A., 'Facebook manipulated users' moods in secret experiment', The Independent, 29 June 2014; Arthur C., 'Facebook emotion study breached ethical guidelines, researchers say', *The Guardian*, 30 June 2014.

35 事例：Raine R. et al., 'A national cluster-randomised controlled trial to examine the effect of enhanced reminders on the socioeconomic gradient in uptake in bowel cancer screening', *British Journal of Cancer*, 2016; Kitchener H.C. et al., 'A cluster randomised trial of strategies to increase cervical

screening uptake at first invitation (STRATEGIC)', Health Technology Assessment, 2016.

值得注意的是，儘管隨機對照試驗型態廣泛受到採納（英文通常稱為「A/B tests」），但就算受試者的個人選擇不會傷害到他們，且試驗設計符合倫理，其概念似乎仍會讓許多受試者感到不舒服。一項2019年的試驗發現，儘管A/B對照試驗設計的用意，在於確立兩項政策（或療法）相對而言何者較為有效，民眾仍認為這樣的試驗是不適當的；相較而言，對於單純全面執行A或B試驗組擇一，沒有測試時也會認為是適當的。來源：Meyer M.N. et al., 'Objecting to experiments that compare two unobjectionable policies or treatments', *PNAS*, 2019.

36 Berger J. and Milkman K.L., 'What Makes online Content Viral?', *Journal of Marketing Research*, 2011.

37 Heath C. et al., 'Emotional selection in memes: the case of urban legends', *Journal of Personality and Social Psychology*, 2001.

38 譯註：原文「down the rabbit hole」因典出《愛麗絲夢遊仙境》而廣泛使用，以「掉入兔子洞」描述網際網路使用者常有意無意地，持續點選和原本瀏覽內容無關的頁面。

39 Tufekci Z., 'YouTube, the Great Radicalizer', *New York Times*, 10 March 2018.

40 譯註：第七章中，作者會利用更多生物學上的演化概念，比喻其他領域的現象。

41 Baquero F. et al., 'Ecology and evolution of antibiotic resistance', *Environmental Microbiology Reports*, 2009.

42 本句譯法取自賴慈芸老師譯本《愛麗絲鏡中奇遇》，第53頁（國語日報，2015年7月一版）。

43 背景出處：De Domenico M. et al., 'The Anatomy of a Scientific Rumor', *Scientific Reports*, 2013.

44 Goel S. et al., 'The Structural Virality of Online Diffusion', *Management Science*, 2016.

45 Goel S. et al., 'The Structure of Online Diffusion Networks', EC'12 Proceedings of the 13th ACM Conference on Electronic Commerce, 2012; Tatar A. et al., 'A survey on predicting the popularity of web content', *Journal of Internet Services and Applications*, 2014.

46 Watts D.J. et al., 'Viral Marketing for the Real World', *Harvard Business Review*, 2007.

47 Method from: Blumberg S. and Lloyd-Smith J.O., *PLOS Computational Biology*, 2013. This calculation works even if there is potential for superspreading events.

48 Chowell G. et al., 'Transmission potential of influenza A/H7N9, February to May 2013, China', *BMC Medicine*, 2013.

49 Watts D.J. et al., 'Viral Marketing for the Real World', *Harvard Business Review*, 2007. Note that technical issues with the e-mail campaign may have artificially reduced the reproduction number for Tide to some extent.

50 Breban R. et al., 'Interhuman transmissibility of Middle East respiratory syndrome coronavirus: estimation of pandemic risk', *The Lancet*, 2013.

51 Geoghegan J.L. et al., 'Virological factors that increase the transmissibility of emerging human viruses', *PNAS*, 2016.

52 García-Sastre A., 'Influenza Virus Receptor Specificity', *American Journal of Pathology*, 2010.

53 Adamic L.A. et al., 'Information Evolution in Social Networks', *Proceedings of the Ninth ACM International Conference on Web Search and Data Mining (WSDM'16)*, 2016.

54 Cheng J. et al., 'Do Diffusion Protocols Govern Cascade Growth?', *AAAI Publications*, 2018.

55 早期BuzzFeed傳播的背景出處：Rice A., 'Does BuzzFeed Know the Secret?', *New York Magazine*, 7 April 2013.

56 Watts D.J. et al., 'Viral Marketing for the Real World', *Harvard Business Review*, 2007. For ease of reading, the shorthand '<' has been replaced by 'less than' in the text.

57 Guardian Datablog, 'Who are the most social publishers on the web?', *The Guardian Online*, 3 October 2013.

58 Salmon F., 'BuzzFeed's Jonah Peretti Goes Long', *Fusion*, 11 June 2014.

59 Martin T. et al., 'Exploring Limits to Prediction in Complex Social Systems', *Proceedings of the 25th International Conference on World Wide Web*, 2016.

60 Shulman B. et al., 'Predictability of Popularity: Gaps between Prediction and Understanding', *International Conference on Web and Social Media*, 2016.

61 Cheng J. et al., 'Can cascades be predicted?', *Proceedings of the 23rd International Conference on World Wide Web*, 2014.

62 Yucesoy B. et al., 'Success in books: a big data approach to bestsellers', *EPJ Data Science*, 2018.

63 McMahon V., '#Neknominate girl's shame: I'm sorry for drinking a goldfish', *Irish Mirror*, 5 February 2014.

64 YouTube上可找到許多網路拚酒遊戲「neknomination」的影片；Fricker M., 'RSPCA hunt yob who downed NekNomination cocktail containing cider, eggs, battery fluid, urine and THREE goldfish', *Mirror*, 5 February 2014.

65 事例報導：Fishwick C., 'NekNominate: should Facebook ban the controversial drinking game?', *The Guardian*, 11 February 2014; '"Neknomination": Facebook ignores calls for ban after two deaths', *Evening Standard*, 3 February 2014.

66 More or Less: 'Neknomination Outbreak', BBC World Service Online, 22 February 2014.

67 Kucharski A.J., 'Modelling the transmission dynamics of online social contagion', *arXiv*, 2016.

68 英國華威大學（University of Warwick）研究人員發現類似程度的可預測性。以網路拚酒遊戲「neknomination」的動態蔓延關係為基礎，他們針對僅僅於數月後發生的冰桶挑戰，準確預測其為期四週的擴散走向。Sprague D.A. and House T., 'Evidence for complex contagion models of social contagion from observational data', *PLOS ONE*, 2017.

69 Cheng J. et al., 'Do Cascades Recur?', *Proceedings of the 25th International Conference on World Wide Web*, 2016.

70 Crane R. and Sornette D., 'Robust dynamic classes revealed by measuring the response function of a social system', *PNAS*, 2008.

71 Tan C. et al., 'Lost in Propagation? Unfolding News Cycles from the Source', *Association for the Advancement of Artificial Intelligence*, 2016; Tatar A. et al., 'A survey on predicting the popularity of web content', *Journal of Internet Services and Applications*, 2014.

72 Vosoughi S. et al., 'The spread of true and false news online', *Science*, 2018.

73 事例來源：Romero D.M., 'Differences in the Mechanics of Information Diffusion Across Topics: Idioms, Political Hashtags, and Complex Contagion on Twitter', *Proceedings of the 20th International Conference on World Wide Web*, 2011; State B. and Adamic L.A., 'The Diffusion of Support in an Online Social Movement: Evidence from the Adoption of Equal-Sign Profile Pictures',

Proceedings of the 18th ACM Conference on Computer Supported Cooperative Work & Social Computing, 2015; Guilbeault D. et al., 'Complex Contagions: A Decade in Review', in Lehmann S. and Ahn Y. (eds.), *Spreading Dynamics in Social Systems* (Springer Nature, 2018).

74 Weng L. et al., 'Virality Prediction and Community Structure in Social Networks', *Scientific Reports*, 2013.

75 Centola D., *How Behavior Spreads: The Science of Complex Contagions* (Princeton University Press, 2018).

76 Anderson C., 'The End of Theory: The Data Deluge Makes the Scientific Method Obsolete', *Wired*, 23 June 2008.

77 'Big Data, for better or worse: 90 per cent of world's data generated over last two years', *Science Daily*, 22 May 2013.

78 Widely attributed to Goodhart in this form. Original statement: 'Any observed statistical regularity will tend to collapse once pressure is placed upon it for control purposes'. Goodhart C., 'Problems of Monetary Management: The U.K. Experience', in Courakis, A. S. (ed.), *Inflation, Depression, and Economic Policy in the West* (Springer 1981).

79 Small J.P., *Wax Tablets of the Mind: Cognitive Studies of Memory and Literacy in Classical Antiquity* (Routledge, 1997).

80 Lewis K. et al., 'The Structure of Online Activism', *Sociological Science*, 2014.

81 Gabielkov M. et al., 'Social Clicks: What and Who Gets Read on Twitter?', ACM SIGMETRICS, 2016.

82 引言來自與作者Dean Eckles的2017年8月訪談。

83 出處多，但無明顯主要來源。

84 廣告追蹤的一個常見例子為Facebook Pixel。來源：'Conversion Tracking', Facebook for Developers, 2019. https://developers.facebook.com/docs/facebook-pixel

85 時序來源：Lederer B., '200 Milliseconds: The Life of a Programmatic RTB Ad Impression', Shelly Palmer, 9 June 2014.

86 Nsubuga J., 'Conservative MP Gavin Barwell in "date Arab girls" Twitter gaffe', *Metro*, 18 March 2013.

87 Albright J., 'Who Hacked the Election? Ad Tech did. Through "Fake News," Identify Resolution and Hyper-Personalization', *Medium*, 30 July 2017.

88 美、加兩國從每一Facebook使用者獲得的廣告收益為：2019年第1季30美元，相當於每年120美元。如果沒有瀏覽數據後，使用者價值減少60%，代表平均數據價值至少為120美元×0.6＝$72。估算值來源：Facebook Q1 2019 Results, http://investor.fb.com; Johnson G.A. et al., 'Consumer Privacy Choice in Online Advertising: Who Opts Out and at What Cost to Industry?', *Simon Business School Working paper*, 2017; Leswing K., Apple makes billions from Google's dominance in search – and it's a bigger business than iCloud or Apple Music', *Business Insider*, 29 September 2018; Bell K., 'iPhone's user base to surpass 1 billion units by 2019', *Cult of Mac*, 8 February 2017.

89 Pandey E. and Parker S., 'Facebook was designed to exploit human "vulnerability"', *Axios*, 9 November 2017.

90 Kafka P., 'Amazon? HBO? Netflix thinks its real competitor is⋯ sleep', *Vox*, 17 April 2017.

91 設計背景出處：Harris T., 'How Technology is Hijacking Your Mind – from a Magician and Google Design Ethicist', *Medium*, 18 May 2016.

92 Bajarin B., 'Apple's Penchant for Consumer Security', *Tech.pinions*, 18 April 2016.

93 Pandey E. and Parker S., 'Facebook was designed to exploit human "vulnerability"', *Axios*, 9 November 2017.

94 雖然「按讚」現在是社群媒體的主要功能，但來自於截然不同的網路年代。來源：Locke M., 'How Likes Went Bad', *Medium*, 25 April 2018.

95 Lewis P. '"Our minds can be hijacked": the tech insiders who fear a smartphone dystopia', *Guardian*, 6 October 2017.

96 'Who can see the comments on my Moments posts?', WeChat Help Center, October 2018.

97 審查背景來源：King G. et al., 'Reverseengineering censorship in China: Randomized experimentation and participant observation', *Science*, 2014; Tucker J., 'This explains how social media can both weaken – and strengthen – democracy', *Washington Post*, 6 December 2017.

98 Das S. and Kramer A., *Self-Censorship on Facebook*, AAAI, 2013.

99 Davidsen C., 'You Are Not a Target', 7 June 2015. 完整影片：https://www.youtube.com/watch?v=LGiiQUMaShw&feature=youtu.be

100 Issenberg S., 'How Obama's Team Used Big Data to Rally Voters', *MIT*

Technology Review, 19 December 2012.

101 譯註：交友程式功能介面。喜歡就向右滑（Yes），不喜歡就向左滑（No）。

102 背景與引言來源：Rodrigues Fowler Y. and Goodman C., 'How Tinder Could Take Back the White House', *New York Times*, 22 June 2017.

103 Solon O. and Siddiqui S., 'Russia-backed Facebook posts "reached 126m Americans" during US election', *The Guardian*, 31 October 2017; Statt N., 'Twitter says it exposed nearly 700,000 people to Russian propaganda during US election', *The Verge*, 19 January 2018.

104 Watts D.J. and Rothschild D.M., 'Don't blame the election on fake news. Blame it on the media', *Columbia Journalism Review*, 2017. See also: Persily N. and Stamos A., 'Regulating Online Political Advertising by Foreign Governments and Nationals', in McFaul M. (ed.), 'Securing American Elections', Stanford University, June 2019.

105 Confessore N. and Yourish K., '$2 Billion Worth of Free Media for Donald Trump', *New York Times*, 16 March 2016.

106 Guess A. et al., 'Selective Exposure to Misinformation: Evidence from the consumption of fake news during the 2016 U.S. presidential campaign', 2018; Guess A. et al., 'Fake news, Facebook ads, and misperceptions: Assessing information quality in the 2018 U.S. midterm election campaign', 2019; Narayanan V. et al., 'Russian Involvement and Junk News during Brexit', *Oxford Comprop Data Memo*, 2017.

107 Pareene A., 'How We Fooled Donald Trump Into Retweeting Benito Mussolini', *Gawker*, 28 February 2016.

108 Hessdec A., 'On Twitter, a Battle Among Political Bots', *New York Times*, 14 December 2016.

109 Shao C. et al., 'The spread of low-credibility content by social bots', *Nature Communications*, 2018.

110 Musgrave S., 'ABC, AP and others ran with false information on shooter's ties to extremist groups', *Politico*, 16 February 2018.

111 譯註：直譯為「外圍／邊緣團體」，從事非主流活動。不一定是負面詞，但語境上和極端、激進的活動有關。

112 O'Sullivan D., 'American media keeps falling for Russian trolls', *CNN*, 21 June 2018.

113 Phillips W., 'How journalists should not cover an online conspiracy theory', *The Guardian*, 6 August 2018.

114 編註：作者寫的另一本書為《勝算：賭的科學與決策智慧》(*The Perfect Bet*)，繁體中文版由行路翻譯出版。

115 媒體操縱相關背景的出處：Phillips W., 'The Oxygen of Amplification', *Data & Society Report*, 2018.

116 Weiss M., 'Revealed: The Secret KGB Manual for Recruiting Spies', *The Daily Beast*, 27 December 2017.

117 DiResta R., 'There are bots. Look around', *Ribbon Farm*, 23 May 2017.

118 'Over 9000 Penises', *Know Your Meme*, 2008.

119 Zannettou S. et al., 'On the Origins of Memes by Means of Fringe Web Communities', *arXiv*, 2018.

120 Feinberg A., 'This is the Daily Stormer's playbook', *Huffington Post*, 13 December 2017.

121 Collins K. and Roose K., 'Tracing a Meme From the Internet's Fringe to a Republican Slogan', *New York Times*, 4 November 2018.

122 真實溢出效應的背景來源：O'Sullivan D., 'Russian trolls created Facebook events seen by more than 300,000 users', CNN, 26 January 2018; Taub A. and Fisher M., 'Where Countries Are Tinderboxes and Facebook Is a Match', *New York Times*, 21 April 2018. Analysis of the #BlackLivesMatter online movement also uncovered Russian accounts contributing to both sides of the debate: Stewart L.G. et al., 'Examining Trolls and Polarization with a Retweet Network', *MIS2*, 2018.

123 Broniatowski D.A. et al., 'Weaponized Health Communication: Twitter Bots and Russian Trolls Amplify the Vaccine Debate', *American Journal of Public Health*, 2018; Wellcome Global Monitor 2018, 19 June 2019.

124 Google Ngram.

125 Takayasu M. et al., 'Rumor Diffusion and Convergence during the 3.11 Earthquake: A Twitter Case Study', *PLOS ONE*, 2015.

126 Friggeri A. et al., 'Rumor Cascades'. *AAAI Publications*, 2014.

127 'WhatsApp suggests a cure for virality', *The Economist*, 26 July 2018.

128 譯註：以國內實例而言，數位政委唐鳳曾表示，政院和LINE today合作澄清假訊息發現，在1個小時內澄清的效果最好；2018年關西機場事件時，來自中國北

京的IP在網路上操作假新聞，間接造成台灣外交官喪生，唐鳳認為憾事起因之一便是闢謠慢。2020年，唐鳳多次受訪談台灣COVID-19抗疫的資訊經驗，強調成功三大要素是3F：快速（fast）、公平（fair）、有趣（fun）。例如曾以「一人只有一粒卡臣（屁股）」幽默標語對抗衛生紙搶購潮，有助於擴散和快速平息，並引起日本、英國等國家的外媒報導。民間方面，目前第三方查核機制有包括「台灣事實查核中心」。

129 McMillan R. and Hernandez D., 'Pinterest Blocks Vaccination Searches in Move to Control the Conversation', *Wall Street Journal,* 20 February 2019.

130 Quotes from author interview with Whitney Phillips, October 2018.

131 Baumgartner J. et al., 'What we learned from analyzing thousands of stories on the Christchurch shooting', *Columbia Journalism Review,* 2019.

132 引言來自作者與Brendan Nyhan的2018年11月訪談。

133 美國政府「向毒品宣戰」行動以大刀闊斧緝毒為主，收效有限。西方國家中，加拿大溫哥華十多年採用「毒品安全注射室」概念後，頗有成效，訴諸科學化管理，為成癮性藥物使用者安全施打藥物，協助戒毒，此舉有效減少黑市流通藥物與針頭傳染病，呼應到本段所謂從「根治」到「好好當作慢性病來管理」的概念。可參考拙譯《癮，駛往地獄的列車，該如何跳下？》（*In the Realm of Hungry Ghosts*），由幸福綠光出版。

134 來源：Web of Science. Search string: (<platform> AND (contagio* OR diffus* OR transmi*)。如果研究內容僅將平台描述為說明性或比較性的例子，或是側重於採用平台本身，而非透過平台擴散，則不納入。2016至2018年期間，總共有391項Twitter研究和85項Facebook研究。使用者規模為2019年3.3億位Twitter使用者，相較於Facebook使用者則是24億。使用者數據來源：https://www.statista.com/

135 Nelson A. et al., 'The Social Science Research Council Announces the First Recipients of the Social Media and Democracy Research Grants', *Social Sciences Research Council Items,* 29 April 2019; Alba D., 'Ahead of 2020, Facebook Falls Short on Plan to Share Data on Disinformation', *New York Times,* 29 September 2019.

136 'Almost all of Vote Leave's digital communication and data science was invisible even if you read every single news story or column ever produced in the campaign or any of the books so far published'. Quote from: Cummings D., 'On the referendum #20', Dominic Cummings's Blog, 29 October 2016. In

October 2018, Facebook established a public archive of political adverts – an important shift, although it still only captures the first step of the information transmission processes. Source: Cellan-Jones R., 'Facebook tool makes UK political ads "transparent"', BBC News Online, 16 October 2018.

137 Ginsberg D. and Burke M., 'Hard Questions: Is Spending Time on Social Media Bad for Us?' Facebook newsroom, 15 December 2017; Burke M. et al., 'Social Network Activity and Social Well- Being', *Proceedings of the 28th International Conference on Human Factors in Computing Systems*, 2010; Burke M. and Kraut R.E., 'The Relationship Between Facebook Use and Well-Being Depends on Communication Type and Tie Strength', *Journal of Computer-Mediated Communication,* 2016.

138 Routledge I. et al., 'Estimating spatiotemporally varying malaria reproduction numbers in a near elimination setting', *Nature Communications*, 2018.

6 如何宰制網際網路

How to own the internet

　　一場大型網路攻擊摧毀Netflix、Amazon和Twitter等網站；發動攻擊的有水壺、冰箱和烤吐司機。2016年，一款名為「Mirai」（日文直譯「未來」）的軟體感染了全球成千上萬台智慧型家電設備。使用這類家電時，會日益依賴網路應用程式來控制溫度等項目，因此產生容易受到感染的網路連線。一旦感染到Mirai，智慧型裝置會產生大型機器人程式網絡，形成強大的網路武器。[1]

　　同年10月21日，全球網路攻擊戰火的第一槍早已響起。機器人程式的駭客鎖定域名服務商Dyn，這類服務對於瀏覽網頁至關重大，能將熟悉的網址（例如Amazon.com）轉換為數字IP地址，告訴你的電腦該去網路上何處找到網站。你可以把它想成是網路上的電話簿。Mirai機器人程式的攻擊手法是向Dyn發起大量的非必需請求，藉此中斷系統運作。由於Dyn針對若干高知名度網站提供詳細資訊，因此網友的電腦會無法再存取這些網站。

　　Dyn等域名服務商的工作是每天要順利處理許多請求，

不能產生問題，因此得花上很大工夫克服，如此麻煩是由於Mirai網絡的規模非常龐大。Mirai攻擊事件的重點在於：這是史上規模數一數二的網路攻擊事件，能得逞的關鍵則為感染的並非是尋常的受害對象。傳統上，殭屍網路由電腦或網際網路路由器組成，但Mirai則是透過「物聯網」傳播，不但會感染廚房用品，也感染了智慧電視和嬰兒監視器等設備。在展開大規模網路攻擊時，這類設備具有明顯的優勢：畢竟電腦在晚上會關機，但其他電子裝置往往還是開著的。美國聯邦調查局一名探員後來對《連線》雜誌說：「Mirai的攻擊火力令人不敢置信。」[2]

　　Mirai攻擊的規模，顯示了人為感染能輕易擴散。另一備受矚目的例子發生在數個月後。2017年5月12日，一款名為「WannaCry」的軟體開始對數千台電腦進行勒索。它首先讓使用者無法存取檔案，然後顯示訊息，告知使用者必須三天內交付贖金，將價值300美元的比特幣匯到匿名帳戶，否則拒付者的檔案將遭永久封鎖。WannaCry最後造成廣泛破壞。它找上英國國家醫療保健服務機構（NHS），導致1萬9千筆預約門診資料取消。數天內，受害國家數逾百，損失金額超過10億美元。[3]

　　社會傳染或生物傳染造成的擴散現象，發展時可能為期數天或數週，人工行為的傳染可就快多了。惡意軟體擴散時，不消數小時就能廣泛傳播。Mirai和WannaCry在傳播初期時，感染規模每80分鐘就翻倍。另一些惡意軟體的傳播速度可能

更快得多，有些是數秒就擴增一倍，[4]但電腦的感染並非都如此快速。

電腦病毒史上第一個在「野外」（實驗室網路之外）傳播的病毒，最初不過是個玩笑。1982年2月，里奇・斯克倫塔（Rich Skrenta）寫了一隻病毒，鎖定對象是第二代蘋果（Apple II）家用電腦。斯克倫塔是一名15歲高中生，就讀於美國賓州。他寫病毒的用意是要鬧人，而非害人。遭感染的電腦有時會顯示他的短詩作品。[5]

斯克倫塔將他的病毒稱為「Elk Cloner」，會於玩家交換遊戲時，在電腦之間傳播。網路科學家亞歷山卓・韋斯皮納尼（Alessandro Vespignani）指出，大多數早期電腦沒有連線，所以電腦病毒非常像是生物感染：「當初病毒是在軟碟上傳播，問題出在接觸形式和社交網絡。」[6]這種傳播過程代表Elk Cloner病毒的擴散範圍，只限於斯克倫塔的朋友圈。病毒儘管曾到達巴爾的摩的堂兄弟輩那邊，還感染了一名美國海軍朋友的電腦，但這類長途感染路徑並不常見。

在那個年頭，病毒傳染主要限於當地，相對無害，但這種情形並未持續很久。韋斯皮納尼說：「電腦病毒很快進入了完全不同的世界。電腦病毒在變異。傳播途徑是不同的。」惡意軟體不用靠人類互動，能直接在電腦之間傳播。惡意軟體變得日益普遍後，需要一些新術語來稱呼新的威脅。1984年，電腦科學家弗雷德・科恩（Fred Cohen）率先定義電腦病毒，他將電腦病毒描述為「透過感染其他程式來複製」的程式，就像生

物病毒為了繁殖，必須感染宿主細胞。[7]科恩延伸生物學上的類比，將病毒與「電腦蠕蟲」對比，後者可以不依附其他就繁殖和傳播。

大眾首次關注網路蠕蟲是在1988年，製作者是康奈爾大學學生羅伯特・莫里斯（Robert Morris）。這隻網路蠕蟲於11月2日釋出，傳播途徑是ARPANET（網際網路的早期版本）。莫里斯稱製作這隻蠕蟲的用意，是要默默傳播，以估計網路的規模。然而，程式碼只要有些微調整，就可能產生若干大問題。

一開始的程式碼設計上，莫里斯讓蠕蟲接觸新電腦後，會先確認該電腦是否已受感染，藉此避免重複安裝蠕蟲程式。此舉的問題在於，使用者實際上可以模擬感染，對電腦預防「接種」，因此更容易阻止蠕蟲。莫里斯為了解決此問題，讓蠕蟲時不時在已受感染的電腦上自我複製，但是他低估了後果。蠕蟲釋出後，其傳播和複製速度太快，許多電腦因此當機。[8]

莫里斯的蠕蟲病毒最終感染了6千台電腦，約占當時網際網路的10%。不過，根據同時代的程式設計師保羅・格拉漢姆（Paul Graham）所說，這只是猜測，而格拉漢姆此番發言很快就傳開了。格拉漢姆後來回憶說：「人喜歡數字，所以這個數據就好比小隻蠕蟲病毒，已經複製到整個網際網路。」[9]

• • •

哪怕莫里斯蠕蟲病毒的感染數字所言不虛，和這個時代的惡意軟體相比，也是小巫見大巫。2016年8月起，Mirai病毒

爆發，一天之內已感染近6萬5千台電腦。高峰期它最終影響了50多萬台電腦，然後於2017年初減少。

由於Mirai和Morris蠕蟲的製作者並未預期擴散現象失控，所以兩者確實有相似之處。Mirai在2016年10月影響到Amazon和Netflix等網站，攻占了媒體頭條版面。即便如此，殭屍網路的設計初衷是為了圖利。FBI追蹤起源時，發現源頭是一位名叫帕拉斯・賈（Paras Jha）的21歲大學生、他的兩名友人，以及電腦遊戲《當個創世神》（Minecraft）。

《當個創世神》在全球擁有五千多萬活躍用戶，玩家在廣闊的線上世界一起玩遊戲。遊戲開發商因本作品獲利豐厚，還在2014年將《當個創世神》賣給微軟後，購置一棟7千萬美元豪宅。〔10〕這款遊戲有多台獨立伺服器，為遊戲中不同虛擬景觀提供支援。遊戲本身對於獨立伺服器運作者而言，也向來有利可圖。大多數線上多人遊戲都是統一控管的，但《當個創世神》卻採自由市場的方式運作：人們可以付費購買任何想要的伺服器。隨著遊戲日益受到歡迎，伺服器的持有者一年可獲利數十萬美元。〔11〕

由於牽扯金流日益龐大，一些伺服器所有者決定試著踢走競爭對手。如果能將夠多的虛假活動導引至到另一台伺服器，則所有玩家的連線速度都會變慢，此即所謂「分散式阻斷服務」（DDoS）攻擊。玩家感到困擾後，會改找其他伺服器，理想情況便是找上DDoS發動者的伺服器。圖利的特定人士會販售愈來愈細密的DDoS攻擊行動，許多時候也販賣防禦行動，一個

線上的軍火市場便應運而生。

　　這就是Mirai有機可乘之處。殭屍網路極為強大，能贏過採取同樣攻防的對手。不過，Mirai並未於《當個創世神》的世界存在太久。2016年9月30日，在Dyn攻擊發生前幾週，賈和他的朋友在網際網路論壇上發布了Mirai的原始碼。這在駭客策略中司空見慣：程式碼一旦公開，主管機關便很難追查開發者。之後，有不明人士下載賈等人的程式碼，鎖定Dyn，展開DDoS攻擊。

　　FBI掌握了受到感染的電腦，煞費苦工，循線追查傳播鏈的源頭，終於抓到Mirai的最初開發人員，分別位於紐澤西州、匹茲堡和紐奧良。2017年12月，三人都對組織殭屍網路認罪。依據判決的部分內容，他們同意與FBI合作，遏止日後發生類似攻擊事件。紐澤西州一家法院同時命令帕拉斯‧賈賠償860萬美元。〔12〕

　　Dyn的網址目錄是Mirai殭屍網路鎖定的目標，設法藉此癱瘓網際網路，但在某些情況下，網址系統也有助於攔阻攻擊。隨著WannaCry擴散現象於2017年5月成長，英國網路安全研究員馬卡斯‧赫欽斯（Marcus Hutchins）掌握了蠕蟲的基本程式碼，包含一串冗長、看似亂碼的網址：iuqerfsod-p9ifjaposdfjhgosurijfaewrwergwea.com，WannaCry顯然試圖進入這個網址。赫欽斯注意到這個域名尚未註冊，因此以10.69美元買下。此舉無意間拉下了「緊急停止開關」，使蠕蟲攻擊畫下句點。他後來發推：「坦白講，我是註冊那個網

域之後，才知道這樣做會阻斷惡意軟體攻擊，所以一開始是矇到的。以後我的履歷上，也只能寫『我不小心擋下了全球網路攻擊』。」[13]

Mirai和WannaCry之所以廣為擴散，原因之一是蠕蟲能高效找出易受感染的電腦。以擴散現象的角度來看，現代惡意軟體會製造很多傳播機會，且速度遠快於以前的惡意軟體。2002年，電腦科學家史都華・史坦尼福德（Stuart Staniford）的團隊寫了一篇論文，名為〈如何用空檔時間擁有網際網路？〉（How to 0wn the Internet in Your Spare Time）[14]，在駭客文化中，英文詞「0wn」代表「完全控制」（control completely[15]）。研究團隊顯示，「Code Red」（直譯「代碼：紅色」）蠕蟲在前一年就開始傳播，實際上速度非常緩慢。平均而言，每一台受感染的伺服器每小時僅感染其他1.8台電腦。麻疹是人體極具傳染性的感染病，而Code Red的傳播速度遠快於麻疹：在受感染風險的族群中，麻疹患者平均每小時會感染0.1人。[16]然而Code Red和人類傳染病一樣，慢到需要一段時間才會真的擴散。

史坦尼福德團隊認為，蠕蟲有了簡化、高效的運作方式，擴散現象可能更嚴重得多。他們借用安迪・沃荷（Andy Warhol）的「成名15分鐘」名言，稱這種假設性的病毒為「沃荷蠕蟲」，因為這種蠕蟲能在15分鐘內觸及多數目標。不過，這個假設沒多久就一語成讖。隔年，全球第一隻沃荷蠕蟲病毒出現——「Slammer」這個惡意軟體在當時感染了7萬5千多台電腦。[17]

Code Red 擴散時最初是每37分鐘翻倍，而 Slammer 則是每8.5秒翻倍。

　　Slammer 起初擴散很快，但隨著愈來愈難找到易受影響的電腦，很快就自我毀滅，最終損害也有限。儘管 Slammer 感染數量多，拖慢了許多伺服器的運作，但蠕蟲的設計用意並非要損害所感染的電腦。這個例子也說明了惡意軟體如何伴隨一系列症狀，就好比真實生活的傳染病。有些蠕蟲幾乎如同隱形，或只是顯示詩句，有些蠕蟲會綁架電腦、勒索贖金或發動 DDoS 攻擊。

　　如同《當個創世神》伺服器遭攻擊一案，蠕蟲擁有強大的威力後，市場也可能很活躍。此類惡意軟體往往會在「暗網」（dark net）一類的隱藏線上市場出售，暗網的操作地點為一般人用常見搜尋引擎無法存取的網站，且網站既不為人知，也看不到。網路安全公司卡巴斯基實驗室（Kaspersky Lab）研究這些市場的產品後，發現有報價低至5美元的 DDoS 攻擊，為期5分鐘，也有一整天的攻擊，費用約為400美元。據卡巴斯基計算，以規模約1,000台電腦的殭屍網路發動攻擊，每小時花費約7美元。賣家針對這種時間長度的攻擊平均收取25美元的費用，獲利可觀。[18] 在 WannaCry 攻擊的該年，勒索軟體的暗網市場估計價值數百萬美元，有些賣家收入更達美金六位數（當然還不用繳稅）。[19]

　　儘管犯罪集團也愛用惡意軟體，但有人懷疑某些最頂尖的攻擊事件最初源自國家計畫。WannaCry 感染了可能受影響的

電腦時，是透過「零日」（zeroday）漏洞，即軟體具有大眾未知的弱點。據稱，WannaCry背後的漏洞在以某種方式受到他人掌握前，是美國國家安全局（US National Security Agency）的情蒐方式[20]。[21]為了補這些漏洞，科技公司可能願意花上大把銀子。2019年，蘋果公司祭出高達200萬美元的賞金，懸賞有辦法駭入新款iPhone操作系統的人。[22]

在惡意軟體擴散期間，零日漏洞會鎖定電腦，增加其受感染的機會，藉此加劇傳播。2010年，「Stuxnet」蠕蟲感染了伊朗的納坦茲（Natanz）核電廠。據日後報導指出，這代表Stuxnet能損壞重要的離心機。為了成功全面滲透伊朗系統，Stuxnet利用了20處零日漏洞，這在當時幾乎聞所未聞。考量到攻擊的細密度，許多媒體點名美國和以色列軍方，認為Stuxnet可能由其製作。即使如此，最初感染的原因可能單純得多：有說法是雙面間諜透過已感染的USB隨身碟入侵。[23]

電腦網路會因為最弱的環節而發生問題。Stuxnet攻擊事件前幾年，駭客成功入侵受到高度戒備、位於阿富汗的美國政府系統。據記者佛瑞德・凱普蘭（Fred Kaplan）表示，俄羅斯情報部門先前將受感染的數支USB隨身碟，提供給位於阿富汗首都喀布爾的北大西洋公約組織（NATO）總部附近的購物亭。最後，有名美軍士兵買了其中一支，插入一台安全的電腦上。[24]不是只有人類會造成安全風險。2017年，一家美國賭場發現，自己的數據竟流向了位於芬蘭的駭客電腦。不過，真正的令他們震驚的是洩漏的源頭。攻擊途徑並非是保護措施完

善的主伺服器，而是賭場內可連上網的魚缸。[25]

• • •

　　從過去事件來看，駭客最愛進入或干擾電腦系統，但隨著愈來愈多裝置可連上網，駭客愈來愈偏向使用電腦系統控制其他設備，包括極為私人的科技產品。前述內華達州賭場的魚缸淪為攻擊目標後，英國網路安全公司Pen Test Partners的艾利克斯・洛馬斯（Alex Lomas）團隊開始納悶，是否有可能侵入具有藍牙功能的情趣玩具。他們很快就發現，有一些情趣玩具非常容易遭受攻擊。理論上，只消幾行程式碼，就能駭入情趣玩具，將震動設定調至最大值。而且，由於一次只能有一個連線，所有者甚至沒辦法自己關掉裝置。[26]

　　話說回來，藍牙設備收得到訊號的範圍有限，駭客真的有辦法得逞嗎？洛馬斯對此表示，不無可能。某日他走在柏林街道上時，檢查了附近的藍牙裝置，看到手機清單中居然有一個熟悉的ID：那是洛馬斯團隊證明可以駭入的情趣玩具之一。據推測，帶在身上的人沒有意識到駭客可以輕鬆開啟。

　　也不是只有藍牙的情趣玩具有入侵風險。洛馬斯團隊發現，其他裝置也很脆弱，包括能連線WiFi鏡頭的某牌情趣玩具。如果預設密碼並未更改，便極容易駭入，存取影片串流。洛馬斯指出，團隊一來從未想過連結實驗室外的裝置，二來做研究的用意，也不是為了讓潛在的情趣玩具使用者感到尷尬。洛馬斯團隊的想法正好相反：透過提出議題，盼民眾能免於遭

駭的恐懼，做自己想做的事，並據此向業者施壓，使業者提升
安全標準。

有風險的不是只有情趣玩具。洛馬斯發現，駭入藍牙裝置
的技巧，也能用於他父親的助聽器，甚至一些更大型的設備
──美國布朗大學（Brown University）的電腦科學家發現，由
於一台高人氣機器人作業系統存在漏洞，因此有可能侵入研究
機器人。2018年初，研究團隊取得持有者許可後，想方設法
控制了位於華盛頓大學（University of Washington）的一台機器。
他們還發現自家附近就存在威脅。團隊本身擁有兩個機器人裝
置，一個是工業用機器人手臂，另一個是無人機，都是外人能
駭入的。團隊指出：「這兩個裝置，我們都沒有刻意對公共網
際網路公開，而且如果使用不當，兩個都可以造成身體傷害。」
儘管研究人員專注於大學內部的機器人，但他們警告說類似問
題可能會影響其他地方的裝置：「機器人慢慢走出實驗室環境，
工業和家用環境開始使用機器人後，可能受到入侵的裝置必定
倍數成長。」〔27〕

目前，物聯網正連結生活的各個層面，但在許多情況下，
我們可能對連結的全貌一知半解。2017年2月28日中午發生
了一件事，讓這種隱藏的連結網絡浮出檯面。有幾位民眾住在
智慧宅，卻注意到無法開燈、關烤箱，也進不去車庫。

故障很快追溯到Amazon旗下的雲端計算服務子公司
──Amazon網路服務（AWS，Amazon Web Services）。當按下
開關，打開智慧型燈泡時，標準作業是會通知可能位於數千

英里之外的雲端伺服器（例如AWS）。接著，伺服器會將訊號發送回燈泡，電燈便會打開。然而，在2月的那天中午，一些AWS伺服器暫時離線。伺服器關閉後，大量家用設備就停止回應。[28]

在這之前，AWS的服務通常極為可靠。根據企業承諾，在99.99%的時間內，伺服器都能有效運作，如果說這樣的話術奏效，也有助於普及這類雲端計算的服務。事實上，AWS十分受到歡迎，近來Amazon的獲利中，有將近¾來自AWS單一服務。[29]然而，由於雲端計算已廣泛使用，再加上伺服器故障的潛在影響，所以有人認為AWS可能「大到不能倒」。[30]如果網路大量依賴單一公司，則源頭的小問題，也可能成為大麻煩。2018年發生有類似疑慮的問題，據當時Facebook發表，安全性漏洞影響了數百萬名使用者。由於許多人使用Facebook帳號登錄其他網站，因此這類攻擊的擴散範圍，可能超出使用者原先的預想。[31]

這種隱藏的連結會形成密切互聯的中樞網路，前面章節對此也曾探討。2008年前金融系統結構脆弱，面臨海嘯危機時，也是相同網絡異狀，使得原本儼然是本地發生的事件，影響力拉升至全球規模。不過，在線上的網絡中，這類影響會更為極端，且可能導致一些罕見的擴散現象。

• • •

千禧蟲之後不久，出現了「愛蟲」（love bug）。2000年5月

初，全球各地收到了一封主題為「ILOVEYOU」（直譯：我愛你）的電子郵件。訊息中攜帶了一隻電腦蠕蟲，偽裝成包含情書的文字檔案。打開後，蠕蟲會破壞使用者電腦內的文件，並透過電子郵件，將自己發送給通訊錄上每位聯絡人。蠕蟲傳播範圍廣泛，英國議會在內若干單位的電子郵件系統因而當機。最後，IT部門推出反制措施，保護電腦免受蠕蟲侵害。不過詭異的事情發生了──蠕蟲並沒有消失，而是持續存在。甚至一年後，「愛蟲」仍是網際網路上相當活躍的惡意軟體。[32]

電腦科學家史蒂夫·懷特（Steve White）注意到，其他電腦蠕蟲和病毒的情形如出一轍。1998年時，懷特指出這類蠕蟲和病毒往往會在線上逗留。懷特寫道[33]：「玄機就在這裡：我們在病毒攻擊事件方面的證據顯示，在任何特定時間，世界上很少有系統是受到感染的。」面對控制措施，儘管病毒仍然存在很長一段時間，這代表它們的傳染力雖高，但通常能影響的電腦相對較少──這意味著其傳播能力不強。

這顯然前後矛盾，原因出在哪裡？「愛蟲」攻擊數個月後，韋斯皮納尼和同為物理學家的同儕羅莫歐多·帕斯多─薩托拉（Romualdo Pastor-Satorras）讀了懷特的論文。電腦病毒的行為似乎不像生物學上的流行病，因此韋、帕二人納悶網絡的結構是否與此有關。於此前一年，有研究顯示，全球資訊網（WWW）上的受關注度差異很大：多數網站的連結極少，而有些網站則是連結極多。[34]

針對性病，先前章節也曾探討過，當人們的性伴侶人數差

異極大時,則性病感染的再生數會更大。如果某種傳染性的性病會隨著每個人性伴侶固定而慢慢消失,那麼如果有些人的性伴侶人數遠多於其他人時,該性病就可能持續存在。韋、帕二人了解到,電腦傳播網絡可能會發生更極端的情況。[35] 由於連結的數量彼此差異頗大,即使是儼然較弱的惡意程式,也能存活。原因是:在這種網絡之中,電腦附近永遠可能有緊密連結的中樞,在發生超級傳播事件時,這個中樞會使感染廣泛擴散,這現象就像是2008年金融危機的加強版,當時一些大型中樞機構導致危機全面擴散。

如果擴散現象的主因是超級傳播事件,會讓傳播過程極其脆弱。除非感染觸及到大型中樞,否則擴散範圍可能無法很遠。不過,超級傳播事件也可能使擴散現象更不可測。儘管大多數擴散現象是不會爆發的,但會爆發者可能走走停停好一陣子,時間長到出乎意料。這說明了為什麼少數電腦病毒和蠕蟲,並沒有特別會在個別使用者之間傳播,卻能持續擴散。社群媒體上的許多趨勢也是如此。如果你曾看過奇怪的迷因擴散開來,卻納悶為何如此歷久彌新,那麼原因可能在於傳播網絡本身,而非迷因內容的品質高低。[36] 拜其結構所賜,線上的傳播網絡擴散時會有優勢,而這種優勢是其他生活領域所沒有的。

• • •

2017年3月22日,全球各地的網路開發人員都發現,自己開發的應用程式無法正常運行。從Facebook到Spotify,使

用JavaScript程式語言的業者無法使用軟體的某些部分。使用者介面損壞，無法載入視覺效果，更新也無法安裝。

問題出在哪？有11行程式碼消失了，而許多人甚至先前不知道有這11行程式碼存在。有問題的程式碼是阿札・科祖魯（Azer Koçulu）編寫的，他在美國加州奧克蘭市擔任程式設計師。這11行構成了名為「left-pad」的JavaScript程式。該程式本身並不特別複雜，只是在一段文字開頭另外加了若干字元。程式編寫人員大都有本事在幾分鐘內寫出這玩意。〔37〕

不過，多數程式編寫人員不會從頭開始寫程式，而會為了節省時間，使用他人開發和共享過的工具。其中許多人在套用分享內容時，搜尋了稱為「npm」的線上資源，「npm」收集了「left-pad」一類的便捷程式碼。有時候，程式設計師會將這些現有工具整合至新程式，之後再分享這些新程式。其中一些程式會再整合至其他新程式，藉此形成一條依賴鏈（chain of dependency），每一個都會支援下一個。當有人安裝或更新程式時，也必須在依賴鏈中載入一切，否則會收到錯誤消息。「left-pad」程式便位於這些依賴鏈之一的深處。在那11行程式碼消失的前一個月，下載次數已超過200萬次。

事情發生的3月那天，科祖魯因為一件商標爭議，從npm撤回程式碼。另一家公司投訴之後，npm要求科祖魯重新命名他的套裝軟體；科祖魯提出抗議，最後全數刪除他的程式碼作為回應，其中包括「left-pad」。這代表依賴科祖魯工具的所有程式依賴鏈，都突然斷掉。同時，由於某些依賴鏈延伸得很

長，許多開發人員並未發現他們如此依賴這11行程式碼。

科祖魯案只是一例，說明電腦程式碼的傳播範圍遠超乎我們的想像。「left-pad」事件發生後不久，軟體開發人員大衛‧哈尼（David Haney）注意到npm上的另一個工具，由單單1行程式碼組成，已成為其他72個程式的重大一環。他列出另外數個軟體，也是極為依賴簡單的程式碼片段。哈尼寫道：「有些單行函式，是開發人員閉著眼睛也能寫得出來，卻要依賴別人，我真的非常吃驚。」[38]套用的程式碼通常傳播範圍超出人們的認知。LaTeX是受歡迎的科學寫作軟體。康奈爾大學的研究人員分析了使用LaTeX撰寫的文章時，發現學者經常以其他目的套用彼此的程式碼。有些檔案早已透過協作人員的網絡，傳播20多年了。[39]

程式碼傳播時，也會發生演變。Mirai事件的三名學生於2016年9月在網上發布Mirai程式碼後，演變出數十種不同版本，特點各有微妙不同。若有人要更改程式碼，發起大型攻擊，也只是時間問題。在Dyn事件數週前的10月初，電腦暨網路安全公司RSA注意到，暗網市場上有驚人的宣稱：一群駭客提出的服務，是發動每秒125 GB的攻擊，將目標癱瘓。以7萬5千美元的價格，買家便能使用由高達10萬台受感染電腦組成的殭屍網路，而這個殭屍網路的基礎，顯然就是某種經過改編的Mirai程式碼。[40]然而，這並非Mirai程式碼第一次更改。Mirai的創建者在發表程式碼前幾週，更改了20多次，顯然是為了增強殭屍網路的感染力。更改內容包括使蠕蟲更難偵

測到，以及更能擊退競爭對手，也就是鎖定同一台易感染電腦的其他惡意軟體。來到實驗室以外的環境後，Mirai日後幾年也持續更改，一直到2019年都還有新版本。[41]

弗雷德·科恩於1984年首次撰文描寫電腦病毒時，便指出惡意軟體可能會隨時間演化而難以偵測。電腦病毒和防毒軟體形成了一個生態系統，這個系統不但不會穩定後達到平衡，還會持續變化。科恩指出：「演化發生時，平衡往往會產生變化；除非是在最單純的環境中，否則在任何情況下，最終結果會是模糊不明的。[42]這在很大程度上，與演化生物學的理論可堪比擬，和疾病遺傳學理論之間也可能頗有連結。」

防範惡意軟體時，有個常用方法，是讓防毒軟體找到已知的威脅。一般來說，這包括搜索熟悉的程式碼片段，一旦找到後，就可以消除威脅。[43]當我們遭感染或接種疫苗時，人體免疫系統的機制非常相似。免疫細胞往往會知道所接觸特定病原體的形狀；如果我們再次受感染，免疫細胞能迅速反應，消除威脅。然而，演化有時會阻礙這個過程，因為曾經看來熟悉的病原體會改變外觀，以躲開偵測。

前述過程中，流感的演化是極具代表性的例子，也是相當棘手的例子。生物學家彼得·梅達華（Peter Medawar）曾經稱流感病毒為「被壞消息環繞的一段核酸」（a piece of nucleic acid surrounded by bad news）。[44]病毒表面上，有兩類特殊的所謂壞消息：是血凝素（haemagglutinin）和神經胺糖酸酶（neuraminidase）這兩種蛋白質，分別簡稱為HA和NA。HA使

病毒能附在宿主細胞上，NA則有助於從受感染的細胞中釋出新的病毒顆粒。兩種蛋白質有幾種不同的類型，不同型流感如H_1N_1、H_3N_2、H_5N_1等等，便是由此命名。

冬季流感的流行病毒株主要是H_1N_1和H_3N_2。這些病毒在散播時會逐漸演化，導致蛋白質的結構改變。這代表免疫系統不會再將變異的病毒視為威脅。本質上，人體就是和傳染病玩貓捉老鼠的演化遊戲，因此每年都有流感的流行疫情之外，每年也會推出流感疫苗施打計畫。

演化也有助於人工造成的感染持續存在。近年來，惡意軟體已開始自行變化，使識別更加困難。例如，2014年間，「Beebone」殭屍網路感染了全球數千台電腦。機器人程式背後的蠕蟲會改變外觀，頻率是一天數次，因此在傳播過程中，產生數百萬種變形版本。即使防毒軟體知道目前程式碼的外觀，蠕蟲也會很快自我修改，改變任何已知的模式。Beebone終於在2015年移除時，警察的方法是鎖定系統中不會演化的部分，也就是協調整個殭屍網路的固定域名。事實證明，這比試圖識別變形蠕蟲要有效得多。[45]同樣道理，生物學家也希望鎖定不變的病毒部位，藉此開發更有效的流感疫苗。[46]

惡意軟體必須躲開偵測而持續演化，於此同時，主管機關試著跟上對手的演化速度；傳播途徑也將不斷變化。惡意軟體不但要尋找新目標（例如家電），也正透過引誘人們在社群媒體點選來發動攻擊，藉此加大擴散範圍。[47]向特定使用者發送個人化的訊息後，駭客可以增加目標上鉤、點選連結的機

率，使惡意軟體悄悄入侵。然而，電腦間的病毒感染也好，人傳人的生物病毒也罷，演化不但有助於感染有效傳播，更針對有傳染力的擴散現象，揭示了一種處理方法。

1　Mirai 相關背景出處：Antonakakis M. et al., 'Understanding the Mirai Botnet', *Proceedings of the 26th USENIX Security Symposium*, 2017; Solomon B. and Fox-Brewster T., 'Hacked Cameras Were Behind Friday's Massive Web Outage', *Forbes*, 21 October 2016; Bours B., 'How a Dorm Room Minecraft Scam Brought Down the Internet', *Wired*, 13 December 2017.

2　引言自：Bours B., 'How a Dorm Room Minecraft Scam Brought Down the Internet', *Wired*, 13 December 2017.

3　WannaCry 相關背景出處：'What you need to know about the WannaCry Ransomware', *Symantec Blogs*, 23 October 2017; Field M., 'WannaCry cyber attack cost the NHS £92m as 19,000 appointments cancelled', *The Telegraph*, 11 October 2018; Wiedeman R., 'The British hacker Marcus Hutchins and the FBI', *The Times*, 7 April 2018.

4　Moore D. et al., 'The Spread of the Sapphire/Slammer Worm', *Center for Applied Internet Data Analysis* (CAIDA), 2003.

5　Elk Cloner 相關背景出處：Leyden J., 'The 30-year-old prank that became the first computer virus', *The Register*, 14 December 2012.

6　引言來自與作者 Alex Vespignani 的 2018 年 5 月訪談。

7　Cohen F., 'Computer Viruses – Theory and Experiments', 1984.

8　莫里斯蠕蟲相關背景出處：Seltzer L., 'The Morris Worm: Internet malware turns 25', *Zero Day*, 2 November 2013; UNITED STATES of America, Appellee, v. Robert Tappan MORRIS, Defendant-appellant. 928 F.2D 504, 1990.

9　Graham P., 'The Submarine', April 2005. http://www.paulgraham.com

10　Moon M., '"Minecraft" success helps its creator buy a $70 million mansion', *Engadget*, 18 December 2014.

11　DDoS 背景出處：'Who is Anna-Senpai, the Mirai Worm Author?', *Krebs on Security*, 18 January 2017; 'Spreading the DDoS Disease and Selling the Cure', 19 October 2016.

12　'Computer Hacker Who Launched Attacks On Rutgers University Ordered To Pay $8.6m', U.S. Attorney's Office, District of New Jersey, 26 October 2018.

13　@MalwareTechBlog, 13 May 2017.

14　Staniford S. et al., 'How to 0wn the Internet in Your Spare Time', *ICIR*, 2002.

15　譯註：本句呼應本章原文標題，惟章名譯法改為簡潔且侵略性更強的「宰制」。

16　Assuming R=20 and infectious for 8 days, equivalent to 0.1 infections per hour.

17　Moore D. et al., 'The Spread of the Sapphire/Slammer Worm', *Center for Applied Internet Data Analysis* (CAIDA), 2003.

18　'Kaspersky Lab Research Reveals the Cost and Profitability of Arranging a DDoS Attack', Kaspersky Lab, 23 March 2017.

19　Palmer D., 'Ransomware is now big business on the dark web and malware developers are cashing in', *ZDNet*, 11 October 2017.

20　譯註：曾有媒體報導，美國政府是零日漏洞黑市的最大買家。

21　Nakashima E. and Timberg C., 'NSA officials worried about the day its potent hacking tool would get loose. Then it did', *Washington Post*, 16 May 2017.

22　Orr A., 'Zerodium Offers $2 Million for Remote iOS Exploits', *Mac Observer*, 10 January 2019.

23　Stuxnet 背景出處：Kushner D., 'The Real Story of Stuxnet', *IEEE Spectrum*, 26 February 2013; Kopfstein J., 'Stuxnet virus was planted by Israeli agents using USB sticks, according to new report', *The Verge*, 12 April 2012.

24 Kaplan F., Dark Territory: *The Secret History of Cyber War* (Simon & Schuster, 2016).

25 Dark Trace. Global Threat Report 2017. http://www.darktrace.com

26 背景與引言出處：Lomas A., 'Screwdriving. Locating and exploiting smart adult toys', *Pen Test Partners Blog*, 29 September 2017; Franceschi-Bicchierai L., 'Hackers Can Easily Hijack This Dildo Camera and Livestream the Inside of Your Vagina (Or Butt)', *Motherboard*, 3 April 2017.

27 DeMarinis N. et al., 'Scanning the Internet for ROS: A View of Security in Robotics Research', *arXiv*, 2018.

28 AWS斷線事件的背景出處：Hindi R., 'Thanks for breaking our connected homes, Amazon', Medium, 28 February, 2017; Hern A., 'How did an Amazon glitch leave people literally in the dark?', *The Guardian*, 1 March 2017.

29 AWS性能的背景出處：Amazon Compute Service Level Agreement. https://aws.amazon.com, 12 February 2018; Poletti T., 'The engine for Amazon earnings growth has nothing to do with e-commerce', *Market Watch*, 29 April 2018.

30 Swift D., '"Mega Outage" Wreaks Havoc on Internet, is AWS too Big to Fail?', *Digit*, 2017; Bobeldijk Y., 'Is Amazon's cloud service too big to fail?', *Financial News*, 1 August 2017.

31 Barrett B. and Newman L.H., 'The Facebook Security Meltdown Exposes Way More Sites Than Facebook', *Wired*, 28 September 2018.

32 Love Bug背景出處：Meek J., 'Love bug virus creates worldwide chaos', *The Guardian*, 5 May 2000; Barabási A.L., *Linked: the New Science of Networks* (Perseus Books, 2003).

33 White S.R., 'Open Problems in Computer Virus Research', *Virus Bulletin Conference*, 1998.

34 Barabási A.L. and Albert R., 'Emergence of Scaling in Random Networks', *Science*, 1999.

35 Pastor-Satorras R. and Vespignani A., 'Epidemic Spreading in Scale-Free Networks', *Physical Review Letters*, 2 April 2001.

36 Goel S. et al., 'The Structural Virality of Online Diffusion', *Management Science*, 2016.

37 「left-pad」背景出處：Williams C., 'How one developer just broke Node, Babel and thousands of projects in 11 lines of JavaScript', *The Register*, 23 March 2016; Tung L., 'A row that led a developer to delete a 17-line JavaScript module has stopped countless applications working', *ZDNet*, 23 March 2016; Roberts M., 'A discussion about the breaking of the Internet', *Medium*, 23 March 2016.

38 Haney D., 'NPM & left-pad: Have We Forgotten How To Program?' 23 March 2016, https://www.davidhaney.io

39 Rotabi R. et al., 'Tracing the Use of Practices through Networks of Collaboration', *AAAI*, 2017.

40 Fox-Brewster T., 'Hackers Sell $7,500 IoT Cannon To Bring Down The Web Again', *Forbes*, 23 October 2016.

41 Gallagher S., 'New variants of Mirai botnet detected, targeting more IoT devices', *Ars Technica*, 9 April 2019.

42 Cohen F., 'Computer Viruses – Theory and Experiments', 1984.

43 Cloonan J., 'Advanced Malware Detection – Signatures vs. Behavior Analysis', *Infosecurity Magazine*, 11 April 2017.

44 Oldstone M.B.A., *Viruses, Plagues, and History* (Oxford University Press, 2010).

45 Beebone背景出處：Goodin D., 'US, European police take down highly elusive botnet known as Beebone', *Ars Technica,* 9 April 2015; Samani R., 'Update on the Beebone Botnet Takedown', *McAfee Blogs,* 20 April 2015.

46 Thompson C.P. et al., 'A naturally protective epitope of limited variability as an influenza vaccine target', *Nature Communications*, 2018.

47 'McAfee Labs 2019 Threats Predictions Report', McAfee Labs, 29 November 2018; Seymour J. and Tully P., 'Weaponizing data science for social engineering: Automated E2E spear phishing on Twitter', Working paper, 2016.

7 溯源追追追

Tracking outbreaks

　　這是一椿外遇，以殺人未遂畫下句點：理查・施密特（Richard Schmidt）是腸胃科醫師，看診地點位於美國路易斯安那州拉法葉市（Lafayette），他的感情對象是小15歲的護理師珍妮絲・特拉罕（Janice Trahan）[1]，雙方交往十多年。女方踏入這段感情後與前夫離了婚，但男方並未離開妻子與三名子女。珍妮絲先前曾試圖斬斷這段婚外情，殺人未遂一案倒能幫她永遠得償所願了。

　　事發當天為1994年8月4日，珍妮絲於數週後作證，表示施密特在她入睡後來到她的住處，告知造訪目的是為了注射維生素B_{12}。施密特先前曾為珍妮絲注射維生素，提振精神。事發當晚女方表示不想注射，卻未能成功阻止男方，手臂就挨了一針。以前幾次注射都不會痛，不過這次疼痛卻完全透過肢體擴散。此時，施密特說他必須離開，前往醫院。

　　疼痛持續整晚，隨後幾週，珍妮絲出現類流感症狀。她赴醫院看診數次，但每次檢驗都是陰性。有醫師懷疑她感染HIV，但並未就此檢測。後來這位醫師說，他的同事（即施密

特醫師）轉告珍妮絲已HIV受檢陰性。珍妮絲依舊不適，最後是別的醫師安排一系列新檢測。1995年1月，珍妮絲終於獲知正確的診斷結果：HIV陽性。

早在前一年8月時，珍妮絲便曾告訴同事，她懷疑那一劑「暗夜注射」的內容物不是維生素 B₁₂。HIV是新近感染的，這點無庸置疑：先前珍妮絲捐過幾次血，最近一次是在1994年4月，結果是HIV陰性。據當地HIV病毒專家說，由症狀進展回推，感染日期吻合八月初這個時間點。警方搜查施密特的診間時發現證據，顯示血液來自一名HIV患者，抽血日期為8月4日，且並未依常規有採血紀錄。據稱，施密特抽血後數小時內就注射至珍妮絲體內。然而，施密特否認前往珍妮絲家中注射。〔2〕

或許，病毒本身能提供真相的線索？當時固然已普遍採用DNA檢測，來對比嫌疑犯和犯罪現場，但珍妮絲一案倒是更棘手。HIV一類的病毒演化進程相對較快，因此珍妮絲血液中的病毒不見得就是當初感染的病毒。面對二級謀殺未遂罪的指控，施密特辯稱，珍妮絲體內的HIV病毒與原患者的病毒大不相同，因此說後者是感染源並不合理。鑒於所有證據都指向施密特，檢方不同意他的說法，但就是缺少明證。

• • •

1837年6月20日，英國皇室的家譜樹發生變化：威廉四世駕崩，維多利亞女王繼承王位。於此同時，離蘇活區有段距

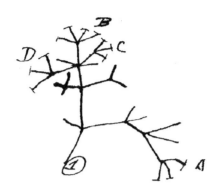

達爾文的生命之樹素描原型。物種A是B、C和D的遠親，
而後三者關係更為密切。圖中，所有物種均演化自單一起點，標記為①

離的一條小步道上，有位年輕生物學家也在想家譜樹的事情，
不過格局倒是更為宏大。查爾斯‧達爾文（Charles Darwin）結
束小獵犬號的五年航程[3]，返回英國後，將他的理論歸納於
一冊皮革裝訂的新筆記本內。為了幫助釐清想法，他畫出一顆
「生命之樹」的簡圖，其中樹枝代表不同物種之間的演化關係。
達爾文認為這好比人的家譜，關係密切的生物彼此位置也會較
近，而獨特物種之間的距離會拉更遠。追蹤每根樹枝，會追溯
到同一樹根，那就是共同的單一先祖。

　　達爾文繪製演化樹時，最初是依據外型特徵。在小獵犬
號的航行中，他透過喙形、尾長和羽毛等特徵，將鳥類物種
分類。[4]這門學問以古希臘字「phylo」（物種）和「genesis」（成
因）命名，後來稱為「親緣關係學」（phylogenetics）。

　　早期演化分析固然側重於不同物種的外觀，但拜基因定序

所賜，目前已更能詳細比較各類生物。如果我們有兩個基因體，則能針對組成其定序字母的列表，觀察其中的重疊狀況，藉此判定相關程度。重疊的字母愈多，序列間就愈不需要突變。這有點像是玩英文拼字遊戲（Scrabble）時，等待字塊出現。舉例來說，相較於從「AACG」到「TTGG」，從「AACG」到「AACC」會較為容易。如同拼字遊戲，我們能根據哪些字母和原來序列不同，評估演化過程。

　　利用前述概念，配合充沛的計算能力，便可能將序列整合至親緣關係樹（phylogenetic tree），追溯其歷史演變。我們還能估算過去的重大轉變可能發生於何時。若想知道感染的傳播方式，相關資訊便有參考價值。例如，2003年SARS疫情大爆發後，科學家在果子狸身上找到病毒。SARS會不會在擴散到人類族群之前，已固定於果子狸間傳播？

　　分析不同的SARS病毒後，研究結果為相反方向。人體病毒和果子狸病毒密切相關，代表兩者對SARS而言，都是相對較新的宿主。在疫情爆發前數月，SARS可能已從果子狸傳到人類身上。相比之下，SARS病毒先前在蝙蝠族群中流傳時間更久，大約是在1998年某個時間點傳到果子狸身上。從不同病毒的演化史來看，果子狸可能只是SARS傳到人類族群前的短期跳板。[5]

　　在施密特審判期間，檢方使用了類似的親緣關係證據，證明珍妮絲的感染源很有可能來自施密特曾看診的HIV病患。演化生物學家大衛・希爾斯（David Hillis）團隊拿珍妮絲與施密

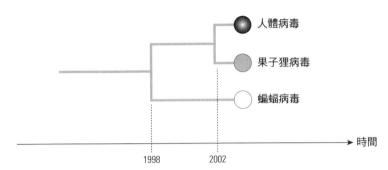

不同宿主物種身上的 SARS 病毒親緣關係樹（簡化版）。虛線表示病毒
各自擴散後，感染一群新宿主的推估時間（數據來源：Hon等人，2008年）

特病患兩人的病毒，與拉法葉當地 HIV 患者身上的其他病毒
相比較。對於施密特病患和珍妮絲身上的病毒，希爾斯在證詞
中說：「兩者是分析中序列最相近的，並且是從兩個個體身上
所分離出來的病毒序列中，所能找到最密切相關的。」儘管尚
無確鑿證據顯示珍妮絲的感染源是施密特的病患，但至少令辯
方稱兩者無關的主張顯得不合理。最終，施密特遭判有罪，處
50年徒刑。至於珍妮絲，她再婚後，持續與 HIV 病毒共存至
今，2016年時慶祝結婚二十週年。[6]

　　施密特一案為親緣關係分析首次用於美國刑事案件的例
子。自此，全球各地其他審案也陸續採用親緣關係分析。在西
班牙瓦倫西亞，C型肝炎病例激增，警調時發現許多患者可溯
源至胡安・馬埃索（Juan Maeso）這名麻醉師。親緣關係分析證
實，馬埃索可能是疫情的感染源。2007年，馬埃索因重複使
用注射器感染數百名患者，經法院宣告有罪。[7]遺傳資訊除

了能將人定罪，也能還人清白。馬埃索案後不久，有一醫務團自利比亞境內的一間監獄獲釋。他們入獄八年，是由於法院判定他們故意致使兒童感染HIV，而獲釋的部分關鍵也是親緣關係分析。根據分析結果，許多案例的感染時間點，為該醫務團抵達利比亞前數年。[8]

親緣關係分析不但能指出疫情的可能感染源，也能揭露特定地點的疾病發生時機。HIV的演化速度相對較快，現在假設我們正在研究這類病毒。如果某地區傳播的HIV病毒相對相似，代表沒有演化得很久，因此疫情可能是極為近期的事。相反地，如果目前病毒多樣性高，則代表原始病毒傳來已有一陣子。這些方法現在已普遍用於公衛界。先前章節已探討茲卡病毒和HIV病毒分別進入拉丁美洲和北美洲的歷史，讀者可回想一下。這兩起公衛事件中，研究團隊都使用遺傳資訊來估算病毒傳來的時間點。從大流行流感（pandemic influenza）到超級細菌「抗藥性金黃色葡萄球菌」（MRSA），研究人員也套用同樣分析法至其他傳染病。[9]

取得遺傳資訊後，也能釐清疫情最初是來自單一個案，抑或是多重感染源。我的研究團隊研究2015至2016年期間於斐濟分離的茲卡病毒時，發現親緣關係樹上有兩組截然不同的病毒。根據演化速度，一組病毒早在2013至2014年便已進入首都蘇瓦，小規模擴散一、兩年後，又在斐濟西部爆發。[10]我於2015年造訪當地滅蚊時，有部分蚊子可能已感染茲卡病毒，而當時我並未意識到這點。

　　親緣關係分析還有個優勢，便是能於疫情最後階段追蹤傳播情形。在WHO宣布西非伊波拉疫情結束三個月後，2016年3月，幾內亞出現了新一波的感染案例。原因是否可能來自病毒一直潛藏在人類族群中，而未檢測到？流行病學家保巴卡・戴羅（Boubacar Diarra）團隊針對新一波感染執行基因定序時，福至心靈，想到了另一種可能。當地有一名男子曾經染疫，2014年康復。而在他的精液內發現的伊波拉病毒，與新病毒密切相關。原來伊波拉病毒在他體內留存一年半後，傳給性伴侶，引爆了新一波疫情。〔11〕

　　基因定序是疫情分析的重大環節，但病毒演化的概念有時會導致媒體危言聳聽。在伊波拉和茲卡病毒流行期間，數間媒體便誇大病毒演化一事〔12〕，但情況不見得有聽起來那麼糟：由於基因序列會隨時間而逐漸改變，所有病毒本來就都會演化。只不過有時候，如流感病毒改變外觀一類的演化，雖然會和人類息息相關，但通常只是以對疫情沒有顯著影響的方式，在環境中改變。

　　然而，演化的速率也會影響人類分析疫情的能力。如果是探討HIV病毒和流感等會快速演化的病原體，親緣關係分析會更有效。原因是人傳人時，病原體的基因序列會改變，或許能據此估算可能的感染途徑。相比之下，麻疹等病毒演化速度緩慢，代表人傳人後，不會有太大變化。〔13〕因此，釐清個案之間的關係，會有點像是一個國家的人民有著相同姓氏，要從中拼湊出家譜。

　　親緣關係分析法有生物學上的限制，也有實務面的限制。遺傳學家帕兒蒂絲・薩貝提（Pardis Sabeti）任職於美國波士頓的博德研究所（Broad Institute），她在西非伊波拉疫情初期時，分析了來自獅子山共和國的99種病毒序列資料。親緣關係樹顯示，2014年5月時，疫情從幾內亞傳播到獅子山共和國，時間點可能是在一場葬禮之後。由於疫情嚴重，薩貝提團隊很快將新的基因序列新增至公共資料庫。研究界最初大量投入心力，之後一段時間相對沉寂。先前儘管有數支團隊收集病毒樣本，但在2014年8月2日至11月9日之間，無人釋出新的基因序列。而於此期間，西非通報了1萬多名伊波拉病毒個案，染疫高峰期在10月。[14]

　　序列之所以並未及時釋出，有一些可能原因。偏激的解釋是，新數據是寶貴的學術財，因此使用基因序列來研究疫情的論文，可能有機會在夢寐以求的科學期刊上發表，有的人會因而先壓下將可能有重大價值的資料，對研究人員而言會是利多。不過在此期間，我也與多位研究人員互動。根據互動經驗，我認為該情形並非研究界刻意為之，而是無意間的結果，剛好只是因為科學界的實務無法配合實際疫情發展：研究人員習慣撰寫研究計畫書、用分析取得結果、制訂研究方法，並將結果送交給其他科學家，以進行同儕審查。這段過程即使不花個幾年，也需要幾個月，從過去實務來看，這也拖慢了新數據釋出的腳步。

　　科學界和醫界都要面臨這種時間差問題，2014年3月，傑

瑞米‧法拉爾（Jeremy Farrar）接任生物醫學研究慈善機構惠康基金會（Wellcome Trust）會長，當時他對《衛報》表示，臨床研究通常花費太長時間，隨著伊波拉疫情於後續數月中爆發，這種情況變得顯而易見。法拉爾說：「疫情快速變化，我們現有的機制緩不濟急，沒有能及時回應狀況的手段。」。〔15〕

　　科學界也逐漸調整這種實務處理手法。2018年年中，剛果民主共和國發生的事件，後來演變為另一波嚴重的伊波拉疫情。這次，研究人員很快發表新的序列資料。多支研究團隊並啟動臨床試驗，其中納入四種實驗性療法。2019年8月時，研究團隊證明，若快速注入抗伊波拉病毒的免疫細胞，可以使感染者存活率從歷史平均值（約30%），提升至90%以上。同時，愈來愈多疫情科學家在送交同儕審查前，會先在bioRxiv和medRxiv等網站上發表論文初稿，新研究因此能讓外界先睹為快。〔16〕

　　在獅子山共和國工作期間，薩貝提發現她下榻的城市凱內瑪（Kenema）原意是「像河般清澈、半透明，並向公眾開放。」〔17〕薩貝提將這種開放性體現在她的團隊工作中，他們將99個序列於疫情初期公開共享。如今疫情研究人員也已廣泛採用此法。一個極佳的例子，是電腦生物學家特拉佛‧貝德福（Trevor Bedford）和李察‧奈爾（Richard Neher）創設的網路平台Nextstrain。此一開創性網路平台能自動彙整基因序列，以顯示不同病毒之間的關係，以及其可能來源。貝、奈二人最初的關注領域是流感，但Nextstrain目前的追蹤項目非常

豐富〔18〕，涵蓋茲卡病毒到結核病。此外由於Nextstrain整合並圖像化所有的可用序列，且讓科學論文發表不再曠日廢時並與同儕競爭，此平台已證明能貢獻強大的研究量能。

目前已能更輕易對病原體展開序列分析，因此我們能透過親緣關係分析法更加了解疾病疫情。親緣關係分析法有助於發現感染最初的爆發時機、疫情發展方式，以及傳播過程中可能疏於探討的環節。也能針對疫情分析，說明更大格局的發展趨勢：結合新數據來源的能力，可獲取過去視為難以入手的資訊。拜分析親緣關係之賜，探討病患資料時，我們能配合感染病毒的遺傳資訊，藉此掀開疫情的擴散面貌。在了解事物如何於一個族群中發展成熟後傳播，前述「資料鏈結」（data linkage）方法日益提供強大的研究量能。不過，親緣關係分析法的使用方式，不見得都符合我們原本的期望。

金髮姑娘（Goldilocks）的故事中，女主角是個性不誠實、愛口出惡言的老婦人；她闖了空門，而苦主是三隻好心的熊。最起碼，在英國詩人羅伯特‧騷塞（Robert Southey）初次發表這個故事時，她的人物設定是如此。老婦人一路偷吃三碗粥和打破一張椅子後，聽到熊回家了，就從窗戶逃走。騷塞最初沒有給金髮姑娘取名，外型也不是頂著一頭金髮，這些細節是數十年後才有的；後來的版本中，壞心老婦這角色變成難纏的小孩，最後成為我們熟知的金髮女孩。〔19〕

三隻熊的故事流傳已久。騷塞發表故事前數年，一位名為艾莉諾‧穆爾（Eleanor Mure）的女性為她的侄子自編自製了一

本書。這回在故事中，三隻熊最後抓到了老婦人。由於非常生氣老婦損害牠們的東西，三隻熊放火燒老婦，試著淹死她，然後用聖保羅大教堂的尖塔刺穿她的身體。而在更早的一篇民俗故事中，三隻熊趕跑的是一隻頑皮的狐狸。

根據英國杜倫大學（Durham University）人類學家傑米・特拉尼（Jamie Tehrani）的說法，我們可以將文化視為資訊在人傳人和世代相傳時的突變產物。民俗故事是社會的產物，要了解文化的傳播和演變，民俗故事很有參考價值。特拉尼說：「按照定義，民俗故事沒有單一的權威版本。民俗故事屬於社會中的每個人，本質上是自然產生的。」[20]

特拉尼對民俗故事的研究起源自〈小紅帽〉（Little Red Riding Hood）。如果你住在西歐，大概會很熟悉19世紀格林兄弟所講的這則故事：小女孩探訪奶奶，卻遇到裝扮成奶奶的大野狼。不過，這不是故事的唯一版本，還有其他數篇民俗故事，情節與〈小紅帽〉相似。東歐人和中東人講的版本是〈狼與孩子們〉（The Wolf and the Kids）：變身的狼拐騙一群小山羊，藉機進到羊的家裡。在東亞，有個〈虎外婆〉（The Tiger Grandmother）的故事，講的是一群小孩子遇到一隻假裝為年邁親戚的老虎。

故事傳遍了全世界，但是很難追本溯源。歷史學家間的普遍共識為東亞版本是原始版，歐洲版和中東版隨後出現，可是〈小紅帽〉和〈狼與孩子們〉確實演變自〈虎外婆〉嗎？一直以來，民俗故事是口傳而來，並非來自文字紀錄，也就是說歷史記載是片段零星的。通常不會知道特定故事的確切

起源時間和地點。

此時，親緣關係分析法能派上用場。為了調查〈小紅帽〉與各版本的演變，特拉尼收集了將近60種版本，故事來源橫跨多洲。他以一組72個情節特徵來歸納每個版本；情節特徵包括主角類型、瞞騙技巧，以及故事的收尾方式。特拉尼隨後估算這些情節特徵如何演變，繪出一顆親緣關係樹，來反映各版本之間的關係。[21]分析所得的結論出乎意料：根據親緣關係樹，似乎〈狼與孩子們〉和〈小紅帽〉才是最早的版本；〈虎外婆〉顯然是已有版本的融合，而非其他版本的演變源頭。

在語言和文化研究中，演化思維（evolutionary thinking）歷史悠久。達爾文畫出生命之樹前的幾十年，語言學家威廉‧瓊斯（William Jones）對語言的誕生很感興趣，這門領域稱為「歷史語言文獻學」（philology）。1786年，瓊斯注意到希臘語、梵語和拉丁語之間的相似之處：「只要是同時研究過這三種語言的歷史語言文獻學家，一定都會認為它們源自某種共同的語言，而這個共同的語言或許已經不存在了。」[22]以演化學的口吻來說，這三種語言演化自一個共同祖先。瓊斯的想法後來影響了許多學者，包括熱衷語言學的格林兄弟，他們不僅一同收集不同版本的民俗故事，還試著研究語言使用的各時期變化。[23]

分析這類故事的演變時，現代的親緣關係分析法可能提供的細節遠不僅如此。特拉尼研究過〈小紅帽〉後，與葡萄牙里斯本大學（University of Lisbon）民俗學者莎拉‧葛拉瑟‧達席

瓦（Sara Graça da Silva）合作，拓展故事的探討範圍，追蹤了一共275篇民俗故事。兩人發現一些故事歷史悠久，〈精靈小矮人〉（Rumplestiltskin）[24]和〈美女與野獸〉（Beauty and the Beast）等故事最初可能源自4千多年前。也就是說，故事本身和印歐語言一樣古老，而傳播時的語言，就是印歐語言。許多民俗故事雖然廣為流傳，達席瓦和特拉尼也發現故事傳頌時，有在當地競爭的跡象。他們指出：「空間上的距離似乎對故事的流傳有負面影響，這代表社會傾向於拒絕來自附近地區的故事，而非採納。」[25]

民間故事往往連結至國家認同，即使故事並非起源於該國亦然。當格林兄弟彙編其傳統的「德語」故事集時，注意到印度到阿拉伯等許多其他文化都有類似故事。親緣關係分析確認了故事挪借的程度。特拉尼說：「任何國家的口述傳統，都沒有太特別的地方，事實上，故事都已經相當全球化了。」

一開始為什麼人類要講故事？有個說法是，故事有助於保存有參考價值的資訊。有證據顯示，在採獵社會中，說故事是極具價值的技巧，這表示故事在人類歷史早期就奠定基礎，因為很會說故事的人，會更有當伴侶的吸引力。[26]哪一種以故事為基礎傳達的資訊，會發展為有價值的訊息？關於這點，有兩派理論彼此競爭。一些研究人員認為，與生存有關的故事最為重要：說到底，我們會想知道去哪裡覓食、哪裡會有危險。這種需求說明了為何誘發噁心等反應的故事會有記憶點，畢竟我們不會想被毒死。另一派理論則認為社交

互動支配人類生活，因此社交相關的資訊最有參考價值。也就是說，對於會打破社會規範的人際關係與行動，人類腦子會優先記住相關訊息。[27]

為了檢驗這兩派理論，特拉尼團隊曾執行實驗，探討都市傳說的傳播情形。實驗設計上，模仿了兒童遊戲「斷線電話」（broken telephone）：故事從一人傳給另一人，然後再傳給另一人，最後版本會透露出忘記的範圍。他們發現，內容含有生存或社交資訊的故事，會比中立性的故事更有記憶點，而社交資訊的故事，又勝過生存故事。

故事成功與否，也存在其他因素：初期實驗發現，斷線電話遊戲玩到後來，故事會愈傳愈短、愈傳愈簡單：人會記住故事大意，卻忘記了細節。驚喜亮點也可以幫助傳播。有證據顯示，如果故事包含反直覺的概念，則會更有記憶點。然而，要達到平衡，故事需要一些驚喜亮點，但又不能太多。成功的民俗故事通常要有很多熟悉要素，並結合若干讓人跌破眼鏡的轉折。以金髮姑娘為例，故事中的女孩所探險的家，成員有父母和一個小孩。轉折當然在於家庭成員都是熊。敘事技巧也說明了陰謀論的吸引力，陰謀論會涉及現實事件，並添加意料之外的見解。[28]

故事的結構也是重點。金髮姑娘故事的人氣可能不是來自她本身，而是三隻熊。三隻熊使故事化為一系列三個一組、有記憶點的情節：粥的溫度一碗太熱、一碗太冷、一碗剛好；床一張太軟、一張太硬、一張剛好。這種言辭技巧稱為「三分法

則」（rule of three），在政治界中是家常便飯，林肯和歐巴馬的演說都用過。〔29〕為何三個一組會如此有力？原因可能與數學上三個一組的重要性有關：通常，我們一個序列至少需列出三個項目，才能建立（或打破）模式〔30〕。〔31〕

固定模式也有助於傳播個別單詞。隨著語言演化，為了取代已有的常用字，新字往往需要競爭。此時，民眾可能偏好跟從常用規則的單字。例如，英文中過去式的動詞常常以「ed」結尾，因此現在已經不用「smelt」，而用「smelled」；而「wove」也逐漸改寫為「weaved」。〔32〕

話雖如此，有些詞卻是朝相反的方向演變。1830年代時，英文會用「lighted」（點亮）一根蠟燭，現代英語的動詞過去式卻改用「lit」。不規則的單字，又為何贏過了常用的單字？賓州大學有一支由生物學家和語言學家組成的團隊，認為韻腳可能有關係。他們注意到在20世紀中葉，美國人開始以「dove」取代「dived」，作為「dive」的過去式。大約同一時期，新流行的汽車使得民眾採用「drive」和「drove」等字眼。有一段期間，人們開始愛用「split」來表示自己將離開；無獨有偶，這段期間中，民眾也開始用「lit」和「quit」來取代過去形「lighted」和「quitted」。

新字和故事可以透過兩種主要方式在一個族群中傳播。一是「垂直傳播」，以一代傳一代的方式傳下去，過程中可能產生一些變化；二是「水平傳播」，故事可能會在同一世代進行跨社群融合。達、特二人發現，兩種傳播方式都會影響民俗故

事的流傳，但對大多數故事而言，垂直傳播更加重要。在其他生活領域中，則是以水平傳播為主。電腦程式的設計師往往重複使用現有的程式碼，原因可能不外乎是有著必須納入的實用功能，或是想節省時間。以演化角度來看，這代表電腦程式碼可以「時光旅行」，因為一些舊程式／語言直接突然現身在新的程式／語言中。〔33〕

如果多篇故事或電腦程式碼的片段在單一世代中混合，演化樹會很難畫得乾淨。如果父母對小孩說了自己家裡代代相傳的故事，小孩子會再混入自己朋友家故事的情節，最後的新故事基本上會混有不同版本的情節。生物學家也普遍面臨同樣的問題。以2009年的「豬流感」大流行為例，疫情爆發時，是墨西哥一隻受感染的豬體內混有四種病毒的基因，分別為禽流感病毒、人類流感病毒，以及兩種不同的豬流感病毒株，形成一種新的雜種病毒，在人類族群間傳播。〔34〕其中一個基因與其他人類流感病毒關係密切，一個類似正在傳播的禽流感病毒株，其他兩個基因則像是豬的病毒。然而從總體上看，這株新的流感病毒和其他任何病毒也不盡相同。諸如此類的變化，顯示了以一顆簡單的演化樹來分析，會有其侷限性。達爾文的生命之樹固然捕捉到了演化的許多特徵，但現實上，基因可能會在世代內以及跨世代之間傳遞，因此演化樹會看起來像一排枝葉沒有修剪、奇形怪狀的樹籬。〔35〕

生物的行為特徵於一個族群中傳播時，是水平傳播，還是垂直傳播，兩者影響可能大不同。在澳州西部沿海的鯊魚灣

（Shark Bay）水域，有少數瓶鼻海豚開始使用工具覓食。海洋生物學家於1984年初次注意到了這種行為：海豚會撕碎多塊海綿動物，戴在吻突上，作為保護罩，以防於海床覓食魚類時受傷，但並非所有鯊魚灣的海豚都傳承到「海綿口罩」的使用技術。10隻中大約僅1隻習得此技能。[36] 為什麼傳承行為沒有進一步擴散？在生物學家首次觀察到海豚戴海綿防護罩的20年後，有支研究團隊利用遺傳資訊，證明這項技術幾乎完全是垂直傳播的成果。海豚固然以社交著稱，但似乎最初那隻海豚想到這種創新手法後，只在自己的家族中傳播。與其家系無關的個體，仍然不會去利用「海綿口罩」覓食。實際上，採創新手法覓食的海豚家族，創造了自家獨特的傳統。

根據動物學家露西・阿普林（Lucy Aplin）所言，動物界會同時發生垂直傳播與水平傳播：「這實際上取決於物種，以及牠們學習什麼行為。」她指出，傳播的類型會影響新資訊的擴散範圍：「好比說，你可能會想像海豚這個物種的多數學習行為是垂直進行的，你會看到海豚的行為只在家族內傳播，非常難在海豚族群中廣為流傳。」相對來說，水平傳播會加速創新獲得採用。在大山雀等鳥類物種中，水平傳播很常見。阿普林說：「大山雀的社交學習多數是水平進行；大山雀會在冬天群飛期間，觀察沒有親族關係的個體，獲取資訊，而非從親代傳給子代。」[37]

對一些動物而言，傳播類型不同可能攸關生存。自然環境因人類產生愈來愈多的改變，有效傳播創新的物種將能更

容易適應變化。阿普林說：「愈來愈多的證據顯示，物種在不斷變化的環境中，可以表現出極高的行為可塑性（behavioural flexibility）。因此，這類物種儼然能成功應對人類所改變的棲息地，以及人類導致的環境變化。」

在微生物的族群中，有效率的傳播也有助於對抗人類導致的變化。有若干類細菌已產生突變，能對抗抗生素。這些基因突變不僅能在細菌繁殖時垂直傳播，也常在同一代中水平傳播。細菌會彼此獲取基因訊息的片段，就好比軟體開發人員在檔案間複製貼上程式碼。近年來，研究人員發現這種水平傳播催生出MRSA等超級細菌，以及有耐藥性的性病。隨著細菌演化[38]，許多常見傳染病最後可能變得無法治療。以2018為例，在英國一名男子診斷出患有「超級淋病」，能抵抗所有標準抗生素。他是在亞洲罹病的，但隔年又在英國出現兩例，這次的感染源則和歐洲有關。[39]如果要成功追蹤和預防這類感染，研究人員需要入手所有可得數據。

．．．

目前已有基因序列等新資訊來源，拜此之賜，對於不同的疾病和特徵，我們愈來愈能揭開它們在族群中傳播的面紗。誠然，21世紀人類醫療照護的一大變化，就是基因體定序與分析變得更加快速與低廉。研究人員不但能揭露疫情，也能探討人類基因如何影響阿茲海默症與癌症等各類疾病。[40]基因學也能發揮社會應用。由於我們的基因體透露先祖來源等特徵，

對於有意了解家族史的民眾，基因檢測組已成為人氣禮物。

　　然而，取得此類數據，可能對隱私有意想不到的影響。由於我們和親戚之間，會有很多基因特徵相同，因此有可能得知未受檢者的個資。例如，《泰晤士報》於2013年時報導，威廉王子的兩名遠房表親後受檢後，發現威廉王子的祖先有印度血統。由於該報導未獲得王子本人同意就揭露個資，不久後遭到多位基因研究人員批評。〔41〕在某些情況下，揭露祖輩關係的資訊，可能招致毀滅性後果：據報導，多個家庭以基因測試組作為聖誕禮物，結果發現了私自領養和出軌等事，在家中引起軒然大波。〔42〕

　　針對網路行為的相關數據，業者會了解其收集與分享的方式來鎖定廣告，這部分已於先前章節探討。行銷人員不僅會評測廣告的點選人數，還會知道廣告觀眾的類型、背景，以及點選後的網路行為。業者整合這幾組數據後，能拼湊出事物如何影響和被影響。分析人類遺傳資訊時，也常套用相同方法。科學家不會單獨看待基因序列，而會透過種族背景或病史加以比對，目的是發現連結各組不同數據的模式。如果研究人員知道其中面貌，便能從隱藏的基因碼來預測種族或罹病風險等項目。此即為何基因檢測廠商「23andMe」能吸引如此多投資者。他們不僅收集客戶的遺傳資訊，也收集客戶身分的資訊，因此可能獲得更深入的健康見解。〔43〕

　　建立這類數據的業者，並非只有營利性質的廠商。2006至2010年之間，有50萬人自願參加了UK Biobank計畫。計畫用

意為研究基因面與健康面未來數十年的模式。隨數據規模逐漸增長和擴展，也將開放予全球團隊，進而建立有價值的科學資源。自2017年以來，有成千上萬的研究人員登記索取數據，用於傷病、營養、體適能和心理健康等項目的調查計畫。[44]

與研究人員共享健康訊息有極大利多。不過，如果要跨團隊分享數據，必須思考如何保護個人隱私。減緩風險的方法之一，是移除能識別參與者的資料。例如，研究人員取得醫療數據時，通常會刪除姓名和地址等個資。然而即使沒有此類數據，也可能識別出個資。1990年代中期，MIT研究生菈坦雅·史溫尼（Latanya Sweeney）懷疑，如果知道一位美國公民的年齡、性別和郵政編碼，則許多情況下能鎖定範圍至單一人士。當時幾座醫學數據庫包含這三項資訊。史溫尼認為若結合選民名冊，便有可能針對當下檢視的病歷，鎖定所有者的身分。[45]

史溫尼也如此照做無誤。她後來回憶說：「為了驗證我的假設，我必須在數據中查找某人。」[46] 近來，美國麻州向研究人員免費提供了「匿名化」的醫院紀錄。儘管州長威廉·威爾德（William Weld）聲稱紀錄仍保護患者的隱私，但史溫尼的分析顯示狀況其實相反。威爾德州長住在劍橋市，而史溫尼花了20美元購買劍橋市的選民資料，針對醫院資料，交叉比對年齡、性別和郵政編碼，沒多久就找到威爾德的病歷，並寄了一份複本。這個實驗手法引起了關注，一併使美國大幅改革國內健康資訊的儲存和分享方式。[47]

數據在電腦間傳送時，也能據此一窺民眾的生活。我們可

不是只該小心醫療或基因資訊洩露，哪怕是看似無害的資料，都可能透露個資，且詳細程度令人吃驚。2014年3月，自稱「數據迷」的克里斯・洪（Chris Whong）以美國《資訊自由法》（Freedom of Information Act）為由，要求提供前一年紐約市黃色計程車的每趟載運資訊。紐約市計程車與租賃車管理委員會（New York City Taxi and Limousine Commission）釋出數據，包括接送時間地點、車資，以及乘客給的小費金額。[48]總載運次數逾1.73億趟。雖然每輛計程車並未顯示真實車牌號碼，而是由一串顯然是隨機分配的數字標識，但事實證明，這些載運資料完全沒有匿名化。數據釋出三個月後，電腦科學家維賈伊・龐杜拉干（Vijay Pandurangan）示範了如何解碼，將原本刻意干擾的數字轉回原車牌號碼。接著研究生安東尼・托卡（Anthony Tockar）於部落格發表文章，說明其他發現。托卡利用一些簡單技巧，便從檔案中抓到一大堆敏感資訊。[49]

首先，他示範可以如何追蹤名人。托卡花了好幾個小時搜尋「2013年在曼哈頓搭乘計程車的名人」的圖片，發現有照到車牌號碼的幾張相片。將相片與名人部落格、雜誌交叉比對後，托卡得知上下車地點，由此核對照理來說是匿名的計程車資料庫。他還能看出名人有沒有給小費，以及給了多少。托卡寫道：「目前雖然這些資訊相對無害，尤其是都一年前的事了。但我發表的內容可是以前在公領域所找不到的。」

托卡承認，多數人可能不會太擔心這樣的個資分析，所以他決定再狠一點。他轉而鎖定曼哈頓「地獄廚房」（Hell's

Kitchen）社區的一間脫衣舞俱樂部，搜尋凌晨的計程車接送紀錄，很快發現一名常客，並追蹤這名常客的搭乘資料，回溯到其住家地址。他在社群媒體搜尋後，沒多久就在網路上確認這名男子的身分：長相、住家外觀，以及感情狀態都一覽無遺。托卡決定完全不要發表這類資訊，但換作他人肉搜一番，也不用費多大心力。托卡指出：「這類肉搜的潛在後果也不用多作解釋了。」

有了高解析度的GPS資料，確認身分易如反掌。[50]GPS軌跡能輕易洩漏我們的住處、上班通勤路線，以及我們跟人有何約定、碰面對象又是誰。就好像紐約計程車的載運資料，沒多久就能發現對於跟蹤、闖空門和勒索的犯人而言，這些數據簡直就像寶庫。根據2014年一項調查，美國的家暴庇護所中，有85%表示庇護對象的加害人在跟蹤時，是透過GPS。[51]消費者的GPS資料甚至可能造成軍事行動風險。2017年間，身穿市售體適能追蹤裝置的軍人，在上傳跑步與自行車路徑時，會無意間洩露基地的確切格局。[52]

提供移動數據固然造成前述風險，但也有利於科學發展，像是：研究人員估算病毒的傳播路徑，救難隊支援因自然災害流離失所的民眾，或是都市規劃單位改善市內運輸網絡，不一而足。[53]高解析度GPS資料甚至能分析特定人群間的互動。例如，研究人員使用手機數據針對美國與中國等國家，追蹤社會隔離、政治傾向分布和不平等現象。[54]

如果上一句話讓你感到有些不自在，你不會是唯一一個。

隨著數位資料愈來愈容易取得，隱私疑慮也日益升高。不平等問題是一大社會挑戰，確實值得研究，但對於這類研究該多深入調查我們的收入、政治傾向或社交生活等，有著激烈爭論。如果目的是要理解人類行為，我們常常面臨抉擇：花錢買資訊的合理代價是多少？

我和本身團隊的協作人員曾執行過幾項研究計畫，內容用到移動數據。對我們來說，隱私議題向來極為重要。一方面，我們希望盡量收集最有參考價值的數據，資料用於社區防疫時更是如此。另一方面，即使收集與發表的資訊會受限，我們也必須保護社區居民的隱私。流感或麻疹等疾病會使我們面臨特殊挑戰，因為兒童的感染風險本來就高，監控時也是敏感的年齡族群。[55]針對社交行為，有數不少的研究提供有參考價值的有趣內容，但由於可能侵犯隱私，也難以證實其合理性。

少數情況下，我們確實走出實驗室，並收集高解析度GPS資料時，受試者會同意我們收集，並知道只有我們的團隊才能存取確切的位置資訊，但並非每位受試者對隱私都持相同態度。想像一下，如果你的手機瞞著你，向你從未聽過的業者持續洩露你的GPS資料。這種事的發生機率可是會超乎你的想像。近年已出現鮮有人知的中介社群在兜售GPS資料。苦主是曾透過應用程式同意提供GPS資料的民眾；業者從上百個應用程式購得移動數據，然後將這些資訊販售給行銷人員、研究人員和其他團體。[56]體適能健身也好，天氣預報或遊戲也罷——許多人早就忘記自己曾安裝這些應用程式，更別說曾同

意程式固定追蹤自己。2019年,美國新聞記者約瑟夫‧考克斯(Joseph Cox)報導說,他曾付費請賞金獵人追蹤一支使用二手定位資料的手機。[57]這事花了他300美元。

隨著定位資料愈來愈容易取得,這也激發了新型態的犯罪行為。詐騙集團長期以來一直使用「網路釣魚」消息,來誘騙客戶提供敏感訊息,現在則又開發「魚叉式網絡釣魚」攻擊,獲取資訊包含使用者的特定資料。2016年,美國賓州有若干居民收到電子郵件,要求他們為近期超速駕駛支付罰款。電子郵件正確列出違規車輛的車速和位置,但是違規事項卻非事實。警方懷疑詐騙集團是從應用程式獲取洩漏的GPS資料,據此找出曾在當地超速的駕駛者。[58]

移動資料固然參考價值極高,但也不是沒有限制。移動資料再鉅細靡遺,仍有一類資訊幾乎不可能測得。這類資訊的特徵是短暫,往往看不到,且在擴散早期特別難以捉摸。醫學史上最惡名昭彰的事件中,部分事件的起因便來自於此。

• • •

疲憊的一週來到尾聲,一名醫師下榻香港九龍京華國際酒店911號房。儘管身體不適,但為了參加週末的姪子婚禮,他搭了三小時的巴士,從中國南部赴港。他前幾天開始有類流感症狀,但並未尋求治療,病況也每下愈況。24小時後,他進入加護病房,十天內撒手人寰。[59]

那一天是2003年2月21日,這位醫師是香港首例SARS

病例，到疫情結束前，另外有16例可溯源至九龍京華國際酒店：這些確診者住在醫師的對面、隔壁，或同排走道上的房間。隨著疫情擴散，科學家迫切需要了解導致感染的新病毒，卻連感染到發病的時間差（即潛伏期）等基本資訊都缺乏。隨著東南亞疫情升溫，為了掌握這項重大訊息，統計學家克莉絲多·唐納利（Christl Donnelly）以及她位於倫敦帝國學院（Imperial College London）的同事便展開估算。[60]

要釐清潛伏期長短，問題在於我們很少看到實際感染的時間點，我們看到的是後續產生症狀的時候。因此，要估算平均潛伏期，必須找到可能只會在特定期間受感染的人。例如，有名商人入住九龍京華國際酒店，他的下榻期間和中國醫師有一天重疊。商人因SARS發病感到不適的時間是六天後，所以其中的時間差會是個案的潛伏期。唐納利團隊試著彙整出類似病例，但資訊沒有很多。至4月底，香港通報的1,400例SARS個案中，只有57人有符合清楚定義的病毒接觸史。總的來說，從這些個案推斷出的平均潛伏期約為6.4天。此估算法也於日後用於釐清其他新興傳染病的潛伏期，包括2009年大流行性流感，以及2014年的伊波拉病毒。[61]

當然，還有個方法能釐清潛伏期：故意使某人感染，再觀察後續病程。這種研究方法最惡名昭彰的例子之一，發生在1950年代和1960年代間的紐約市。威羅布克州立學校（Willowbrook State School）位於紐約的史坦頓島（Staten Island）上，收容了6千多名心智障礙兒童。校園人滿為患、骯髒不堪，肝

炎疫情時有耳聞。有鑑於此，兒科醫生索爾‧克魯格曼（Saul Krugman）擬訂一項感染研究計畫。[62] 試驗協作人員有羅伯特‧麥克倫（Robert McCollum）和瓊‧吉爾斯（Joan Giles），試驗設計是故意使兒童感染肝炎，以了解病程發展和擴散情形。研究團隊在測量潛伏期的同時，也發現他們實際上處理的是兩種不同類型的肝炎病毒。一種是現在所謂的A型肝炎，會人傳人；另一種B型肝炎則透過血液傳播。

這項研究有爭議，也有發現。1970年代初期，批評聲量漸增，試驗最後喊停。研究團隊認為計畫符合倫理，且有充分理據：事先獲得若干醫學倫理委員會批准，也取得家長同意，加上學校環境本就惡劣，學童早晚都會染病。批評人士反駁道，受試者同意書粉飾了實驗的實際內容，且克魯格曼誇大了兒童會自然受到感染的機率。疫苗先驅莫里斯‧希勒曼（Maurice Hilleman）則主張：「對兒童受試者而言，這是美國史上最不符合倫理的醫學實驗。」[63]

這邊有個問題：一旦產生有爭議的研究貢獻，該如何面對？威羅布克州立學校一案的研究論文獲得上百次引用，但並非每個人都贊同引用次數等同獲得認可。1971年，醫師斯蒂芬‧高德比（Stephen Goldby）在期刊《刺胳針》刊登一封信，寫道：「對於克魯格曼和吉爾斯的研究，每一次新引用，都代表認同其倫理設計，而我認為這樣的引用應該停止，或起碼該是在非常有理有據的情況下再引用。」[64]

還有許多例子，是提供醫學知識的來源本身就令人不適。

19世紀初期，英國有愈來愈多醫學院校上解剖課時需要大體，需求甚殷，而合法來源有限，犯罪市場趁機搶這塊餅：墓地盜屍案變多，屍體賣給了講師。[65]然而，最令人震驚的，還是活體試驗。第二次世界大戰期間，納粹醫生在奧斯威辛集中營故意使患者染上斑疹傷寒和霍亂等疾病，以測出潛伏期等資訊。[66]戰後，醫學界制訂了《紐倫堡守則》（Nuremberg Code），歸納了一系列合乎倫理的研究原則。即便如此，爭論後來仍然繼續。我們對傷寒的理解，很多來自1950年代和1960年代的研究，受試者為美國囚犯。[67]當然，還有威羅布克州立學校一案，也刷新了我們對肝炎的認知。

人體實驗史固然有時驚悚，設計上故意使人感染的研究仍在增加。[68]全球各地目前都有志願者報名參加瘧疾、流感、登革熱與其他疾病的研究。2019年，就有數十項自願感染的研究在進行。某些病原體就是過於危險，科學家顯然不可能故意使人感染伊波拉病毒來做研究，但也有情況是故意感染的試驗對受試者風險小，在科學面與社會面上利大於弊。現代感染試驗有著更嚴格的倫理準則，對受試者徵得知情同意時更是如此，但研究人員仍必須在利弊間取得其平衡。在其他生活領域，這種輕重權衡也變得日益重要。

1　譯註：本書人名翻譯照通例，初次出現時中英對照，之後大多以姓稱之，惟此處
　　談及男女關係，為顯化女性人名，故「Janice Trahan」以名稱之。

2　1. Schmidt案相關背景出處：Court of Appeal of Louisiana, Third Circuit.
　　STATE of Louisiana v. Richard J. SCHMIDT. No. 99–1412, 2000; Miller M., 'A
　　Deadly Attraction', *Newsweek*, 18 August 1996.

3　譯註：於1831至1836年間展開的博物學觀察之旅，其中於加拉巴哥群島的發現
　　對演化學理論有莫大貢獻。

4　Darwin C., *Journal of researches into the natural history and geology of the
　　countries visited during the voyage of H.M.S. Beagle round the world, under the
　　command of Capt. Fitz Roy, R.N.* (John Murray, 1860).

5　Hon C.C. et al., 'Evidence of the Recombinant Origin of a Bat Severe Acute
　　Respiratory Syndrome (SARS)-Like Coronavirus and Its Implications on the
　　Direct Ancestor of SARS Coronavirus', *Journal of Virology*, 2008.

6　Forensic File Update on Janice Trahan Case, CNN, 14 March 2016.

7　González-Candelas F. et al., 'Molecular evolution in court: analysis of a large
　　hepatitis C virus outbreak from an evolving source', *BMC Biology*, 2013; Fuchs
　　D., 'Virus doctor jailed for 1,933 years', *The Guardian,* 16 May 2007.

8　Oliveira T. et al., 'hiv-1 and hcv sequences from Libyan outbreak', Nature, 2006;
　　'HIV medics released to Bulgaria', BBC News Online, 24 July 2007.

9　7. Köser C.U. et al., 'Rapid Whole-Genome Sequencing for Investigation of a
　　Neonatal MRSA Outbreak', *NEJM*, 2012; Fraser C. et al., 'Pandemic Potential of
　　a Strain of Influenza A (H1N1): Early Findings', *Science*, 2009.

10　Kama M. et al., 'Sustained low-level transmission of Zika and chikungunya
　　viruses following emergence in the Fiji Islands, Pacific', *Emerging Infectious
　　Diseases*, 2019.

11　Diallo B. et al., 'Resurgence of Ebola virus disease in Guinea linked to a
　　survivor with virus persistence in seminal fluid for more than 500 days',
　　Clinical Infectious Diseases, 2016.

12　Racaniello V., 'Zika virus, like all other viruses, is mutating', *Virology Blog,*
　　14 April 2016.

13　Beaty B.M. and Lee B., 'Constraints on the Genetic and Antigenic Variability
　　of Measles Virus', *Viruses*, 2016.

14 序列可用性背景出處：Gire S.K. et al., 'Genomic surveillance elucidates Ebola virus origin and transmission during the 2014 outbreak', Science, 2014; Yozwiak N.L., 'Data sharing: Make outbreak research open access', *Nature*, 2015; Gytis Dudas, https://twitter.com/evogytis/status/1065157012261126145

15 Sample I., 'Thousands of lives put at risk by clinical trials system that is "not fit for purpose"', *The Guardian*, 31 March 2014.

16 Callaway E., 'Zika-microcephaly paper sparks data-sharing confusion', Nature, 12 February 2016; Maxmen, A., 'Two Ebola drugs show promise amid ongoing outbreak,' *Nature*, 12 August 2019; Johansson M.A. et al., 'Preprints: An underutilized mechanism to accelerate outbreak science', PLOS Medicine, 2018; https://nextstrain.org/community/inrb-drc/ebola-nord-kivu

17 Sabeti P., 'How we'll fight the next deadly virus', *TEDWomen* 2015.

18 Hadfield J. et al., 'Nextstrain: real-time tracking of pathogen evolution', *Bioinformatics*, 2018.

19 Owlcation, 'The History Behind the Story of Goldilocks', 22 February 2018, https://owlcation.com/humanities/goldilocks-and-three-bears

20 背景和引言來自與作者與Jamie Tehrani的2017年10月訪談。

21 Tehrani J.J., 'The Phylogeny of Little Red Riding Hood', *PLOS ONE*, 2013.

22 Van Wyhe J., 'The descent of words: evolutionary thinking 1780–1880', *Endeavour*, 2005.

23 Luu C., 'The Fairytale Language of the Brothers Grimm', *JSTOR Daily*, 2 May 2018.

24 譯註：該作品其他常見譯法有〈侏儒妖〉、〈名字古怪的小矮人〉等。

25 Da Silva S.G. and Tehrani J.J., 'Comparative phylogenetic analyses uncover the ancient roots of Indo-European folktales', *Royal Society Open Science*, 2015.

26 Smith D. et al., 'Cooperation and the evolution of hunter-gatherer storytelling', *Nature Communications*, 2017.

27 背景出處：Stubbersfield J.M. et al., 'Serial killers, spiders and cybersex: social and survival information bias in the transmission of urban legends', *British Journal of Psychology*, 2015. 其他電話研究有發現類似結果，其中涉及傳播時，社交資訊可能會有所幫助。

28 反直覺要素的背景出處：Mesoudi A. and Whiten A., 'The multiple roles of cultural transmission experiments in understanding human cultural evolution',

Philosphical Transactions of the Royal Society B, 2008; Stubbersfield J. and Tehrani J., 'Expect the Unexpected? Testing for Minimally Counterintuitive (MCI) Bias in the Transmission of Contemporary Legends: A Computational Phylogenetic Approach', *Social Science Computer Review*, 2013.

29 Dlugan A., 'How to Use the Rule of Three in Your Speeches', 27 May 2009. http://sixminutes.dlugan.com/rule-of-three-speechespublic- speaking

30 譯註：作者是數學家，常以數學為例。以統計而言，至少需三個項目才能算出標準差。

31 喜劇中也常見三分法則，由意想不到的第三個項目負責產生笑點。

32 Newberry M.G. et al., 'Detecting evolutionary forces in language change', *Nature*, 2017.

33 Valverde S. and Sole R.V., 'Punctuated equilibrium in the largescale evolution of programming languages', *Journal of the Royal Society Interface*, 2015.

34 Svinti V. et al., 'New approaches for unravelling reassortment pathways', *BMC Evolutionary Biology*, 2013.

35 Sample I., 'Evolution: Charles Darwin was wrong about the tree of life', *The Guardian*, 21 January 2009.

36 海綿口罩的背景出處：Krützen M. et al., 'Cultural transmission of tool use in bottlenose dolphins', PNAS, 2005; Morell V., 'Why Dolphins Wear Sponges', *Science*, 20 July 2011.

37 背景和引言來自作者與 Lucy Aplin 的 2017 年 8 月訪談。

38 Baker K.S. et al., 'Horizontal antimicrobial resistance transfer drives epidemics of multiple Shigella species', *Nature Communications*, 2018; McCarthy A.J. et al., 'Extensive Horizontal Gene Transfer during Staphylococcus aureus Co-colonization In Vivo', *Genome Biology and Evolution*, 2014; Alirol E. et al., 'Multidrug-resistant gonorrhea: A research and development roadmap to discover new medicines', *PLOS Medicine*, 2017.

39 Gallagher J., 'Man has "world's worst" super-gonorrhoea', BBC News Online, 28 March 2018; Gallagher J., 'Super-gonorrhoea spread causes "deep concern"', BBC News Online, 9 January 2019.

40 Alzheimer's Society's view on genetic testing. April 2015. https://www.alzheimers.org.uk/about-us/policy-and-influencing/whatwe-think/genetic-testing; Genetic testing for cancer risk. Cancer Research UK. https://www.

cancerresearchuk.org/about-cancer/causes-of-cancer/inherited-cancer-genes-and-increased-cancer-risk/genetic-testing-for-cancer-risk

41 Middleton A., 'Attention The Times: Prince William's DNA is not a toy', *The Conversation,* 14 June 2013. Researchers have also criticised the scientific analysis behind the story. 出處：Kennett D.A, 'The Rise and Fall of Britain's DNA: A Tale of Misleading Claims, Media Manipulation and Threats to Academic Freedom', *Genealogy,* 2018.

42 Ash L., 'The Christmas present that could tear your family apart', BBC News Online, 20 December 2018.

43 Clark K., 'Scoop: 23andMe is raising up to $300M', *PitchBook,* 24 July 2018; Rutherford A., 'DNA ancestry tests may look cheap. But your data is the price', *The Guardian,* 10 August 2018.

44 Cox N., 'UK Biobank shares the promise of big data', *Nature,* 10 October 2018.

45 根據1990年的人口普查數據，Sweeney估計可以辨識出87％的民眾。後續研究根據1990年和2000年的數據，將該比例下修至61至63％。背景出處：Sweeney L., 'Simple Demographics Often Identify People Uniquely', Carnegie Mellon University, Data Privacy Working Paper, 2000; Ohm P., 'Broken Promises of Privacy: Responding to the Surprising Failure of Anonymization', *UCLA Law Review,* 2010; Sweeney L., 'Only You, Your Doctor, and Many Others May Know', *Technology Science,* 2015.

46 Sweeney L., 'Only You, Your Doctor, and Many Others May Know', *Technology Science,* 2015.

47 Smith S., 'Data and privacy', *Significance,* 3 October 2014.

48 計程車數據的背景出處：Whong C., 'FOILing NYC's Taxi Trip Data', 18 March 2014. https://chriswhong.com; Pandurangan V., 'On Taxis and Rainbows', 21 June 2014. https://tech.vijayp.ca

49 背景與引言來自：Tockar A., 'Riding with the Stars: Passenger Privacy in the NYC Taxicab Dataset', 15 September 2014. https://research.neustar.biz.

50 De Montjoye Y.A., 'Unique in the Crowd: The privacy bounds of human mobility', *Scientific Reports,* 2013.

51 Shahani A., 'Smartphones Are Used To Stalk, Control Domestic Abuse Victims', National Public Radio, 15 September 2014.

52 Hern A., 'Fitness tracking app Strava gives away location of secret US army

bases', *The Guardian*, 28 January 2014.

53 Watts A.G. et al., 'Potential Zika virus spread within and beyond India', *Journal of Travel Medicine*, 2018; Bengtsson L. et al., 'Improved Response to Disasters and Outbreaks by Tracking Population Movements with Mobile Phone Network Data: A Post- Earthquake Geospatial Study in Haiti', *PLOS Medicine*, 2011; Santi P. et al., 'Quantifying the benefits of vehicle pooling with shareability networks', *PNAS*, 2014.

54 Chen M.K. and Rohla R., 'The effect of partisanship and political advertising on close family ties', Science, 2018; Silm S. et al., 'Are younger age groups less segregated? Measuring ethnic segregation in activity spaces using mobile phone data', *Journal of Ethnic and Migration Studies*, 2017; Xiao Y. et al., 'Exploring the disparities in park access through mobile phone data: Evidence from Shanghai, China', *Landscape and Urban Planning*, 2019; Atlas of Inequality, https://inequality.media.mit.edu.

55 Conlan A.J.K. et al., 'Measuring social networks in British primary schools through scientific engagement', *Proceedings of the Royal Society B*, 2010.

56 GPS 數據掮客的背景出處：Harris R., 'Your Apps Know Where You Were Last Night, and They're Not Keeping It Secret', New York Times, 10 December 2018; Signoret P., Teemo, 'la start-up qui traque 10 millions de Français en continu', *L'Express L'Expansion*, 25 August 2018; 'Is Geospatial Data a $100 Billion Business for SafeGraph?' *Nanalyze*, 22 April 2017.

57 重要的是，目標允許研究者追蹤自己的電話。出處：Cox J., 'I Gave a Bounty Hunter $300. Then He Located Our Phone', *Motherboard*, 8 January 2019.

58 Scam alert: Speeding ticket email scam. Tredyffrin Police Department. 23 March 2016.

59 Background on SARS introduction from: 'SARS Commission Final Report', Government of Ontario, 2005; Tsang K.W. et al., 'A Cluster of Cases of Severe Acute Respiratory Syndrome in Hong Kong', *The NEJM*, 2003.

60 Donnelly C.A. et al., 'Epidemiological determinants of spread of causal agent of severe acute respiratory syndrome in Hong Kong', *The Lancet*, 2003.

61 WHO Ebola Response Team, 'Ebola Virus Disease in West Africa – The First 9 Months of the Epidemic and Forward Projections', *NEJM*, 2014; Assiri A. et al., 'Hospital Outbreak of Middle East Respiratory Syndrome Coronavirus',

NEJM, 2013; WHO Consultation on Clinical Aspects of Pandemic (H1N1) 2009 Influenza, 'Clinical Aspects of Pandemic 2009 Influenza A (H1N1) Virus Infection', *NEJM*, 2010.

62 Willowbrook背景出處：Rothman D.J., *The Willowbrook Wars: Bringing the Mentally Disabled into the Community* (Aldine Transaction, 2005); Fansiwala K., 'The Duality of Medicine: The Willowbrook State School Experiments', *Medical Dialogue Review*, 20 February 2016; Watts G., 'Robert Wayne McCollum', *The Lancet*, 2010.

63 引言自：Offit P., *Vaccinated: One Man's Quest to Defeat the World's Deadliest Diseases* (Harper Perennial, 2008).

64 Goldby S., 'Experiments at the Willowbrook state school', *The Lancet*, 1971.

65 Gordon R.M., *The Infamous Burke and Hare: Serial Killers and Resurrectionists of Nineteenth Century Edinburgh* (McFarland, 2009).

66 Transcript for NMT 1: Medical Case, 9 January 1947. Harvard Law School Library Nuremberg Trials Project.

67 Waddington C.S. et al., 'Advancing the management and control of typhoid fever: A review of the historical role of human challenge studies', *Journal of Infection*, 2014.

68 當代挑戰相關背景出處：Cohen J., 'Studies that intentionally infect people with disease-causing bugs are on the rise', *Science*, 18 May 2016; https://clinicaltrials.gov; Nordling L., 'The Ethical Quandary of Human Infection Studies', *Undark*, 19 November 2018.

8 亂中整亂

A spot of trouble

　　格倫維爾・克拉克（Grenville Clark）來到會議主席的座位，屁股還沒坐熱，就有人塞給他一張摺起來的紙條[1]。克拉克擔任律師，有專業的法律背景，舉辦會議的目的是討論新組織聯合國（United Nations）的未來，以及世界和平的意義。60名代表已抵達位於普林斯頓大學的會場，但還有個人想共襄盛舉。克拉克手中的紙條來自亞伯特・愛因斯坦（Albert Einstein），他的工作據點就在附近的普林斯頓高等研究院（Institute for Advanced Studies）。

　　當時是1946年1月，廣島和長崎原爆記憶猶新；物理學界中，許多人對本身角色有著揮之不去的陰影。[2]愛因斯坦固然長期以來都是和平主義者，並且一直反對投擲原子彈，但他在1939年寫信給羅斯福總統，針對納粹原子彈的潛在威脅提出警告，成了美國核武計畫的契機。[3]在這場普林斯頓大學會議期間，有位與會者請教愛因斯坦，詢問人類無法駕馭新技術一事。[4]「為什麼人類的腦子無遠弗屆，有辦法發現原子結構，卻沒辦法發揮政治手段，讓原子彈不至於毀滅我們呢？」

愛因斯坦回答：「朋友啊，答案很簡單，因為政治比物理要難。」

核子物理學是「雙面刃科技」（dual-use technology）的最顯著事例之一。[5]前述研究在科學面與社會面上固然有益，但也極端有害。前幾章已探討過若干其他例子，說明科技有利有弊。社群媒體能幫助我們連絡上老朋友，接觸到實用新知，不過也會助長傳播錯誤訊息和其他有害內容。分析犯罪的擴散現象，能找出潛在的受害者，進而阻斷傳播，同時也能彌補警務演算法的偏差，避免過度鎖定少數群體。大規模的GPS資料會透露大型災難的有效應對方式、運輸系統的改善方法，以及新疾病可能的傳播方式，[6]然而，大規模GPS資料也有其風險，可能會在當事人不知情的狀況下洩露其個資，危及隱私，甚至是人身安全。

2018年3月，據《觀察家報》（Observer）報導，英國的數據分析公司「劍橋分析」（Cambridge Analytica）私自收集了數千萬名Facebook使用者的數據，意圖針對英美兩國的選民，建立心理狀態的資料庫。[7]雖然統計學家提出反駁，質疑這類側寫分析的有效性[8]，但這則醜聞破壞了民眾對於科技公司的信任。軟體工程師約納坦・楚格（Yonatan Zunger）曾為物理學家，據他表示，這則新聞反映的是以前的倫理論辯在現代舞台重新上演，過去在核子物理或醫學等領域早已有過類似論戰。[9]楚格當時寫道：「電腦科學領域不同於其他科學領域，還沒有因為實作人員的工作內容，產生過嚴重後果。」科技推陳出新之餘，對於其他領域研究人員體驗過的深刻教訓，

我們不能或忘。

「大數據」（big data）一詞在21世紀初成為流行詞彙時，由於可能具有多用途，應用行情看俏，也就是希望單一用途所收集的資料，也可處理其他生活領域的問題。Google流感趨勢（GFT）就是典型例子。[10]分析數百萬名使用者的搜尋模式後，研究人員認為能即時觀測流感活動，不用等一、兩週後美國發表官方疾病數據。Google流感趨勢初版發表於2009年初[11]，研究結果行情看俏，但不久迎來批評聲浪。

Google流感趨勢的計畫有三大研究限制。首先，預測並非百發百中，Google流感趨勢估算出2003年至2008年美國季節性冬季流感高峰，但2009年春季疫情意外大流行時，規模卻遭嚴重低估。[12]一群學者如此形容：「最初的Google流感趨勢，就像把『流感偵測裝置』與『冬天偵測裝置』硬湊在一起的玩意。」[13]

第二項問題是，當時並不清楚預測的實際執行機制。Google流感趨勢實際上是不透明的系統：搜尋數據進入一端後，預測數字從另一端跑出來。Google並未將原始數據或方法廣泛提供給研究界，因此其他人無法解構分析內容，釐清為何演算法表現時好時壞。

Google流感趨勢的最後限制，或許也是最嚴重的問題，就是預測的格局儼然不大。由於病毒演化，現有的疫苗效果會打折，人類每年冬天會感染流感。同樣道理，各國政府之所以擔憂未來的大流行性流感病毒，主要原因是尚未推出新病

毒株的有效疫苗。如果發生大流行，研發一支疫苗可能需要半年[14]，屆時病毒已廣泛傳播。為了預測流感疫情的發展曲線，我們需要更善加了解病毒的演化方式、民眾的應對方式，以及各族群如何產生免疫力。[15]面對艱困挑戰，Google流感趨勢只是報告未來一週左右的可能發展。就數據分析而言，Google流感趨勢提供有意思的想法，但在應對疫情時，沒有革命性的見解。

當研究人員或業者討論要將大型數據廣泛應用至生活各層面時，前述限制會是常見盲點。由於數據過多，研究人員會習慣性假設「一定有其他重要問題，是這些數據可以解答的」。這實際上本末倒置，變成是以解答來尋找問題。

‧ ‧ ‧

2016年底，流行病學家卡羅琳‧布吉（Caroline Buckee）參加科技籌款活動，向矽谷內部人士介紹推銷她的研究。在利用科技研究疫情方面，布吉經驗豐富。近年來，她使用GPS資料從事若干研究，調查瘧疾的傳播情形，但是她也知道，這類技術有其限制。外界普遍認為只要銀彈夠、程式設計師人力充足，企業就能解決全球的健康問題。募款活動期間，布吉對這個心態開始感到挫折。她事後寫道：「這年頭，科技大亨變成研究的主要出資人。我們不能一廂情願，認為年輕、懂科技的大學畢業生打開自己的電腦，就能獨自解決公衛問題。」[16]

許多科技方法既不可行，也不持久。布吉指的是過去許多

人試著「打破」傳統方法,推出先導科技研究和應用程式,卻事與願違。再來,也必須評估健康措施的實際成效,而非只是假設好的想法會如同成功創投一樣自然出現。布吉說:「應對大流行需要長期投入,處理政治面上形形色色的複雜問題。而非打破。」

在現代疫情分析中,科技的角色仍然至關重大。研究人員固定會使用數學模型,來幫助擬訂防疫措施,利用智慧型手機來收集患者數據,以及透過病原體基因定序來跟蹤感染的傳播。[17]然而,最大的挑戰往往是實際怎麼樣,而非電腦怎麼算。有本事收集和分析數據是一回事;發現疫情後運籌帷幄,又是另一回事。伊波拉病毒在2014年造成首波嚴重疫情時,傳播中心是全球三大最窮國:獅子山共和國、賴比瑞亞,以及幾內亞。第二波嚴重疫情開始於2018年,當時剛果民主共和國東北部的一處衝突區成為疫區。2019年7月時個案數來到2,500名,且疫情還在延燒,WHO後來宣告列為國際關注公共衛生緊急事件(PHEIC)。[18]科學命名上也顯示全球公衛量能的不平衡。2009年大流行流感病毒出現在墨西哥,由於是在美國加州一所實驗室確認新病毒,因此英文正式名稱為「A/California/7/2009(H_1N_1)」。[19]

這類資源籌組上的挑戰,代表研究界可能難以跟上新疫情的發展腳步。在2015年和2016年期間,茲卡病毒廣為傳播,促使研究人員規劃大規模的臨床研究和疫苗試驗。[20]然而,很多研究都是才剛起步,疫情就結束。這是疫情研究者常會面

臨的挫折，以至於疫情畫下句點時，感染擴散的基本問題仍未獲得解答。因此，建立長期研究能力至關重要。儘管我的研究團隊設法針對斐濟當地的茲卡病毒疫情，提供大量數據，但我們之所以有這個本事，是因為因緣際會之下，剛好在斐濟調查登革熱。同樣道理，有些茲卡病毒的漂亮數據來自伊娃·哈里斯（Eva Harris），她在加州大學柏克萊分校主持尼加拉瓜的登革熱長期研究。〔21〕

探討其他領域的擴散現象時，研究界也未能搶得機先。針對2016年美國大選的錯誤訊息所進行的研究，一直要到2018年至2019年間才發表。其他探討選舉干擾的研究計畫幾乎胎死腹中，而有些專案執行目前更是天方夜譚，社群媒體業者已經有意無意刪除研究所需數據。〔22〕同時，金融危機、槍枝暴力與類鴉片所用的研究數據來源零星片段，又不可靠，造成研究阻礙。〔23〕

不過，數據的取得也只是問題的一環而已。就算是最漂亮的疫情數據，也會有其蹊蹺與限制之處，可能有礙分析。愛麗絲·史都華（Alice Stewart）的研究追蹤輻射和癌症，她指出流行病學家極少能奢望擁有一組完美的數據。她形容說：「你才不是在乾淨之中找小亂，你是在大亂之中找小亂。」〔24〕無論是從交友圈數據估算肥胖的擴散情形、揭露類鴉片藥物氾濫現象中的用藥模式，還是追蹤資訊在不同社交平台上帶來的影響，許多領域都面臨相同問題。我們的生活環境既然又亂又雜，那麼我們從生活中撈到的數據自然也是又雜又亂。

　　要更加掌握有傳染力的擴散現象，必須考慮其動態蔓延關係，也就是針對不同疫情，量身制訂研究設計，迅速投入，確保研究結果的參考價值，並且找到新方法，將各串資訊穿針引線。例如，疾病研究人員正針對個案、人類行為、族群免疫能力和病原體演化，整合相關數據，調查難以掌握的疫情。微觀單一個案時，每一組數據固然有其瑕疵，但宏觀探討有傳染力的擴散現象時，能透露更完整的全貌。描述相關方法時，布吉引用英國女作家維吉尼亞・吳爾芙（Virginia Woolf）說過的話：「只有將許多形形色色的錯誤排列在一起時，才能擁有真相。」〔25〕

　　我們不但應該改進使用方法，也該關注真正重要的問題。以社會傳染為例，考量到目前可用的數據量，對於想法如何傳播，我們的理解仍然極為有限。原因之一是我們在意的結果，不見得獲得科技業者優先關注。科技公司的最終目的是希望使用者和自家產品互動，互動時能創造廣告收益。先前章節探討有傳染力的網路擴散現象，也反映了業者心態。我們傾向於關注社群媒體公司設計的指標（「如何提高按讚數？如何讓這篇貼文瘋傳？」），而非實際上使我們更健康、幸福、更成功的結果。

　　拜現代電腦工具之賜，我們如果能鎖定正確的研究問題，便可能對社群行為發展出前所未有的見解。當然，諷刺的是，我們關注的問題也可能引起爭議。回想一下先前那篇探討Facebook上情緒傳播的研究，研究人員變更了動態新聞的內容，顯示出更加開心或悲傷的貼文。儘管研究的設計和執行方

式受到批評，研究團隊倒是提出了一個重大的研究問題：社群媒體上所看到的內容，如何影響我們的情緒狀態？

　　情緒和性格就其定義來說，屬於情感、個人層面的話題。2013年，心理學家麥克・柯辛斯基（Michal Kosinski）的團隊發表一篇研究，認為能從民眾按讚的Facebook頁面上預測其性格特徵，例如外向程度和聰明程度。[26]劍橋分析公司之後仿效此一概念，對選民特質進行側寫，引發廣大抨擊。[27]柯辛斯基的團隊首次發表他們的方法時，他們意識到該方法可能作為他用，並會使人感到不舒服。在柯辛斯基團隊的原始論文中，甚至預料到科技公司可能會受到撻伐。據團隊推測，民眾更意識到個人數據會擷取出何種資訊後，有的人可能因此全面棄用數位科技。

　　網友如果對個人數據的確切用途感到不舒服，研究人員和分析業者有兩個方法。第一個方法很單純，就是避免告知網友。由於害怕媒體負面報導和使用者反彈，許多科技公司會對數據收集和分析的範圍輕描淡寫。同時，一直以來，數據掮客透過販賣數據給外部研究人員，藉此獲利。我們多數人從來沒聽過「數據掮客」，先前沒發現有人賺這種錢，也不知道有外部研究人員從事這種分析。在這些情況下，如果你告訴民眾打算如何使用他們的數據，從研究假設來看，他們應該都不會允許你使用數據。拜新的隱私法規推出之賜，部分相關活動變得困難了。這類新法規包括歐盟《一般資料保護規則》（GDPR），以及美國加州《消費者隱私法》（Consumer Privacy Act）。然而，

由於研究團隊會擦脂抹粉，掩蓋其分析的倫理問題，一定還會有醜聞和失信等問題，所以即便研究有其價值，使用者也將更不願意分享數據，研究人員則會避免分析數據，以免惹來爭議。[28]到頭來，我們會停滯不前，既無法深入了解人類行為，也無法透過這樣的深入了解，對人類社會和健康作出貢獻。

研究人員和分析業者的另一種做法，更加開誠布公。與其在民眾不知情時分析他們的生活數據，不如由民眾自行衡量利弊，讓民眾參與論述；目的不是要請求他們諒解，而是獲得許可。如果目標是社會效益，那麼研究方向便是以社會為導向。2013年，英國國民健保署發表「Care.data」計畫時，目標是分享更優質的數據，藉此提升健康研究的品質。三年後，由於民眾（以及醫師）對數據的使用方式失去信心，計畫因而取消。Care.data計畫照理來說效益豐碩，但患者儼然一不了解，二不信任。[29]

受測者如果知道研究大量使用數據，且知道數據的真正用途，可能就不會有人同意參加？以我的經驗而言，答案倒不見得。過去十年中，我和本身的團隊展開若干「公民科學」計畫，針對傳染力的研究，將其與擴散現象、數據和倫理議題結合。我們研究了互動關係網絡的樣貌、社會行為如何隨時間改變，以及它們對於感染模型的意義。[30]我們最有雄心壯志的研究計畫，是在2017至2018年度執行的，當初我們與英國廣播公司（BBC）合作，大規模收集數據。[31]團隊要求受試者下載一個手機應用程式，程式會追蹤一天之中使用者1公里範圍內的

活動，並估算自己的社交互動。研究完成後，這組數據能成為免費資源，供研究界使用。說來意外，即便研究並未提供直接利益，仍有數萬名受試者自願參加。就算只是區區一項研究，也證明大規模數據分析能兼顧透明性和社會效益。

2018年3月，BBC播出名為《感染！》(*Contagion!*)的節目，秀出我們團隊最初收集的數據。播出當週，還有其他相關媒體節目的內容也是大規模的數據收集；而在幾天前，劍橋分析公司的醜聞爆發。儘管我們團隊有徵得民眾自願提供數據，幫助研究人員了解疫情傳播，但據稱劍橋分析公司蒐羅大量Facebook數據時，並未先取得知情同意，藉此協助政客影響選情。[32]兩項研究鎖定不同的研究行為，都有大型數據，結果大不相同。一些評論人員看到兩者差異，包括記者雨果·瑞夫金(Hugo Rifkind)，他在《泰晤士報》所屬電視評論節目中提出分析。「這星期，我們都同意數據和網路監控（觀眾噓聲、喝倒彩）正在毀掉這個世界，好在有《感染！》挽回一點壞印象，提醒我們不是這樣。」[33]

● ● ●

在讀者撥冗閱讀本書的這段期間，大約會有300人死於瘧疾；500多人死於HIV／AIDS；80人左右死於麻疹，其中多數是兒童；另外有60多人死於類鼻疽(melioidosis)，這是你可能從未聽過的細菌感染。[34]

各類傳染病仍在全球肆虐。我們不但面臨已知威脅，還要

面對日益嚴重的抗藥性問題。然而，隨著我們更加了解感染現象，傳染病整體而言已經減少。過去20年中，全球的傳染病致死率減半。[35]

隨著傳染病威脅降低，外界轉而關注其他同樣也有傳染力的威脅。1950年，結核病是30至39歲英國男性的主要死因。1980年代至今，這個族群的主要死因是自殺。[36]近年來，芝加哥年輕人最可能的死因則是凶殺。[37]而有傳染力的擴散現象，也會產生廣泛的社會負擔。2014年，當我已經在分析網路拚酒遊戲「neknomination」的現象時，網路傳播儼然是冷門研究，幾乎可說是怪異的主題。三年後，網路傳播現象的話題攻占新聞頭版，大家關切假訊息的傳播，以及社群媒體的角色。這些發展促使政府展開多次調查行動。[38]

隨著我們日益認識有傳染力的擴散現象，傳染病研究領域中所探討的許多想法，目前也應用於其他類型的擴散現象。2008年金融危機後，各國中央銀行開始採信網絡關係的結構會擴大傳染，這是性病研究人員在1980年代和1990年代提出的先驅概念。近年來，將暴力視為一種具傳染力的擴散現象，而非單純當作「壞人」導致的結果，這做法也呼應了1880年代和1890年代時對「壞空氣致病說」的駁斥。目前，針對創新和網路內容的傳播，研究界透過再生數等概念加以量化，而用於研究病原體基因定序的方法，則顯示文化的傳播和演變。一路走來，我們探索新方法來加速傳播有益處的想法，並降低有害想法的擴散速度。我們一如羅斯於1916年的期望，當代

的「事件發展論」正在幫我們分析形形色色的事物，涵蓋領域從疾病和社交行為，到政治學和經濟學等，不一而足。

在許多情況下，這代表翻轉時下對於疫情擴散方式的普遍認知，好比舊觀念認為我們必須除蚊到一隻不留，才能控制瘧疾疫情，或是靠全民接種，才能預防流行。又好比人們會假設金融系統天生就具有穩定性，以及網路內容極具擴散力。這也代表要尋覓新的見解，去思考：為何吉巴氏綜合症會現蹤於太平洋群島？為何電腦病毒歷久不衰？又為何多數想法的傳播，並沒有疾病疫情那樣容易擴散？

分析擴散現象時，重中之重並非做對了什麼，而是發現哪裡搞錯。認知到有東西看起來不對勁，像是注意到發展曲線很特別，或是原以為是法則，卻發生例外。希望創新想法開始擴散也好，期盼疫情減緩也罷，都有某些條件是我們必須盡早達到的。我們要對傳播鏈抽絲剝繭，找到各種環節——有的證據薄弱，有的曾一路失落，有的則屬罕見。在這些重大階段中，我們瞻前——回首過往，釐清擴散現象在過去的真實樣貌；我們也顧後——展望未來，改變日後的發展態勢。

1　Peterson Hill N., *A Very Private Public Citizen: The Life of Grenville Clark* (University of Missouri, 2016).

2　Ham P., 'As Hiroshima Smouldered, Our Atom Bomb Scientists Suffered Remorse', *Newsweek*, 5 August 2015.

3　Ito S., 'Einstein's pacifist dilemma revealed', The Guardian, 5 July 2005; 'The Einstein Letter That Started It All; A message to President Roosevelt 25 Years ago launched the atom bomb and the Atomic Age', *New York Times*, 2 August 1964.

4　Clark G., Letters to the Times, *New York Times,* 22 April 1955.

5　Harris E.D. et al., 'Governance of Dual-Use Technologies: Theory and Practice', *American Academy of Arts & Sciences*, 2016.

6　Santi P. et al., 'Quantifying the benefits of vehicle pooling with shareability networks', *PNAS*, 2014; other references covered in earlier chapters.

7　Cadwalladr C. et al., 'Revealed: 50 million Facebook profiles harvested for Cambridge Analytica in major data breach', *The Guardian*, 17 March 2018.

8　Sumpter S., *Outnumbered: From Facebook and Google to Fake News and Filter-bubbles – The Algorithms That Control Our Lives* (Bloomsbury Sigma, 2018); Chen A. et al., 'Cambridge Analytica's Facebook data abuse shouldn't get credit for Trump', The Verge, 20 March 2018.

9　Zunger Y., 'Computer science faces an ethics crisis. The Cambridge Analytica scandal proves it', *Boston Globe*, 22 March 2018.

10　Harkin J., '"Big Data", "Who Owns the Future?" and "To Save Everything, Click Here"', *Financial Times*, 1 March 2013; Harford T., 'Big data: A big mistake?', *Significance*, 1 December 2014; McAfee A. et al., 'Big Data: The Management Revolution', *Harvard Business Review,* October 2012.

11　Ginsberg J. et al., 'Detecting influenza epidemics using search engine query data', *Nature*, 2009.

12　Olson D.R. et al., 'Reassessing Google Flu Trends Data for Detection of Seasonal and Pandemic Influenza: A Comparative Epidemiological Study at Three Geographic Scales', PLOS *Computational Biology,* 2013.

13　Lazer D. et al., 'The Parable of Google Flu: Traps in Big Data Analysis,' *Science*, 2014.

14 World Health Organization, 'Pandemic influenza vaccine manufacturing process and timeline', *WHO Briefing Note*, 2009.

15 Petrova V.N. et al., 'The evolution of seasonal influenza viruses', *Nature Reviews Microbiology*, 2017; Chakraborty P. et al., 'What to know before forecasting the flu', *PLOS Computational Biology*, 2018.

16 Buckee C., 'Sorry, Silicon Valley, but "disruption" isn't a cure-all', *Boston Globe*, 22 January 2017.

17 Farrar J., 'The key to fighting the next "Ebola" outbreak is in your pocket', *Wired*, 4 December 2016; other references covered in earlier chapters.

18 World Health Organisation, 'Ebola outbreak in the Democratic Republic of the Congo declared a Public Health Emergency of International Concern', WHO newsroom, 17 July 2019; Silberner J., 'Congo's fight against Ebola stalls after epidemiologist is shot dead', *British Medical Journal*, 2019.

19 Ginsberg M. et al., 'Swine Influenza A (H1N1) Infection in Two Children – Southern California, March–April 2009, *Morbidity and Mortality Weekly Report*, 2009.

20 Cohen J., 'As massive Zika vaccine trial struggles, researchers revive plan to intentionally infect humans', Science, 12 September 2018; Koopmans M. et al., 'Familiar barriers still unresolved – a perspective on the Zika virus outbreak research response', *The Lancet Infectious Diseases*, 2018.

21 Gordon A. et al., 'Prior dengue virus infection and risk of Zika: A pediatric cohort in Nicaragua', *PLOS Medicine*, 2019.

22 Grinberg N. et al., 'Fake news on Twitter during the 2016 U.S. presidential election', Science, 2019; Guess A. et al., 'Less than you think: Prevalence and predictors of fake news dissemination on Facebook', *Science Advances*, 2019; Lazer D.M.J. et al., 'The science of fake news', Science, 2018; Wagner K., 'Inside Twitter's ambitious plan to change the way we tweet', *Recode*, 8 March 2019; McCarthy K., 'Facebook, Twitter slammed for deleting evidence of Russia's US election mischief', *The Register*, 13 October 2017.

23 Haldane A.G., 'Rethinking the Financial Network', Bank of England speech, 28 April 2009; Editorial Board, 'A fractured reporting system stymies public-safety research', *Bloomberg*, 25 October 2018.

24 Greene G., *The Woman Who Knew Too Much: Alice Stewart and the Secrets of*

Radiation (University of Michigan Press, 2001).

25 Presentation at Epidemics6 conference, 2017.

26 Kosinski M. et al., 'Private traits and attributes are predictable from digital records of human behavior', *PNAS*, 2013.

27 Cadwalladr C. et al., 'Revealed: 50 million Facebook profiles harvested for Cambridge Analytica in major data breach', *The Guardian*, 17 March 2018. Note that despite the apparent similarity in methods, Cambridge Analytica did not work with Kosinki.

28 Alaimo K., 'Twitter's Misguided Barriers for Researchers', *Bloomberg*, 16 October 2018.

29 Godlee F., 'What can we salvage from care.data?', *British Medical Journal*, 2016.

30 Kucharski A.J. et al., 'School's out: seasonal variation in the movement patterns of school children', *PLOS ONE*, 2015; Kucharski A.J. et al., 'Structure and consistency of self-reported social contact networks in British secondary schools', *PLOS ONE*, 2018.

31 http://www.bbc.co.uk/pandemic.

32 Information Commissioner's Office, 'Investigation into the use of data analytics in political campaigns', *ICO report*, 11 July 2018.

33 Rif kind H., TV review, *The Times*, 24 March 2018.

34 假設閱讀時間6小時（即每分鐘225字）。數據出處：World Health Organization. http://www.who.int, 2018; Dance D.A. et al., 'Global Burden and Challenges of Melioidosis', *Tropical Medicine and Infectious Disease*, 2018.

35 從1990年的10萬人291人死亡，下降到2016年的每10萬人154人死亡。出處：Ritchie H. et al., 'Causes of Death', *Our World in Data*, 2018.

36 UK Government, *Health profile for England*: 2017. https://www.gov.uk.

37 Harper-Jemison D.M. et al., 'Leading causes of death in Chicago', Chicago Department of Public Health Office of Epidemiology, 2006; 'Illinois State Fact Sheet', National Injury and Violence Prevention Resource Center, 2015.

38 Information Commissioner's Office, 'Investigation into the use of data analytics in political campaigns', ICO report, 11 July 2018; DiResta R. et al., 'The Tactics & Tropes of the Internet Research Agency', *New Knowledge*, 2018.

致謝

Acknowledgements

　　我要感謝在為本書投入研究時，為我撥冗分享本身專業和經驗的每個人：露西・阿普林、尼姆・艾爾倫門帕西、溫蒂・巴克利（Wendy Barclay）、芭芭拉・卡蘇、尼古拉斯・克里斯塔基斯、托比・戴維斯、狄恩・艾克斯、保羅・芬、潔瑪・吉格根（Jemma Geoghegan）、安迪・霍爾丹、海蒂・拉爾森（Heidi Larson）、羅莎莉・利卡多・帕庫拉、克里斯蒂安・蘭姆、布倫丹・奈罕、安德魯・歐德利茲科、惠妮・菲利普斯、約翰・帕特瑞特、查理・羅姆福德（Charlie Romford）、格雷・斯盧特金、邦丹・斯懷爾—湯普森（Bondan Swire-Thompson）、傑米・特拉尼、梅利莎・翠西、亞歷山德羅・韋斯皮納尼、夏洛特・華茲，以及鄧肯・華茲。同時，我也感謝協助取得史料和檔案的人：倫敦衛生與熱帶醫學學院圖書館和檔案服務處（LSHTM Library & Archives Service）的維多利亞・克蘭納（Victoria Cranna）和艾莉森・福西（Alison Forsey），以及約翰史諾資料庫暨研究會的彼得・文登－約翰森（Peter Vinten-Johansen）。若是終稿內有任

何錯誤，我完全責無旁貸。

　　我何其有幸，職涯中能認識一些偉大導師，鼓勵我和更多民眾互動，並協助成長為研究人員，這些導師有：劍橋大學的茉莉亞‧高格（Julia Gog）、倫敦帝國學院的史蒂文‧萊利（Steven Riley），以及倫敦衛生與熱帶醫學學院的約翰‧艾德蒙茲（John Edmunds）。同時，我也要感謝這些年來共事過的許許多多協作人員和同事，他們也是我的學習對象。特別感謝我在倫敦衛生與熱帶醫學學院傳染病數學模型中心（Centre for the Mathematical Modelling of Infectious Diseases）的優秀同事，和他們的交談或直接、或間接地孕育了書中的想法。我下筆時有個障礙，就是出色的研究太多，單單一本書不及備載；這一點，所有科普作家都感同身受。本書著作與編輯期間，難免忍痛割捨了幾位研究者和研究計畫的內容，這當然不代表我對其科研品質有成見。

　　我還要感謝參與寫作過程的每個人。本書的出色編輯群有 Profile Books 的瑟西莉‧蓋福德（Cecily Gayford），以及 Wellcome Collection 的福蘭‧巴利（Fran Barrie），他們全程提供寶貴意見和想法。同樣感謝為終稿審校的喬‧斯坦斯（Joe Staines），以及這些年來給我支持和忠告的經紀人彼得‧塔拉克（Peter Tallack）。我感謝父母為初稿提供的所有意見，以及克萊爾‧弗雷瑟（Clare Fraser）、瑞秋‧漢比（Rachel Humby）、穆尼爾‧賈漢吉（Munir Jahangir）、史蒂芬‧萊斯（Stephen Rice），以及格雷漢姆‧惠勒（Graham Wheeler），他們為本書前

幾章提供意見反饋。最後，我要感謝出色的妻子艾蜜莉，她給我鼓舞。我三生有幸，才能在寫上一本書時與她結識；我也同樣三生有幸，才能在本書執筆期間，與她踏上紅毯。

FOCUS 21

傳染力法則 網紅、股災到疾病，趨勢如何崛起與消長
The Rules of Contagion
Why Things Spread — And Why They Stop

作　　者	亞當·庫查司基（Adam Kucharski）
譯　　者	高子璽（Tzu-hsi KAO）
責任編輯	林慧雯
封面設計	蔡佳豪

編輯出版	行路／遠足文化事業股份有限公司
總 編 輯	林慧雯
社　　長	郭重興
發行人兼出版總監	曾大福
發　　行	遠足文化事業股份有限公司　代表號：（02）2218-1417
	23141新北市新店區民權路108之4號8樓
	客服專線：0800-221-029　傳真：（02）8667-1065
	郵政劃撥帳號：19504465　戶名：遠足文化事業股份有限公司
	歡迎團體訂購，另有優惠，請洽業務部（02）2218-1417分機1124、1135
法律顧問	華洋法律事務所　蘇文生律師
特別聲明	本書中的言論內容不代表本公司／出版集團的立場及意見，由作者自行承擔文責。

| 印　　製 | 韋懋實業有限公司 |
| 初版一刷 | 2020年11月 |

| 定　　價 | 460元 |

國家圖書館預行編目資料

傳染力法則：網紅、股災到疾病，趨勢如何崛起與消長
亞當·庫查斯基（Adam Kucharski）著；高子璽譯
一初版一新北市：行路出版：遠足文化發行，2020.11
面；公分
譯自：The Rules of Contagion:
Why Things Spread — And Why They Stop
ISBN 978-986-98913-5-6（平裝）
1.流行病學　2.傳播　3.趨勢研究
412.4　　　　　　　　　　　　109013920

The Rules of Contagion:
Why Things Spread — And Why They Stop
Copyright © Adam Kucharski 2020
Complex Chinese Edition copyright © 2020
by The Walk Publishing,
A Division of Walkers Cultural Co., Ltd.
ALL RIGHTS RESERVED